国家水体污染控制与治理科技重大专项
——"中规智库"成果（上）

饮用水
安全保障技术研究与应用

王立秋 邵益生 龚道孝 张志果 等 ◎ 著

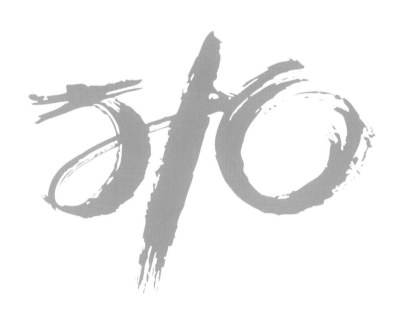

中国建筑工业出版社

图书在版编目（CIP）数据

饮用水安全保障技术研究与应用/王立秋等著. —
北京：中国建筑工业出版社，2022.11
ISBN 978-7-112-28064-3

Ⅰ.①饮… Ⅱ.①王… Ⅲ.①饮用水—给水卫生—研
究—中国 Ⅳ.①R123.5

中国版本图书馆CIP数据核字（2022）第200964号

　　本书以中国城市规划设计研究院城镇水务与工程研究分院开展的饮用水安全保障技术研究工作为
基础，理论与实践相结合，从饮用水水质监测、供水安全监管、典型地区供水安全保障、饮用水安全
保障技术集成四个方面系统梳理、总结了有关研究成果。
　　本书适合相关专业管理部门人员、高等院校师生、科研院所工作人员及相关从业人员阅读、
参考。

责任编辑：唐　旭　杨　晓
文字编辑：陈　畅
书籍设计：锋尚设计
责任校对：王　烨

国家水体污染控制与治理科技重大专项——"中规智库"成果（上）

饮用水安全保障技术研究与应用
王立秋　邵益生　龚道孝　张志果　等　著

*

中国建筑工业出版社出版、发行（北京海淀三里河路9号）
各地新华书店、建筑书店经销
北京锋尚制版有限公司制版
临西县阅读时光印刷有限公司印刷

*

开本：880毫米×1230毫米　1/16　印张：13　字数：341千字
2022年12月第一版　　2022年12月第一次印刷
定价：**135.00**元
ISBN 978-7-112-28064-3
（40177）

编 委 会

主 　 编：王立秋　邵益生

执行主编：龚道孝　张志果

副 主 编：张 　全　孔彦鸿　洪昌富　郝天文　刘广奇　谢映霞

编 　 委：宋兰合　莫 　罹　姜立晖　桂 　萍　周长青　徐一剑

　　　　　李 　婧　程小文　周飞翔　吕金燕　郝 　天

执行编委：龚道孝　张志果　宋兰合　桂 　萍　莫 　罹　徐一剑

　　　　　郝 　天　林明利　何 　琴

编写人员（按姓氏笔画排序）：

　　　　　牛 　晗　马雯爽　边 　际　由 　阳　孙增峰　邵益生

　　　　　宋兰合　张 　全　张志果　陈 　京　何 　琴　李 　琳

　　　　　吴学峰　林明利　周长青　郝 　天　莫 　罹　桂 　萍

　　　　　徐一剑　唐 　磊　顾薇娜　龚道孝　梁 　涛　韩 　超

　　　　　魏锦程

初心使命，责任担当

生态兴则文明兴，生态衰则文明衰。水体污染控制与治理科技重大专项（简称"水专项"）是根据《国家中长期科学和技术发展规划纲要（2006-2020年）》设立的十六个重大科技专项之一，是新中国成立以来投资最大的水污染治理科技项目，旨在为我国水体污染控制与治理提供强有力的科技支撑，改善水生态环境，缓解能源、资源和环境的瓶颈制约，推动实现经济社会又好又快发展。

水专项按照"自主创新、重点跨越、支撑发展、引领未来"指导方针，共设湖泊、河流、城市、饮用水、流域、水环境管理等六个主题，分三个阶段实施：第一阶段目标主要突破水体"控源减排"关键技术，第二阶段目标主要突破水体"减负修复"关键技术，第三阶段目标主要是突破流域水环境"综合调控"成套关键技术。通过15年的研究和示范，形成了水污染防治、水环境管理和饮用水安全保障三个技术体系，为坚决打好水污染防治攻坚战、让老百姓喝上放心水、建设美丽中国提供了强有力的支撑。

2006年开始，我与环保部吴晓青同志一同作为水专项第一行政责任人，根据两部门的工作分工，我主要负责管理城市和饮用水两个主题。水专项实施前，我国水环境面临的整体形势是局部的好转、整体的恶化。在城市层面，反映出来的主要问题就是水污染严重、饮用水安全保障水平不高。当时全国治水都面临缺技术、缺资金、缺政策等难题，其中缺技术是最首要的！如果缺乏适用技术，资金的投入就没有方向，政策的实施就没有支撑。水专项就是在这样的背景下诞生的。

中国城市规划设计研究院（简称"中规院"）是住房城乡建设部直属科研机构，也是建设部城市供水水质监测中心、城市水资源中心的挂靠单位，承担着为国家服务、科研标准规范、规划设计及社会公益和行业服务四项主要职能。根据国家需要，中规院审时度势，积极调整业务方向，组建了城镇水务与工程研究分院，有力支撑了水专项总体专家组、饮用水主题专家组的有关工作，积极承担饮用水安全保障、城市水系统研究等科研任务，在饮用水水质监测预警、供水安全监管、水系统规划等方面攻克一批关键技术，取得一大批重要成果，部分成果转化为标准规范、管理政策、应用平台，为国家城市供排水"两级网三级站"建设、全国城市供水水质督察、全国城市供水规范化评估、全国供水应急救援基地建设等管理工作提供了技术支撑，在保障我国饮用水安全、构建健康城市水循环方面发挥了重要作用。

  展望未来，我们正在建设美丽中国的路上阔步向前。广大的科研工作者要牢记习近平总书记的嘱托，把论文写在祖国大地上，坚持从国家战略需求出发，重点解决关系国家全局和长远发展的城市水资源、水环境、水生态、水安全和水文化等相关的基础性、战略性、前瞻性重大科技问题，为全面建设社会主义现代化国家而努力奋斗！

住房和城乡建设部原副部长

国家水专项第一行政负责人

国务院参事

国际欧亚科学院院士

序二

开拓创新，勇毅前行

在城镇化、工业化快速推进和水污染日趋严重的背景下，2006年国家启动了水体污染控制与治理国家科技重大专项（以下简称"水专项"）的顶层设计和实施方案的编制工作，2007年12月26日国务院总理温家宝主持召开国务院常务会议，审议并原则通过了《水体污染控制与治理重大科技专项实施方案》，随后水专项正式进入实施阶段，直至2022年水专项成果评估验收结束，历时三个五年计划约15年。水专项是新中国成立以来，我国首次推出以科技创新为先导，旨在为水污染治理、水环境管理和饮用水安全保障提供全面技术支撑的重大科技专项，是《国家中长期科学和技术发展规划纲要（2006-2020年）》确定的16个国家科技重大专项之一。

水专项坚持问题导向、目标导向，面向行业需求，服务国家战略，设置了湖泊富营养化控制、河流水污染治理、流域水环境管理、城市水环境整治、饮用水安全保障及战略与政策研究等六个主题，按照控源减排、减负修复、综合调控"三步走"战略统一部署实施。通过理念创新、科技创新和管理机制创新、技术应用示范和能力建设，系统构建了水污染治理、水环境管理和饮用水安全保障三个技术体系，全面提升了我国在该领域的科技创新能力和技术水平。

水专项探索"新型举国体制"的组织实施模式，发挥我国制度优势集中力量办大事。在行政管理层面，成立了由科技部、发改委、财政部、环保部、住建部、水利部、农业部、教育部、中科院、工程院等部委机构组成的领导小组，明确由环保部和住建部牵头组织实施，科技部、财政部、发改委等"三部委"负责监督实施；在技术管理层面，相应成立咨询专家组、总体专家组、主题专家组等。2006年开始，我作为总体专家组副组长全程参与水专项的顶层设计和实施方案的编制，2008年以后转任水专项技术副总师兼饮用水主题专家组组长，全程参与水专项的组织实施、技术咨询、成果总结和评估验收。

饮用水是人类生存的基本需求，城市供水是最重要的公用事业。党中央、国务院历来高度重视，要求切实让人民群众喝上放心水。保障饮用水安全是重大民生工程，也是复杂的系统工程，需要体系化的科技支撑。水专项针对我国饮用水源普遍污染、突发事故频繁发生、供水安全隐患多、监管体系不健全等突出问题，特别设立了"饮用水安全保障技术研究与综合示范"主题，组织全国近百家单位、近万名科研人员参加技术攻关和应用示范，系统构建了"从源头到龙头"全流程饮用水安全保障技术体系，包括多级屏障工程技术、多级协同管理技术和材料设备开发技术三个技术系统，形成了一批关键技术、成套技术、重大装备、标准规范等成果，并在典型示范和推广应用中取得显著成效，为《全国城市饮用水安全保障规划（2006-2020）》《全国城镇供水设施改造与建设"十二五"规划及2020年远景目标》《全国城市市政基础设施建设"十三五"规划》（供水部分）的实施提供了重要技术支撑，为我国饮用水安全保障技术水平的全面提升作出了重要贡献。

中规院作为住房城乡建设部直属科研机构和部属城市供水水质监测中心和城市水资源中心的挂靠单位，对于国家需求和部门召唤责无旁贷。中规院科研团队具有强烈的使命感和责任感，在水专项的组织实施中勇于担当重任，积极参与饮用水安全保障、城市黑臭水体治理、城市防洪排涝、海绵城市规划建设和城市水系统规划控制等方面的研究工作，取得一批重要的研究成果，为主管部门履职尽责提供了体系化技术支撑。这次编辑出版的两部专著重点聚焦于饮用水安全保障和城市水系统规划两部分成果。

在饮用水安全保障方面，中规院团队主要承担了饮用水安全监管和饮用水技术集成方面的研究和示范任务，主要取得以下三方面重要成果：一是发展了城镇供水水质督察技术体系，促进了国家城市供水"两级网三级站"建设，支撑了全国城市和县镇的供水水质督察和安全管理规范化考核；二是构建了城镇供水应急救援技术体系，支撑了全国供水应急救援八大基地建设，填补了国家层面供水应急救援能力的空白，实现了多种突发事件下的快速响应；三是提出了南水北调受水区供水安全保障技术体系，为南水北调受水区的水资源优化配置和水源平稳切换发挥了指导作用。上述成果重点丰富了饮用水全流程协同监管技术系统，并已纳入了业务化运行，主要成果已转化形成《城镇供水水质标准检验方法》CJ/T 141-2018、《城镇供水水质在线监测技术标准》CJJ 271-2017等标准规范和政策建议，部分成果纳入《城市供水设施建设与改造技术指南》和《饮用水安全保障技术导则》，为我国城市供水行业监管能力提升和部分重点地区饮用水安全保障提供了重要技术支撑。

在城市水系统规划方面，中规院团队主要承担了城市供水系统规划、城市水环境系统规划、海绵城市建设与黑臭水体治理技术集成和雄安新区城市水系统构建等课题的研究和示范任务。通过水专项继承和发展了城市水系统控制与规划的理论体系，主要取得以下重要成果：一是集成了城市水系统综合评估、优化调度、风险调控、综合管理等成套技术，编制了《城市水系统规划技术规程》T/CECA 2007-2021、《城镇供水规划关键技术评估方法指南》T/CECA 20006-2021及《城市内涝防治规划标准（报批稿）》等标准规范。二是针对雄安新区面临的复杂水问题和多重挑战，构建了"节水优先、灰绿结合"的新型城市水系统模式，提出了"四水统筹、人水和谐"的城市水系统建设目标及绿色高效的规划建设方案，形成了"水城共融、多元共治"的城市水系统全周期管理策略，为雄安新区的水系统规划建设提供了技术支撑。三是开发了集基础信息数据库、动态仿真模型及决策支持于一体的城市供水规划决策支持系统和城市水环境仿真决策支持系统，提高了规划编制的科学性；结合地方和国家相关行业管理部门的需求，研发了海绵城市建设管理平台与国家海绵城市建设监管平台，为海绵城市系统化推进提供了有力支撑。

本书所涉项目/课题的实施过程，得到了国家水专项实施办公室、总体专家组、主题专家组和咨询专家组的指导，以及供水行业相关领域专家的支持，在此深表感谢！

国际欧亚科学院院士
国家水专项技术副总师
中国城市规划设计研究员原党委书记兼副院长

序三

书承流金，情兼使命

2022年是中国城市规划设计研究院城镇水务与工程研究分院（简称"中规院水务院"）成立十周年的纪念时刻。过去十载是党和国家事业取得历史性成就、发生历史性变革的十年，也是水务院昂扬奋进、跨越发展的十年。我作为亲历者，见证了过去十年水务院在住房和城乡建设部关心指导、中规院总院带领支持下不断发展壮大，踏出扎实历史足迹、画出优秀成长曲线的奋斗历程。

2001年，"建设部城市水资源中心"和"城市供水水质监测中心"划归中规院。为进一步加强城镇水务领域研究力量、提高服务国家城镇水务发展能力，2012年，中规院在整合已有资源的基础上，组建了水务院。十年间，水务院以非常之功、恒久之力，已经成长为专业技术人员近百位、代表着我国城市工程规划领域顶级水平的专业院，为推动国家绿色转型发展贡献了重要力量，硕果累累、成绩斐然！

立足科研、建言献策。水务院长期从事饮水安全、城市水系统和水城关系的科学研究。国家"水体污染控制与治理科技重大专项"实施以来，陆续承担了40余项独立课题及子课题研究任务。通过关键技术研发、标准规范编制和行业政策研究等，服务国家水资源安全战略、饮用水安全保障体系建设、水污染防治和水环境改善工作，为国家和行业提供全方位政策、管理和技术支撑。充分发挥生态环境和城市基础设施方面的技术优势，在南水北调供水安全、长江大保护、黄河流域高质量发展等国家战略中解决了一大批关键技术难题。

立足市政，开拓创新。水务院在各类工程规划领域展开了形式多样、内涵丰富的探索，高质量完成了一系列重要的规划设计项目，足迹遍布全国31个省份，200多个城市。结合城市规划的技术发展与需求，水务院深入开展城市水系统、生态环境、新能源、低碳、城市安全等专业领域的战略与专题研究，在技术方法、理论研究方面不断推陈出新，形成了完备的专业结构和业务框架。十年来，水务院承担了多层次、多地域、多类型的技术咨询，承接了数以千计的规划设计项目，涉及市政设施规划、海绵城市建设、黑臭水体治理、生态环境保护、低碳城市、韧性城市等多种类型。在全国城镇体系规划，京津冀、长三角、珠三角城镇群协调发展规划，"一带一路"建设、雄安新区系列规划、长江经济带国土空间规划、全国国土空间规划等各类区域规划、城镇群规划，以及北京、天津、成都等城市总体规划中，充分发挥生态环境和城市基础设施方面的技术优势，为全国城乡绿色转型发展提供技术支持，并多次荣获住房和城乡建设部科技进步奖、华夏建设科技奖、优秀城乡规划设计奖。

立足地方，勇于担当。水务院紧跟国家城镇水务发展的最新要求，坚持扎根地方、与地方城镇水务建设伴随式成长。过去十年恰逢城市水系统治理迎来变革期、破局期，亟待解决问题众多、各种矛盾尖锐复杂。水务院顺时应势，迎难而上，在海绵城市建设、内涝防治体系建设、黑臭水体治理、高品质供水等重大议题上紧密跟踪地方的建设实践，克服重重困难协助主管部门和地方政府出精品、成试点、作示范。从2012年参与国家排水防涝相关文件起草至今，水务院前后已有近百名同志参与长期驻场技术服务，第一时间响应地方需求驰援现场，在城镇水务发展方式、建设理念、技术标准方面因势利导、博采众长，编制了一大批务实、创新、可落地的实施方案，创造了一系列可复制、可推广、可借鉴的经典案例。

十周年之际，水务院出版了系列学术著作，以此承载十年流金岁月，总结形成了最具代表性、学术价值和技术含量的论著。作为读者，我不仅从中解读出水务院的家国情怀、使命担当与规划热忱，更坚信其能为相关行业发展提供重要借鉴。

新的十年已经拉开序幕，未来是我国统筹城乡建设、生态低碳绿色发展的重要窗口期。朝碧海而暮苍梧，睹青天而攀白日。只有探人之所不知，达人之所未达，才能在未来继续取得佳绩。我衷心希望，水务院继续依托自身技术、人才的丰厚积淀，秉承中规院"求实的精神、活跃的思想、严谨的作风"院训，将勇于担当、求真务实、踏实肯干的作风薪火相传。孜孜探索、自主创新，为构建中国式现代化基础设施体系、推动城市高质量发展贡献坚实的力量，也让水务院的每一位员工以自己为水院人而骄傲、自豪！

王凯

中国城市规划设计研究院院长

全国工程勘察设计大师

序四

务实笃行，行稳致远

今年是中规院水务院成立第十年，十年是一个单位成熟的重要标志时间，这是一个值得庆祝的时刻。作为中规院成立的第一个专业院，水务院自成立伊始，便担负着探索专业院可持续发展模式的责任。历时十年时间，从一个基础弱、底子薄的部门，成长为一个百人规模、代表着国家城镇水务与基础设施规划建设领域顶级水平的专业院。

我本人与水务院也很有渊源，到现在还能记得2019年元旦后院务会调整工作分工，明确由我分管水务院工作。第二天一早我便来到水务院，在龚道孝院长办公室，与他交流、了解水务院的情况，也是从那时起，开始逐步深入地体会到一个专业院工作的复杂性、综合性。后期由于工作调整，不再分管水务院工作，但却一直在关注水务院的成长和发展，在我看来，经过十年的历练，水务院成功塑造了自己鲜明的特征和标签，学术研究有高度、领域发展有广度、业务拓展有深度、年轻人成长有热度。

有高度。近年来，恰逢我国城乡建设高质量转型发展的关键时期，城乡规划建设事业也面临重大变革，以水为核心的基础设施领域在某种程度上成为行业的"风口"，挑战与机遇并存。我很欣慰水务院同仁能够不停地创新摸索，把握机遇，积极开展学术研究和智库建设工作，为多项国家级政策出台提供了重要的技术支撑，不仅取得了显著成绩，更提升了自身的格局、视野和高度。在分管水务院期间，我也有幸参与到水务院的几项工作中，在"全国城市市政基础设施建设'十四五'规划"项目中，跟项目组专门研究探讨"现代化基础设施体系"问题，更加深刻地认识到基础设施领域的发展不平衡、不充分问题，也有幸看到规划经国务院同意，于今年成功发布实施。还曾记得，和水务院一同参加"中荷水技术发展与城镇化研讨会"时，荷兰基础设施与水管理部水利总司同仁对于水务院在海绵城市建设、水环境治理等领域开展的相关工作的赞许，印象最深的还有荷兰同仁倡导的"给水更多的空间"，我最近的工作也聚焦在城市可持续发展，也深刻感受到基于自然的解决方案，而不是基于工程的解决方案，是未来基础设施发展的核心任务。

有广度。中规院人一直有不断学习接纳新事物、新理念的传统和特质，这也是60多年来中规院一直能够做好国家智库、成为规划国家队的原因。但在分管水务院工作后，我还是对于其工作的广度感到惊讶，除了涉水核心业务外，工作内容涵盖了电力、通信、生态、人防、抗震、环卫等10余个专业方向，除水专业人数较多外，经常是3～4个人便撑起了一个业务领域，还取得了不错的成绩。近几年，水务院在绿色低碳、安全韧性等热点和新兴领域都取得了一定的突破，这也充分展现了水务院人的学习能力和适应能力，现在是一个知识不断更新与本领恐慌的年代，期待水务院同仁一方面不断学习新知识，另一方面也要多方面展开跨领域合作。

有深度。当前，我们处在知识创新时代，加之城市规划是一门复杂性科学，这需要我们不断地学习、不断地研究，更需要我们不断地实践、不断地验证，也就是我们常说的既要"高大上"，又要"接地气"，不断解决真问题，水务院在这方面一直做得不错。据我了解，水务院是中规院做内承担科研任务最多的部门，从建院伊始，承担了大量的国家级研究课题，在城市水系统、饮用水安全、新型基础设施等领域都积累了丰富的研究成果，大量的科研工作为其不断升级业务奠定了基础。近年来，水务院率先探索开展伴随式技术咨询的驻场工作模式，扎根地方，深耕一线，不断提升业务"深度"。我曾和水务院同事一道赴景德镇等地开展调研，现场见识了水务工作者"骑单车""穿雨鞋"的工作方式，切身体会到驻场服务工作的不易和艰辛，更看到了水务院年轻人们在基层工作过程中的成长。希望水务院能一如既往将这种工作作风坚持下去。

有热度。分管水务院工作时，我曾寄语水务院要建设一支能够打硬仗、有活力、有创新的队伍。之后每次来到水务院，总会发现不少新面孔，据我了解，一方面是近几年水务院成长很快，每年新人很多；另一方面是出差多，很多同志常年在项目地驻场工作，导致经常会有"老同志、新面孔"的错觉。此外，在我印象中，在院里的历次救灾扶贫工作中，水务院人总是冲在最前线，迎难而上，义无反顾，做出了突出贡献。在水务院人身上，我始终能感受到活力和热度。

展望未来，水务领域也将来到"深水区"。英国著名历史学家、游记作家约翰·朱利叶斯·诺里奇著有《伟大的城市》一书，研究了自古以来70座世界知名城市的建设发展规律，不难看出，水一直决定着一座城市的兴衰发展、规模走向和精神文化生成。不仅如此，在生态优先、绿色发展的时代背景下，水将还会是现代城市发展的核心要素，可以预见，水务领域前景广阔、未来可期。

　　风华十载再出发，砥砺奋进谋新篇。希望水务院在未来的征程上，再提"高度"，再拓"广度"，再挖"深度"，再增"热度"，务实笃行，行稳致远。在新的征途上，祝福水务院蓬勃发展，更上一层楼！

中国城市规划设计研究院副院长

前言

本书系统总结了中规院与相关合作单位一起在"十一五""十二五""十三五"期间围绕饮用水安全保障所开展的研究成果，涉及饮用水水质监测、供水安全监管、典型地区供水安全保障、饮用水安全保障技术集成等四个方面。

完善的水质监测技术和方法是评估饮用水水质达标情况的重要前提。为保障《生活饮用水卫生标准》的实施，中规院团队研发了实验室、在线和应急监测关键技术，建立了从"源头到龙头"的供水系统全流程监测方法标准体系，编制了《城镇供水水质标准检验方法》（CJ/T 141-2018）和《城镇供水水质在线监测技术标准》（CJJ 271-2017）等行业标准，编制了《城市供水水质应急监测方法指南》和《城市供水特征污染物应急监测技术指南》等技术指南，全面提升了"从源头到龙头"城镇供水全流程水质监测能力，提高了城镇供水行业水质监测的技术水平，为城市饮用水水质安全监管和预警技术体系提供了技术基础支撑。

有效的供水监管是建立城市供水全流程保障体系和供水应急体系的客观要求。针对城市供水水质督察缺乏规范化技术和规范化程序的技术难题，中规院团队研究并集成构建城市供水水质督察技术体系；研究构建供水全流程监管平台及标准体系，并在山东、河北、江苏、内蒙古等省进行业务化应用；开展供水全过程风险预警与应急救援研究，建立基于污染物存在水平、健康影响与去除能力的水源突发污染风险识别与监测管理方法；开展供水应急救援装备集成化研究，填补了我国供水应急救援能力的空白，先后多次参与了供水应急救援工作，实现了多种突发事件下的快速响应。

主动聚焦国家区域发展中的关键供水问题，开展针对性研究，为国家有关战略的制定和实施提供技术支撑。一是开展南水北调受水区城市供水安全保障研究。南水北调工程通水后，受水区城市如何用好南水北调水成为党中央、国务院和社会各界普遍关心的问题。在对受水区开展全面、深入调研的基础上，对受水区城市的水源配置、管网输配、水厂工艺、供水系统安全调控开展了系统研究，提出南水北调受水区供水安全保障技术体系，保障受水城市南水北调水平稳切换。二是开展黄河下游城市供水水源安全保障研究。在对黄河下游引黄水库水源水库的水量、水质协同变化规律开展研究，提出通过人工湿地、自然强化湿地、原位修复等技术手段保障黄河下游水源水质安全。三是开展长江经济带水源风险评估及优化配置研究。长三角地区是我国经济发展最活跃、开放程度最高、创新能力最强的区域之一，但区域的水资源承载能力较弱，水环境形势复杂。针对长三角水水资源、水环境特点，在杭州、常州、舟山等城市开展以水源安全、非常规水源为利用为重点的系列研究，提出水资源优化配置模式和水源安全评估的技术方法，为保障长三角水安全，提高水资源承载力提供技术支撑。

饮用水安全保障技术集成是推进系统化解决饮用水安全问题的必由之路。中规院团队协助饮用水主题专家组，在系统梳理水专项饮用水安全保障技术成果的基础上，以构建饮用水安全保障技术体系为核心，以我国主要饮用水源水质特征与问题为导向，以龙头饮用水稳定达标为目标，进一步发展和完善我国饮用水安全保障理论体系，通过技术评估、技术筛选、技术耦合等，形成从"源头到龙头"全流程饮用水安全保障技术体系，包括"水源保护、净化处理、安全输配"全流程的工程技术体系和集"水质监测、风险管理、应急处置"于一体的监管技术体系。上述技术体系经过大规模的技术验证和示范应用，解决了困扰我国重点流域和典型地区饮用水难以稳定达标的难题，大幅提升了示范区城乡供水水质，促进了供水行业发展和科技进步，增强了人民群众的获得感和幸福感。

衷心感谢国家水专项办、饮用水主题组专家、有关领导和专家的指导和支持，衷心感谢所有合作单位参研人员的倾力付出！本书成稿时间仓促，不足之处敬请读者鉴谅并不吝赐教！

目录

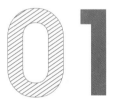

第一篇
饮用水水质监测

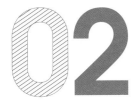

第二篇
供水安全监管

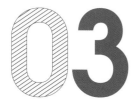

第三篇
典型区域供水安全保障

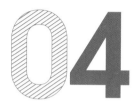

第四篇
饮用水安全保障技术集成

附录
部分项目成果简介

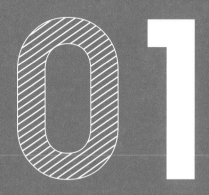

饮用水
水质监测

第一篇

内容摘要

水质监测是饮用水安全保障的重要基础。为配合《生活饮用水卫生标准》GB 5749的实施，"十一五"以来，通过研发饮用水实验室、在线和应急监测方法标准与技术，实现了饮用水水质监测与检测、水质标准制定、未知污染物定性筛查与鉴定、水质风险评估等关键技术的突破，建立了"实验室-在线-应急"互补协同的城镇供水系统全流程水质监测技术方法标准体系，发布了《城镇供水水质标准检验方法》（CJ/T 141-2018）和《城镇供水水质在线监测技术标准》（CJJ/T 271-2017）等行业标准，编制了《城镇供水系统水质监测方案编制技术规程》等3项团体标准，形成了《城市供水水质应急监测方法指南》等多项技术指南；开发了基于特征向量聚类分析的光谱识别技术、基于液相色谱飞行时间质谱和全二维气相色谱高分辨质谱的污染物筛查方法等，用于城镇供水突发事故未知污染物的快速定性与定量分析。研究成果在水质监测关键技术和检测方法标准体系上实现了优化集成创新，填补了我国城镇供水水质在线监测方法和应急监测的技术空白，并在城镇供水行业得到推广应用，显著提高了我国城镇供水全流程监测、全过程监管和供水应急救援三大能力，为城镇饮用水水质安全监管和预警技术体系提供了技术基础，有力提升了我国城镇供水安全保障水平。

1 研究背景

《生活饮用水卫生标准》（GB 5749-2006）于2012年7月1日全面实施，标准中的水质指标由35项增至106项，大幅增加了有机物、消毒副产物、毒理学和微生物等指标。与水质标准相比，我国饮用水水质检测方法标准滞后于检测技术的发展，难以有效支撑《生活饮用水卫生标准》（GB 5749-2006）的全面实施。

首先，饮用水水质检测方法标准滞后于检测技术的发展。与《生活饮用水卫生标准》（GB 5749-2006）配套的《生活饮用水标准检验方法》（GB/T 5750-2006），对106项水质指标规定了标准检验方法，但现行的标准方法低效繁琐、成本高昂，约40%检测方法不适用，其中涉及50余项指标的检测方法滞后于检测仪器的更新发展。

其次，饮用水水质在线监测缺乏技术规范。近年来，水质在线监测技术和设备发展迅速，在水环境监测和城市供水中已有大量的应用。根据2010年对我国33个重点城市的调查，其中32个城市供水企业使用了水质在线监测设备，监测指标主要为浊度、余氯、电导率、氨氮、UV、pH、温度、叶绿素a和溶解氧等，此外还使用了涉及生物毒性、重金属、石油类、高锰酸盐指数等20多种指标的在线水质监测设备。但目前我国城市供水行业对在线监测设备的适用条件、性能选择、运行维护、数据质量控制等方面缺乏技术规范，在线监测数据的有效性得不到保障问题突出。

第三，缺乏应对突发性污染事故的应急监测方法和技术。我国水体突发性污染事故频发，2005~2010年报经环保部门处理的事故每年平均多达140多起。根据对我国城市供水水质污染事故的案例分析，出现频率较高的为石油类、农药类、重金属、藻类、致病微生物等50多种（类）污染物，但目前尚没有这些污染物的应急监测方法。对于污染物不明确的突发事故，也缺乏污染物快速筛查技术。

因此，为满足《生活饮用水卫生标准》相关水质指标标准化检测的迫切需要，提升各级政府饮用水安全管理的技术支撑能力，亟须建立和逐步完善从源头到龙头的供水系统全流程水质监测技术体系。

2 研究方案

2.1 研究任务

立足于城市供水行业需求和技术发展现状，通过研发和优化实验室检测、在线监测和应急监测关键技术，建立"从源头到龙头"的供水系统全流程检测方法标准，实现水质监测关键技术的突破，建立城市供水水质检测方法标准体系，为城市饮用水水质安全监管和预警技术体系提供技术基础支撑。研究任务分为四个方面：

任务一：饮用水水质实验室检测方法标准化研究。开发与优化臭味、臭氧、二氧化氯、氰化物、挥发酚、阴离子合成洗涤剂、卤乙酸、卤代烃、氯苯类、苯系物、丙烯酰胺、环氧氯丙烷、农药类、微囊藻毒素、"两虫"、土臭素和甲基异莰醇-2等30余项水质指标检测标准方法，编制饮用水水质实验室监测方法行业标准。

任务二：饮用水水质在线监测方法规范化研究。以保证水源的安全、水厂的可靠运行及水的安全输配为核心，针对城市供水全流程，从取水、输水、净水、配水等关键环节，全面考察供水企业在线监测需求，基于现有的在线监测技术，根据城市供水全流程在线监测的需要，对城市供水全流程在线关键水质指标进行识别；针对城市供水全流程pH、浊度等在线关键监测指标，从设备的运行管理、监测数据的可靠性等方面提出规范化的技术要求，制定城市供水水质在线监测技术行业规程。

任务三：饮用水水质应急快速监测方法研究。

通过搜集和分析国内外城市供水水质污染事故案例，对城市供水水质污染事故特性进行研究，确定供水水质应急事件的主要特征与典型污染物类型；扩展和建立针对藻毒素、微生物、农药等多发或危险污染物的应急监测方法，编制饮用水水质应急监测方法指南。

任务四：饮用水水质新型监测方法研究。基于城市供水水质污染事故的主要类型与典型污染物特征，研究基于近红外光谱、紫外光谱技术和荧光光谱技术的饮用水多组分广谱技术。

2.2 研究思路

针对我国城市供水实验室、在线监测和应急监测的设备配置状况和目前采用的水质检测方法和技术规范进行现状调研，对《生活饮用水卫生标准》（GB 5749-2006）的106项水质指标检验方法进行梳理，筛选出课题研究的水质指标并确定优化开发的检测方法，通过方法研究和行业内的方法验证，制定饮用水水质检测方法标准；结合国内外在线监测技术的发展和应用现状，通过现场实地实验研究和全国范围内的实地应用验证，制定城市供水在线监测技术规程；搜集整理国内外城市供水应急事件案例，通过案例研究，提出我国供水水质应急事件的特征污染物清单，建立针对金属离子、农药等明确的特征污染物的现场和实验室应急监测方法，对不明污染物定性筛查方法进行探索研究，制定饮用水水质应急监测方法指南。从饮用水实验室检测、在线监测和应急监测等三方面，建立从水源到龙头、从日常管理到应急的饮用水水质监测方法体系。

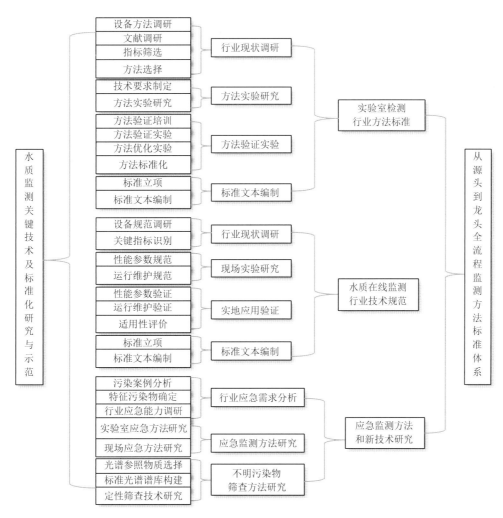

技术路线

3 主要成果

3.1 城市供水水质实验室检测方法标准

3.1.1 方法研究

从样品采集与保存、样品前处理、仪器条件选择与优化、样品检测及质量控制、干扰及消除等方面，对新增的32个检测方法进行开发与研究；在全国不同区域31个城市的34家国家城市供水水质监测网实验室，对研发的新方法的检出限、标准曲线、精密度与准确度等进行适用性验证。根据方法验证结果，对方法进行了进一步优化，以使方法能够适用于不同地区、不同水质以及不同配置水平的设备使用。

1. 新方法开发

包括18项水质指标9种新标准方法的开发。

（1）臭氧 KI-DPD现场比色法：建立了针对国产设备和试剂的新方法，降低检测成本；使用碘酸钾标准溶液进行标准曲线的制作；方法检出限为0.01mg/L。本方法使用碘酸钾标准溶液作为臭氧替代标准，解决了臭氧不稳定易分解不能制备标准溶液的问题。

（2）二氯乙酸和三氯乙酸 离子色谱法：对离子色谱柱和保护柱进行了优选，优化了淋洗液梯度洗脱程序、柱温，考察了基质效应和消除方法；最低检测质量浓度二氯乙酸为0.92μg/L，三氯乙酸为1.68μg/L。本法可直接进水样，不需要衍生化和富集，可以利用实验室现有普遍配置的离子色谱扩展检测项目，提高检测效率。

（3）9种卤乙酸 液相色谱-串联质谱法：引入新的检测技术，对色谱柱、流动相进行了优选，对流动相梯度洗脱程序，MRM质谱参数，样品的基质效应及其校正方法进行了优化，最低检测质量浓度为0.56～19.2μg/L。本法可直接进水样，不需要衍生化和富集，适用于9种含氯和含溴卤乙酸的检测，单样品检测时间缩短到10分钟内，大幅提高检测效率。

（4）丙烯酰胺 液相色谱-串联质谱法：引入新的检测技术，对色谱柱、流动相进行了优选，优化了流动相梯度洗脱程序和MRM质谱参数，采用同位素内标法和固相萃取法降低基质效应影响，最低检测质量浓度为0.04μg/L。本法可直接进水样，不需要衍生化和富集，具有检测限低、灵敏度高、大幅提高检测效率。

（5）草甘膦 离子色谱法（氢氧根淋洗液）/离子色谱法（碳酸根淋洗液）：对离子色谱柱和保护柱进行了优选，优化了淋洗液梯度洗脱程序、柱温，考察常见阴离子对草甘膦测定的干扰情况；最低检测质量浓度分别为0.044mg/L和0.032mg/L。本法可直接进样，不需要配置柱后衍生-液相色谱仪，可以利用实验室现有普遍配置的离子色谱扩展检测项目，提高检测效率。

（6）隐孢子虫、贾弟鞭毛虫 滤膜富集-密度梯度分离荧光抗体法：目前"两虫"是国标

106项中检测费用最高的项目，检测费用一般为5000～6000元/样，高昂的检测费用限制了"两虫"检测的普及。本研究对分离介质和染色滤膜进行了优选，对干扰因素及消除方法、多种显微观察模式和加标回收率控制等进行了研究，水源水初始回收率达到14%～31%，达到EPA方法13%～111%的要求。与现行国标和美国EPA 1623法相比，本法用滤膜替代一次性滤囊，用常用过滤器，离心机替代专用免疫磁珠和专用淘洗设备，使设备投入从96万降至24万，降低了75%，单样检测的材料成本从2200元降低至325元，材料成本降低了85%。取得1项发明专利：《一种水中两虫的富集、纯化方法及其含量的测定方法》（专利号：ZL201210275179.2）。

（7）2-甲基异莰醇、土臭素　顶空固相微萃取-气相色谱质谱法：将美国方法引入，建立无溶剂固相微萃取、内标法定量的新方法。对固相微萃取条件，气相色谱程序升温程序、质谱参数和干扰因素消除方法的进行了研究。最低检测质量浓度分别为11ng/L和4.4ng/L，低于美国SM 6040D方法。本法可直接水样上机，具有检测限低，灵敏度高的特点，满足国内多发的土臭素、2-甲基异莰醇嗅味事件的检测需要，填补国内空白。

（8）微囊藻毒素　液相色谱-串联质谱法：引入新的检测技术，对色谱柱、流动相进行了优选，对流动相梯度洗脱程序，MRM质谱参数，细胞外和细胞内藻毒素的前处理方法等进行了研究，方法性能优于美国EPA 2015年发布的EPA544方法，最低检测质量浓度为：微囊藻毒素-RR，0.02μg/L；微囊藻毒素-LR，0.10μg/L。本法只测定细胞外藻毒素时可直接水样上机，对细胞内藻毒素前处理提供了冻融和超声两种方法，具有检测限低、灵敏度高的特点，满足国内多发蓝藻水华事件的检测需要。

2．方法优化

包括15项水质指标9种检测方法的优化。

（1）二氧化氯　DPD现场比色法：对国产试剂进行了比选，对干扰因素及其消除方法进行了研究，最低检测质量浓度为0.02mg/L。本法以国产试剂替代进口试剂，降低检测成本，且检测过程快速简便、准确可靠。

（2）5种苯系物　吹扫捕集-气相色谱法：对捕集管填充材料，吹扫时间，吹扫气体流速，解吸温度和时间，升温程序等进行了优化研究，最低检测质量浓度为0.24～0.52μg/L。本法以吹扫捕集替代液液萃取，毛细管柱替代填充柱，降低溶剂消耗，提升自动化水平，具有方法简便快速、检测限低、灵敏度高的优点。

（3）6种氯苯类　吹扫捕集-气相色谱法：对捕集管填充材料，吹扫时间，吹扫气体流速，解吸温度和时间，衬管的选择，升温程序等进行了优化研究，最低检测质量浓度为28μg/L。本法以吹扫捕集替代液液萃取，毛细管状替代填充柱，具有检测效率高、检测限低、灵敏度高的优点。

（4）7种氯苯类　顶空-气相色谱法：对顶空的平衡时间、平衡温度、载气压力、加盐种类、加盐量等进行优化，对色谱柱，升温程序等进行了研究，最低检测质量浓度为0.48～88μg/L。本法以顶空替代液液萃取，毛细管状替代填充柱，提升自动化水平，具有检测效率高、检测限低、灵敏度高的优点。

（5）环氧氯丙烷　液液萃取-气相色谱质谱法：对液液萃取的溶剂，体积、pH、加盐量等进行优化，对色谱柱，升温程序等进行了研究，方法检出限为0.3μg/L。本法改进了样品前处理方式，以毛细管状替代填充柱，采用质谱选择离子模式，降低检测限达到现行国标限值的要求。

（6）灭草松　固相萃取-液相色谱法：对固相萃取吸附材料，洗脱溶剂，液相色谱流动相等进行了优化，最低检测质量浓度为0.48μg/L。本法以固相萃取替代液液萃取，液相色谱替代气相色谱，减少了溶剂消耗，检测结果更为可靠。

（7）隐孢子虫、贾弟鞭毛虫　滤囊富集-密度梯度分离荧光抗体法：在EPA方法的基础上进行优化，对分离纯化溶剂的配比，离心速度，染色膜的选择等进行优化，对浊度和藻类的干扰及消除方法，水源水初始回收率达到16%～23%，达到EPA方法13%～111%的要求。本法使用甲醛-乙酸乙酯进行分离纯化，降低检测成本，染色使用醋酸纤维素小膜，过滤后可以立即染色，无须干燥，减少干扰，缩短了检测时间。

（8）七氯　固相萃取-气相色谱质谱法：对固相萃取吸附材料，流速，洗脱溶剂，气相色谱升温程序和质谱参数等进行了优化，最低检测质量浓度为0.17μg/L。本法以固相萃取替代液液萃取，用质谱检测器替代ECD检测器，减少了溶剂消耗，检测结果更为可靠。

（9）毒死蜱　固相萃取-气相色谱质谱法：对水样预处理，固相萃取吸附材料，流速，洗脱溶剂，气相色谱升温程序和质谱参数等进行了优化，最低检测质量浓度为4.0μg/L。本法以固相萃取替代液液萃取，用质谱检测器替代火焰光度检测器，减少了溶剂消耗，检测结果更为可靠。

3．非标方法的标准化

包括29项水质指标12种检测方法的标准化。

（1）氰化物、挥发酚、阴离子合成洗涤剂、硫化物　流动注射分析法/连续流动分析法（8种方法）：对样品的采集和保存，余氯的影响，清洗时间，溶液浓度，pH，试剂的用量，循环周期，干扰因素及其消除方法，仪器操作细节等进行了研究。本法将现行国标中的手工检测自动化，使单样的检测时间从2小时缩短至3分钟，大幅提高了检测效率，并节约了试剂和水样的用量。

（2）22种挥发性有机物　吹扫捕集-气相色谱质谱法：对捕集管填充材料，吹扫时间，吹扫气体流速，解吸温度和时间，色谱柱的选择，升温程序，质谱条件等进行了优化研究，22种挥发性有机物的最低检测质量浓度为0.28～0.88μg/L。本法将国标附录中非标方法进行优化和标准化，22种VOC同时检测，大幅提升检测效率。

（3）5种苯系物　吹扫捕集-气相色谱质谱法：对捕集管填充材料，吹扫时间，吹扫气体流速，解吸温度和时间，色谱柱的选择，升温程序和质谱参数等进行了优化研究，最低检测质量浓度为0.28～1.0μg/L。本法以吹扫捕集替代液液萃取，毛细管柱替代填充柱，质谱检测器替代ECD和火焰光度检测器，具有检测限低和灵敏度高等优点。

（4）12种农药类　液相色谱-串联质谱法：引入新的检测技术，对样品溶剂效应，色谱柱、流动相进行了优选，对流动相梯度洗脱程序，MRM质谱参数等进行了研究，最低检测质量浓度为0.20～2.1μg/L。本法针对新仪器开发的方法，无前处理，高通量多组分同时测定，一次性检测国标中21种农药中的12种，按照现行国标方法进行检测需要20个小时，本法检测时间只需要5分钟，大幅提高了检测效率。

（5）臭　层次分析法（FPA）：本方法具有标准的培训程序，通过定期对嗅味测试人员进行培训后，即能对水中嗅味类别及嗅味强度进行较精确的描述，可对水中嗅味进行定性分析及半定量测定。对培训程序的过程和评价结果质量控制等进行了优化，对常见嗅味物质的嗅阈值进行了评价。本法将定性分析改为半定量分析，同时提供嗅味的描述性评价，对供水工艺更具有指导性。该法检测结果可靠性高，具有操作简便和重现性好等优点。

3.1.2　关键技术及创新点

（1）通过对臭味、环氧氯丙烷、致嗅物质、七氯、灭草松及微囊藻毒素指标的检测方法的改进，弥补了现行国标方法的缺陷，满足了城市供水行业对水质监测的要求。

（2）通过改进检测方法和对国产化检测设备试剂的应用，大幅度降低了贾第鞭毛虫和隐孢子虫、臭氧、二氧化氯等指标的检测成本。课题开发的膜浓缩-密度梯度分离法与国标的滤囊免疫磁珠分离法相比，设备投入降低了75%，单样检测的材料成本降低了85%。

（3）通过高通量水质检测方法的开发，提高了挥发性有机物、农药、卤乙酸、氰化物、挥发酚、硫化物和阴离子合成洗涤剂等指标的检测效率，也相应降低了检测成本。课题开发的针对敌敌畏、乐果、毒死蜱等12种农药的液相色谱-串联质谱法使检测时间从20个小时缩短到15分钟；氰化物、挥发酚、硫化物和阴离子合成洗涤剂等指标的流动分析法，实现了手工检测的自动化，使单样的检测时间从2小时缩短至3分钟。

在《城镇供水水质标准检验方法》编制过程中，充分考虑了与现行国标《生活饮用水标准检验方法》（GB/T 5750-2006）的衔接和互补，实现了对国标方法的补充和完善，可使106项全检测的成本节约25%，检测时间缩短30%，能够为城市供水行业的水质检测提供全面可行的标准方法，为《生活饮用水卫生标准》（GB 5749-2006）的全面实施提供技术支撑。

3.1.3 重要产出

修订《城镇供水水质标准检验方法》。本标准以《生活饮用水标准检验方法》（GB/T 5750-2006）的体系结构为基础，在原行标方法的基础上，结合应对新兴污染物检测及水质检测技术快速发展条件下标准及时更新的需求，按照水质指标的类别确定了标准文本的结构。其主要技术内容共有12章，分别为范围、规范性引用文件、术语与定义、总则，以及无机和感官性质指标、有机物指标、农药指标、致嗅物质指标、消毒剂和消毒副产物指标、微生物指标和综合指标等7大类水质指标的检测方法。其中，每个水质指标的检测方法的技术内容，依据《标准编写规则 第4部分 化学分析方法》GB/T 20001.4确定，主要包括适用范围、原理、试剂和材料、仪器、样品、分析步骤、数据处理或结果计算、精密度和准确度、质量保证和控制等内容。

本标准共包含80项水质指标的41个水质检测方法，其中32个水质检测方法为新制定，9个方法为原行标方法的修订。本标准与现行国标GB 5750-2006及原行标CJ/T 141～150-2001相比，指标和方法数量的情况如表所示。

不同标准比较

水质类别	原行标 （CJ/T 141～150-2001）		本标准 （CJ/T 141-2018）				国标 （GB 5750-2006）	
	指标	方法	指标	方法			指标	方法
				新制定	修订	合计		
无机和感官 性状指标	5	4	6	9	1	10	37	86
有机物指标	18	4	35	10	2	12	25	20
农药指标	5	1	15	6	1	7	17	13
致嗅物质 指标	0	0	2	1	0	1	0	0
消毒剂与 消毒副产物	0	0	17	4	0	4	19	21
微生物指标	2	4	4	2	4	6	6	10
放射性指标	0	0	0	0	0	0	2	2
综合指标	1	1	1	0	1	1	0	0
合计	31	14	80	32	9	41	106	152

本标准与原行标CJ/T 141～150-2001相比，主要技术变化为：

（1）增加了嗅味、氰化物、硫化物、挥发酚、阴离子合成洗涤剂、氯乙烯、1，1，1-三氯乙烷、1，1，2-三氯乙烷、四氯化碳、1，2-二氯乙烷、1，1-二氯乙烯、1，2-二氯乙烷、三氯乙烯、四氯乙烯、六氯丁二烯、苯、甲苯、二甲苯、乙苯、苯乙烯、氯苯、1，2-二氯苯、1，4-二氯苯、三氯苯、六氯苯、环氧氯丙烷、丙烯酰胺、微囊藻毒素-LR、微囊藻毒素-RR、敌敌畏、乐果、对硫磷、甲基对硫磷、2，4-滴、五氯酚、七氯、毒死蜱、灭草松、草甘膦、莠去津、呋喃丹、溴氰菊酯、马拉硫磷、2-甲基异莰醇、土臭素、臭氧、二氧化氯、三氯甲烷、三溴甲烷、二氯一溴甲烷、一氯二溴甲烷、二氯甲烷、二氯乙酸、三氯乙酸、一氯乙酸、一溴乙酸、一氯一溴乙酸、二溴乙酸、二氯一溴乙酸、一氯二溴乙酸、三溴乙酸、贾第鞭毛虫、隐孢子虫62项指标的32个检验方法；

（2）删除了锑、钠、钙、镁4项无机类指标的3个检验方法；

（3）删除了1，1-二氯乙烯、1，1，1-三氯乙烷、1，1，2-三氯乙烷、三溴甲烷、1，1，2，2-四氯乙烷5项挥发性有机物的2个检验方法；

（4）修订了二氧化硅、敌百虫、敌敌畏、乐果、对硫磷、甲基对硫磷、苯酚、4-硝基酚、3-甲基酚、2，4-二氯酚、2，4，6-三氯酚、五氯酚、萘（NPH）、荧蒽（FLU）、苯并（b）荧蒽（BbF）、苯并（k）荧蒽（BkF）、苯并（a）芘（BaP）、苯并（ghi）苝（BPer）、茚并[1，2，3-c，d]芘（IP）、粪性链球菌、亚硫酸盐还原厌氧菌（梭状芽孢杆菌）孢子和致突变物22项指标的9个检验方法。

本标准与现行国标方法GB 5750相比，新增加了32个检测方法的62个水质指标，其中属于《生活饮用水卫生标准》内106项指标的共52项、附录A中2项。

3.2 城市供水水质在线监测技术标准

3.2.1 水质在线监测规范化技术

1. 性能参数规范

对浊度等13项在线监测分析仪的量程漂移、零点漂移等对在线仪器检测稳定性有较大影响的性能参数进行了评价和规范。

城市供水水质在线监测设备性能参数规范研究

在线指标	重复性	准确度	零点漂移	量程漂移
pH	±0.1	±0.20	—	±0.10
水温	±0.5℃	±0.50℃	—	—
溶解氧	±1.5%	—	±1.5%	±1.5%
电导率	±1%	满量程的0.1%	±1%	±1%
余氯	比色法：±5% 电极法：±3%	—	±2%	—
氨氮	±5%	±5%	±5%	±5%
浑浊度	±3%	0～20NTU：±2% 10～40NTU：±5%； 40～100NTU：±10%	±3%	±5%
紫外吸收	±2%	—	±2%	±2%
叶绿素a	≤5%	—	±0.1μg/L	量程的±10%
耗氧量	±5%	—	±5%	±5%
颗粒物	≤5%	—	≤5个/mL	—
发光细菌生物综合毒性	—	—	±3%	—
鱼类行为法综合毒性	≤10%	—	—	—

2．比对误差分析

通过现场试验，对浑浊度等13种在线监测分析仪在线监测值与实验室标准方法检测值之间的比对偏差进行分析，确定了实际水样的比对误差。

在线监测分析仪的比对方法与比对误差

在线指标	比对方法	比对误差
pH	玻璃电极法	±0.1
水温	温度计法	±0.1℃
溶解氧	碘量法	±0.3mg/L
氨氮	纳氏试剂分光光度法；水杨酸盐分光光度法	≤0.5mg/L时：±0.05mg/L； >0.5mg/L时：<10%
浑浊度	散射法—福尔马肼标准	超低量程（0～1NTU）：±0.1NTU 中高量程（>1NTU）：<10%
电导率	电极法	±1%
余氯	N，N-二乙基对苯二胺（DPD）分光光度法	≤0.1mg/L时：±0.01mg/L； >0.1mg/L时：<10%
UV	便携式UV分析仪	±0.2
叶绿素a	萃取分光光度法	≤10μg/L时：≤40%； 10μg/L<标准方法检测值≤50μg/L时：≤30%； 标准方法检测值>50μg/L时：≤20%
耗氧量	高锰酸钾滴定法	≤4mg/L时：±0.4mg/L； >4mg/L时：<10%
颗粒物	液体颗粒计数	±10%
发光细菌生物综合毒性	—	±10%
鱼类行为法综合毒性	—	≤10%

3．运行维护规范化

在水质在线分析仪的使用过程中，良好的运行维护工作是保障水质在线分析仪正常运行的基础。本研究针对浑浊度等13项水质指标的在线分析仪，通过比较在线监测值与实验室测定值间的相对误差，研究清洗、校验对在线分析仪运行状态的影响，形成了供水水质在线监测仪表运行维护规范化的操作流程，明确了浑浊度等13种水质指标在线监测仪的维护内容和维护周期等技术要求。

（1）pH

①实际水样比对试验每月不应小于1次，应符合本规程中实际水样比对试验的规定。比对实验误差超出±0.1时应进行校验；

②校验不应小于每月1次，故障检修后应立即进行校验；

③每月采用0.01M的酸溶液清洗传感器不应小于2次。

（2）水温

①校验不应小于每3个月1次；

②清洗探头不应小于每月1次。

（3）溶解氧

①实际水样比对试验每周不应小于1次，应符合E.1.4中实际水样比对试验的规定。比对试验误差超过±0.3mg/L时应进行校验；

②校验不应小于每两周1次，故障检修后应立即进行校验；

③清洗不应小于每两周1次。

（4）氨氮

①标准样品比对试验每周不应小于1次，比对试验误差超出本规程规定时应进行校验；

②校验不应小于每月1次，故障检修后应立即进行校验；

③检查电极、标准溶液和电极填充液等不应小于每周1次；

④采用电极法时，电极应每半年更换一次；

⑤采用水杨酸法时，采样单元的过滤膜每周清洗或更换不应小于1次，气温超过20℃时应适当增加频率，每周不应小于2次；

⑥清洗不应小于每两周1次。采用分流监测时，采样管路应加入次氯酸钠抑制微生物的生长。

（5）电导率

①实际水样比对每月不应小于1次，比对试验误差超出±1%时应进行校验；

②校验每3个月不应小于1次，故障检修后应立即进行校验；

③采用0.01M稀酸清洗传感器每月不应小于1次。

（6）浑浊度

①水厂内的浑浊度在线监测仪实际水样比对试验每天不应小于1次，其他浑浊度在线监测仪实际水样比对试验每周不应小于1次，比对试验误差超出本规程规定时应进行校；

②校验不应小于每个月1次，故障检修后应立即进行校验；

③原水浑浊度在线监测仪应根据原水浊度高低、操作经验等确定清洗周期，水厂内的浑浊度在线监测仪每周清洗不应小于1次，出厂水和管网水的浑浊度在线监测仪每2周清洗不应小于1次。

（7）余氯

①安装于水厂内的余氯在线监测仪，实际水样比对试验每天不应小于1次；安装于水厂外的余氯在线监测仪，实际水样比对试验每周不应小于1次。比对实验误差超出本规程规定时应进行校验；

②校验不应小于每个月1次，故障检修后应立即进行校验；

③清洗和维护不应小于每两周1次。

（8）UV

①实际水样比对试验不应小于每月1次，应符合本规程中实际水样比对试验的规定，比对试验误差超出±0.2时应进行校验；

②校验不应小于3个月1次，故障检修后应立即进行校验；

③清洗及维护不应小于每月1次。

（9）叶绿素a

①实际水样比对试验不应小于每月1次，应符合本规程中实际水样比对试验的规定，比对试验误差超出本规程的规定时应进行校验；

②校验不应小于3个月1次，故障检修后应立即进行校验；

③零点漂移、重复性试验不应小于3个月1次；

④清洗及维护不应小于每月1次。

（10）耗氧量

①实际水样比对试验不应小于每月1次，应符合本规程中实际水样比对试验的规定，比对试验误差超出规定时应进行校验；

②校验不应小于每3个月1次，故障检修后应立即进行校验；

③清洗及维护不应小于每月1次。

（11）颗粒物

①实际水样比对试验每周不应小于1次，当实际水样比对试验相对误差超过规定时，应及时校验；

②校验每年不应小于1次。

③每两周检查、清洗和维护不应小于1次。

（12）发光细菌生物综合毒性

①性能测试和校验过程中应测量发光菌的CF值，CF值应在0.6～1.8之间，当测量结果不符合要求时，应更换发光菌或校验仪器；

②每两周应测量一次去离子水或蒸馏水，测量结果应在-3%～3%之间，当测量结果不符合要求时，应及时校验。

③每两周应进行一次标准样品比对试验，当标准样品比对试验误差超过本规程的规定时，应及时校验；

④每3个月应进行一次实际水样比对试验，测量结果应在±5%之内，当测量结果不符合要求时，应及时校验；

⑤校验每月不应小于1次；

⑥每周检查仪器不应小于1次。

（13）鱼类行为法生物综合毒性

①每两周清洗管路和生物行为传感器不应小于

1次，每月更换受试鱼类、水样分配管路不应小于1次；

②每两周不应小于1次检查视频追踪系统是否正常开启运行，摄像头位置是否在设定范围内；

③每两周不应小于1次检查管道水流是否流畅，检查设备内部是否出现漏水、渗水、漏电问题及受试鱼类活性等情况；

④应记录受试生物置入系统时的行为强度初始均值，当受试生物行为强度均值与置入系统时的初始均值之差超过系统预警阈值时，应更换受试生物。受试生物更换周期每月不应小于1次。

3.2.2 关键技术及创新点

通过对城市供水全流程在线监测方法的规范化研究，实现了三项关键技术的突破：

（1）建立从水源到水厂、管网的全流程供水水质在线监测技术体系，弥补了现行水质在线监测技术要求的缺陷，满足了城市供水水质在线监测的特殊要求，从系统的角度规范化了供水水质在线监测系统的应用。

（2）形成供水水质在线监测仪表运行维护规范化操作流程，明确pH、温度、溶解氧、氨氮、浑浊度、电导率、余氯、UV、叶绿素a等13项水质指标在线监测仪表的维护内容、维护周期等技术要求。

（3）实现供水水质在线监测仪表安装验收及数据管理的规范化，从技术上明确供水水质在线监测仪安装验收流程和数据采集标准，保障在线监测仪运行的可靠性以及数据采集的有效性。

《城镇供水水质在线监测技术标准》的制定，填补了我国城镇供水行业在线监测方法的空白。

3.2.3 重要产出

编制完成《城镇供水水质在线监测技术标准》（CJJ/T 271-2017）。该标准的主要技术内容包括总则、术语、一般规定、水源水质在线监测、水厂水质在线监测、供水管网水质在线监测、仪器与设备、安装、验收、运行与维护、数据采集与管理、

质量保证与控制等十二个部分，同时在附录内对城市供水中配置最为普遍的pH、温度、溶解氧、电导率、余氯、浊度、氨氮、UV和叶绿素a等13项在线监测仪的性能指标、运行维护、校验方法提出了具体规范。

3.3 城市供水应急监测方法与技术

3.3.1 城市供水污染事故特征污染物清单

本研究搜集整理了近千例国内外城市供水水质污染事故案例，从案例分析结果看：我国城市供水水质污染事故的主要环节是水源和管网，水源污染主要原因是工业排污和交通事故；对水质污染事故的进一步分析表明，目前水质污染事故污染物的类型越来越复杂多样，不明污染物发生的频率逐年增加。

基于案例研究，本课题提出了包括金属离子、无机非金属离子、石油类、甲醇、甲醛、苯类及衍生物类、农药、微生物、致臭物质、藻类及代谢产物等约200种城市供水水质污染事故特征污染物清单。

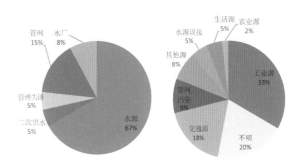

城市供水污染事故污染源分析

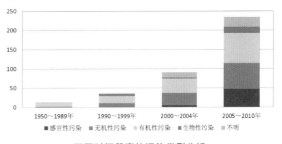

不同时间段事故污染类型分析

城市供水污染事故特征污染物清单

类别	示例
无机金属离子	锑、汞、铬、铬、铅、镉、铁、锰、铝、锌、铜、铊等
无机非金属离子	氰化物、砷、氟、高氯酸、溴酸盐、硫酸盐、亚硝酸盐、氯化物（咸潮）、硝酸盐、氨氮、洗涤剂等
致嗅物质	二甲基异莰醇、土臭素、硫醚类、硫醇类等
石油类	重油、煤油、汽油、油泥、油渣等各类油品
化工原料、中间体及产品	强酸强碱类、甲醇、甲醛、苯类及衍生物类等
农药类	包括有机磷、有机氯及菊酯类等农药
藻类及代谢产物	蓝藻（微囊藻、鱼腥藻、颤藻、席藻等）、硅藻（小环藻、针杆藻、直链藻等）、绿藻、裸藻等、藻毒素等
微生物类	总细菌数、总大肠杆菌、粪大肠菌、沙门氏菌、甲肝病毒、隐孢子虫、贾弟鞭毛虫等

3.3.2 城市供水应急监测方法

针对城市供水特征污染物，基于荧光免疫原理，对藻毒素、硝基苯和2,4-滴等特征污染物的预反应时间、预反应温度、抗体浓度、惰性蛋白和基质效应等检测条件进行了优化，建立了其实验室应急监测方法。通过应急监测方法的研究，将检测时间从国标方法的1～5小时缩短至5～40分钟之内，并且检测精度够满足饮用水检测的要求。以藻毒素为例，通过方法优化，其检测时间可以从国标方法的6小时缩短到10分钟之内，并且检测限低于标准限值，能够满足应急监测的要求。

针对城市供水特征污染物，基于免疫原理，应用多通道平面波导型荧光免疫分析仪和酶联免疫试剂盒（ELISA）开发了微囊藻毒素-LR、2,4-滴、二硝基苯、莠去津、双酚A、汞、苯并（a）芘、大肠菌群等8种典型污染物的现场快速检测方法，检测时间从国标方法的1～5小时缩短至15～40分钟之内，检测限能满足饮用水检测的要求。

应急监测方法与国标方法比较

污染物名称	国标限值（μg/L）	免疫荧光法		酶联免疫法		国标方法	
		检出限（μg/L）	检测时间（min）	检出限（μg/L）	检测时间（min）	检出限（μg/L）	检测时间（min）
微囊藻毒素-LR	1	0.15	10～15	0.08	40	0.06	300
苯并芘	0.01	2.82	10～15	5	40	0.0014	300
莠去津	2	0.3	10～15	0.54	40	0.5	180
2,4-滴	30	3.07	10～15	40	40	0.05	180
硝基苯	17	0.15	10～15	40	40	0.5	180
双酚A	10	—	—	0.028	40	—	—
汞	1	3.7	10～15	—	—	0.07	5～60
大肠杆菌	不得检出	—	—	600CFU/100mL（浓缩）	10～15	1CFU/100mL	5～60

根据我国城市供水水质污染事故面临发生、发展、危害的不确定性等特点，在对我国城市供水行业应急监测现状和近千例城市供水水质突发事故案例系统分析的基础上，制定了应急监测流程，提出了突发性城市供水水质事故明确污染物和不明污染物的应急监测技术，编制了《城市供水水质应急监

测方法指南》。

《城市供水水质应急监测方法指南》主要内容包括突发性水质污染事故的发现与通报、现场样品采集、现场鉴定与筛查、样品的运输和保存、明确的化学污染物的应急监测（包括样品的前处理实验室应急检测方法和验证性分析）、生物污染物的应急监测及未知污染物的识别方法（包括化学污染物的实验室筛选和微生物的筛查）等。

本指南为2012年1月以来住建部对多起水质突发事件的处置工作，如北江镉污染、兰州苯污染和臭味事件、广元锑污染等现场应急监测提供了技术支持。

3.3.3 未知污染物快速识别方法

基于案例分析，以典型突发水污染事故及净水工艺中常见的污染物为研究对象，选择了约40种具有典型化学结构的城市供水特征污染物的基准物质，建立了紫外、近红外及三维荧光的标准图谱。其中，包括苯酚、苯胺、苯乙腈、蒽、菲、牛血清蛋白、腐殖酸、微囊藻毒素、针杆藻、月牙藻、异极藻、颤藻、脆杆藻鱼、鱼腥藻、小鞭金藻等紫外光谱和三维荧光光谱标准光谱库以及13种污染物的近红外光谱标准谱库。

城市供水未知污染物参照物质清单

官能团	类别	指针污染物
羰基	醛类，酮类	甲醛，戊酮、丙酮
羟基	醇类	甲醇
羧基	酸类及衍生物	三氯苯甲酸
醚基	醚类	乙醚
卤代基团	卤代烃	三氯甲烷、二氯苯
共轭双键	烯烃类	二氯乙烯
苯基	芳香烃	苯、苯胺、苯甲酸乙酯、苯乙烯、苯乙腈、蒽、菲、苯甲酸、萘、联苯、邻二甲苯、六甲苯、1,3-二硝基苯、3-氯苯胺、4-硝基苯乙胺、五氯酚、联苯胺、二氯苯
氨基羧基	蛋白质	牛血清蛋白
甲氧基	腐殖酸类	腐殖酸
脂肪烃基	石油类	标准柴油
苯氧酸	农药	2,4,5-滴、2,4-滴、克螨特
胺基	酰胺类	二甲基甲酰胺
有机磷	农药	辛硫磷、特丁硫磷、杀扑磷、甲拌磷、哒嗪硫磷
有机氮	农药	莠灭净、溴氰酚酯、西玛津
—	藻类	微囊藻，席藻等

针对水中不明有机污染物的快速筛查，分别采用三维荧光光谱法和近红外光谱法对液体样品进行分析，以确定该液体样品是否含有机物并确定该有机物的类别。该方法在对含水液体样品进行近红外光谱分析时，能够有效地扣除样品中的水产生的干扰信息，特别适用于对水中的有机物进行快速筛查。本项成果解决了样品前处理方法等技术难题，

提供了一种水中有机污染物的快速筛查方法，并取得3项国家发明专利（《一种含有机物的液体样品的红外光谱分析方法》专利号ZL201210273810.5；《一种液体样品的近红外光谱分析方法》专利号ZL201410043714.0；《一种对液体样品中的有机物进行审查的方法》专利号ZL201410043582.1），可为突发性水质污染事故的应对提供高效的技术支持。

基于我国城市供水水质污染事故案例和490个城市供水监测方法，编制了《城市供水特征污染物应急监测技术指南》。该指南以重金属、生物毒素、农药等有机物中汞、藻毒素、莠去津、二硝基苯、2，4-滴等8种污染物为突破点开发了应急监测方法，并结合已有的实验室检测方法和现场快速检测方法而编制。指南提供了酸、碱、氰化物、亚硝酸盐氮、咸潮、尾矿渣、金属类、苯系物、苯胺、农药类、醇类、酚类、酰胺类、有机汞、腐殖质、石油类、综合有机污染、蓝藻、硅藻、菌类、生活污水、工业废水、浊水等20多类约200种特征污染物的应急监测方法，包括方法的来源、方法类别、仪器设备主要、样品处理、方法的检出限、分析时间、回收率、工作曲线范围等。本指南可为突发城市供水应急事故时提供应急监测方法支持。

3.3.4 城市供水应急案例库及知识库

在搜集整理近千例城市供水应急案例的基础上，建立了包括城市供水应急案例库、应急监测方法库、现场快速监测设备库及监测机构和能力库等的"城市供水水质应急案例库及知识库"，并已集成到城市供水水质监测预警系统技术平台。

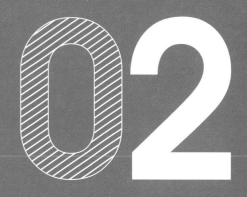

供水
安全监管

第二篇

内容摘要

围绕我国城市供水监管技术亟须建立、监管信息化水平亟待提升、供水应急救援和应急监测基础薄弱等问题和科技需求，研究团队依托水体污染控制与治理科技重大专项，系统开展了饮用水安全监管技术研究，在供水水质督察技术、供水监管平台、突发污染应急保障技术等方面取得重大进展。结合单位职能与优势，构建了我国饮用水安全监管和应急保障技术体系，有力支撑了国家饮用水安全监管和应急供水工作。一是构建了我国城市供水水质督察技术体系，编制了《城市供水水质督察技术指南》（印发监测网内部使用），指导了2009年以来开展的全国城市供水水质督察和抽样检测工作，系统支撑全国供水水质督察由35个城市扩展到全国667个城市和1472个县城，涉及用水人口约4.36亿。二是构建了城市供水系统监管平台并开展了业务化运行，实现了实时监控、监测预警、应急管理、日常监管、专项业务等八大类监管业务功能。支撑了2019和2020年度水质抽样检测（水质督察）和国家供水应急救援八大基地运行等业务的开展。三是创新了水源风险防控监测和监管实施机制，形成了城镇供水水质检测移动实验室的建设和应用技术指引。基于关键技术和研究成果，首次在国家层面构建了城镇供水应急救援体系，研发国内首批整装成套的民用应急供水救援装备，交付辽宁抚顺、山东济南、江苏南京、湖北武汉、广东广州、河南郑州、四川绵阳、新疆乌鲁木齐8个城市的国家应急供水救援基地运行维护，大幅提高了国家应急供水救援实战能力。

1 研究背景

1.1 形势判断

1.1.1 水质监管是保障城市供水安全的重要手段

城市供水作为生命线工程，工作系统性强、专业要求高。我国城镇供水厂数量众多，仅县城以上城镇的公共供水厂就多达约4500个，二次供水单位和自建设施供水单位更无以计数，由于水源污染事故频发、供水设施工艺相对落后、各地供水安全管理水平参差不齐，供水水质安全风险问题突出。强化供水安全监督管理是各级政府城市供水主管部门督促供水单位规范化运行、及时发现问题、保障供水安全的重要手段，是城市供水安全保障体系建设的重要内容。

2000～2005年，我国在借鉴国外水质督察理论和实践经验的基础上逐步建立了城市供水水质督察制度。2005年原建设部发布了《关于加强城市供水水质督察工作的通知》，2007年修订的《城市供水水质管理规定》进一步强化了城市供水水质督察制度。自2004年以来，住房和城乡建设部定期组织实施全国性水质督察，促进了我国城市供水水质安全保障工作，在开展水质督察工作的实践过程中，逐步认识到在水质督察技术和运行机制方面仍存在许多问题亟须解决，这些问题严重制约了水质督察工作的深入开展。因此，需要进一步结合我国具体国情，发展城市供水水质督察理论，建立适合我国水质监管特点的督察技术体系，以指导我国城市供水水质督察工作。

1.1.2 科技创新为饮用水安全保障注入了新的活力

随着物联网、5G、大数据、云计算、人工智能技术的迅速发展，以供水物联网为基础的新型供水基础设施建设成为保障城市供水安全、促进城市供水高质量发展的重要抓手。在此背景下，综合运用先进的信息化技术手段，建立多信源城市供水信息监控网络框架，并在此基础上建成高效、综合的行业监管业务化平台，对促进供水行业监管信息化水平的提升具有重要意义。一是有效提高供水监管的深度、广度和精准度。供水行业监管信息化水平的提升，能够提高监管数据获取的有效性、及时性和准确性，支撑我国城市供水各级政府监管业务的开展，并形成管理机制与支撑技术之间相辅相成、互相促进的良性发展局面，提高业务工作效率，增强宏观决策的科学性。二是提高供水监管平台建设的标准化水平，降低建设与运维成本。建立规范统一、兼容开放的城镇供水管理信息系统技术标准体系，能够解决系统或平台建设中普遍存在的关键技术难题。构建基于云技术的供水监管平台，将显著降低城市一级的部署成本，并有利于实现国家、省市的数据共享与交换。

1.1.3 突发污染事故及自然灾害频繁影响城市供水安全

自然灾害和水源污染导致供水突发事件频发，

严重影响城镇居民用水安全。一方面，我国是世界上自然灾害最为严重的国家之一，地震、泥石流、洪涝、干旱等灾害对供水水源和城镇供水设施造成严重冲击，如汶川地震、玉树地震、舟曲泥石流均对城镇供水设施造成严重破坏。另一方面，国内各类突发事件发生愈加频繁，工业企业排污、尾矿库泄露、交通事故等引起的突发性水源水质污染以及气象、水文、地质灾害，造成水源水质严重超出供水设施处理能力，影响供水安全。2008年初南方大面积雨雪凝冻天气、2008年汶川地震、2010年甘肃舟曲泥石流、2016年江苏阜宁龙卷风等灾害案例中都存在不同程度的因供水设施破坏、丧失电力、原水超出处理能力引发的次生供水事件。以上自然灾害和水源污染均导致不同程度的城镇供水中断，严重情况下造成大范围、长时间停水，威胁人民群众生命健康。气候变化叠加上述因素，更加剧了我国供水突发事件防控难度和应对难度，对应急救援工作提出了更高的要求。

1.2 主要问题和科技需求

1.2.1 城市供水水质监管技术亟须完善

2000年以来，我国针对城市供水水质督察开展了大量研究和试点工作，2005年发布的《关于加强城市供水水质督察工作的通知》使城市供水水质督察逐步走向制度化，在水质督察实施方面也积累了一定的实践经验，但是在督察技术和实施层面还存在缺乏规范化技术和标准化程序、缺乏完善的实施机制等问题，具体包括：未针对三级主管部门的责权界定督察任务，督察对象与范围不清晰、督察目的不明确、督察经费无保障、督察频率和内容不确定；缺乏指导水质督察实施的技术规范，督察结果评价方法亟须完善；缺乏适用于督察现场检测的快速检测方法和标准化操作程序；水质监测机构布局不合理、检测能力不足、设施设备建设滞后、质量管理手段不完善；督察的法律依据缺失，管理制度不健全，模式单一、经费缺乏，管理体制、运行机制不顺畅等。

为此，为从根本上保障城市供水水质督察的权威性，使水质督察切实发挥有效监督和科学指导的作用，水专项设置了"城市饮用水水质督察技术体系构建与应用示范"课题开展相关研究，重点解决城市供水水质督察缺乏规范化技术和规范化程序的科技难题，集成构建城市供水水质督察技术体系，以增强水质督察工作的规范性、公正性、科学性。

1.2.2 供水行业监管信息化水平亟待提升

根据初步统计，我国直辖市、计划单列市、省会城市等36个重点城市的130多个水厂，仅水质信息每年就多达1350万条。很多供水企业建设了生产运营和服务信息化平台，积累了大量数据，但是，由于政府监管平台的缺失，企业的设施能力、运行情况、水质监测预警等信息无法快速、准确地传递至主管部门。同时，供水行业信息化标准体系研究没有得到足够重视，导致不同系统各自为政、重复开发，信息分类编码混乱，互不兼容，不同信息系统之间难以进行信息交流和实现信息共享，严重制约了信息资源的有效利用以及信息化建设的发展，阻碍了信息化平台在全国的部署和推广应用。此外，平台管理和运行维护缺少标准规范指导，导致平台运行效果不佳，平台功能得不到充分地发挥。

针对上述问题，亟待在供水行业监控与数据传输网络建设、供水行业监管平台总体设计方案和关键技术、平台建设和运行管理标准体系等方面开展研究，综合运用先进的信息化技术手段，建成高效、综合的数据监控网络和监管业务化平台，提高供水监管的深度、广度和精度，提高供水监管平台建设的标准化水平，促进我国供水行业信息化水平的全面提升。

1.2.3 供水应急救援和应急监测基础薄弱

研究初期，我国城市供水应急相关技术研究尚处于起步阶段。在规划调控方面，尚未形成城市供水系统风险识别与评价技术，缺乏城市供水应急和备用水源工程建设标准。面对供水突发事件，各城市供水应急检测设备多局限于余氯、浊度等常规指标，无法对复杂的水污染物进行定量、定性检测，而固定实验室受采样距离、水质检测实效性限制无法有效支撑供水应急工作。面对灾后水源的不确定性，急需研究适用于高浊度水、苦咸水、微污染水、低温低浊水等多场景下的移动式处理工艺以及高效防控微生物风险的消毒工艺。

缺乏应对突发污染的水质风险识别和监测方法。研究初期的供水行业水质监测管理办法主要是根据常态条件下的原水水质变化设立的，分为日检、月检、半年检。在《生活饮用水卫生标准》规定的106项指标中，按照配套的行业标准《城镇供水水质标准》（CJ/T 206-2005）要求，日检指标有9项，常规指标42项（含日检9项）和非常规指标中可能存在的有害物质要求每月检测不少于一次，非常规指标64项。地表水源水厂要求半年检测一次。但是，由于水源污染事件频发，难以及时捕获信息。供水企业一般都只按照基本要求来执行，非常规指标就存在半年的检测间隔，造成了污染事故大多被偶然发现。因此，供水企业日常检测频次与突发性原水污染风险监测是不匹配的。

2000年以来，移动实验室作为应急监测的重要技术手段发挥着越来越重要的作用。不同行业、不同专业领域的移动实验室差别很大，基础性的国标无法满足要求，相关行业也在陆续编制各自领域的移动实验室标准。对于城镇供水行业，城镇供水主管部门和供水企业开展水质检测的内容、要求、频率、范围等与环保、水利等部门差别很大，因此，城镇供水水质检测无法完全依据现有的国标或其他行业的标准。城镇供水水质检测移动实验室具有水样现场采样、现场监测、现场判定、现场出具检验结果的功能，大幅度提高了检测的效率，同时因其具有移动灵活、快速反应、安全可靠、经济实用等突出特点，受到了各级检测部门的关注，并已在相关领域得到应用。但是研究初期城镇供水水质检测移动实验室的相关标准尚不完善，导致其各系统缺乏系统的指导加以控制，从而影响到城镇供水水质现场检测工作的开展和突发供水事件的应急监测。

2 研究方案

2.1 集成构建城市供水水质督察技术体系

针对我国城市供水安全状况及城市供水主管部门对供水水质监管工作的迫切需要，以统一督察技术方法、规范督察工作行为、完善督察技术手段、优化督察技术资源、健全督察实施机制为技术指引，重点开展检查流程规范化、评价方法合理化、现场检测标准化、资源配置最优化、质控考核程序化、数据管理信息化、实施机制系统化的供水水质督察技术研究，集成构建适合于我国水质监管工作特点的城市供水水质督察技术体系和实施保障机制。

紧密结合城市供水主管部门水质监管工作，借鉴国外督察理念和督察经验，兼顾我国不同地区城市的特点，通过关键技术研发与资源整合，集中突破水质督察实施过程中的规范化、标准化等关键技术，建立水质督察技术标准、技术指南、行业规划和管理制度。研究注重以下几点：

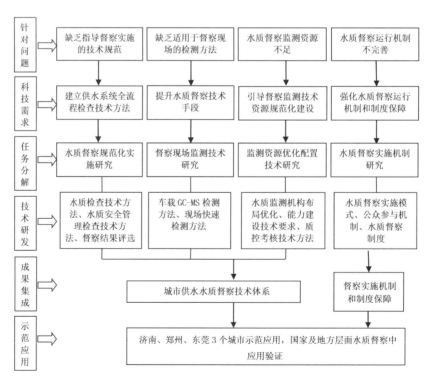

城市供水水质督察技术体系构建研究技术路线

（1）突出研究重点

在全面开展水质督察技术和实施机制研究的基础上，兼顾研究的广度和深度，以水质督察技术方法、水质监测资源优化配置技术、水质督察现场检测方法为研究重点构建城市饮用水水质督察技术体系，并针对研究过程中遇到的管网水采样点布设、样品保存、水质督察结果评价等技术难点设置专题进行深入研究。

（2）立足基础调研

为确保研究建立的水质督察技术和实施机制适用于我国供水水质监管特点，并对水质督察工作具有直接指导作用，先后在全国范围内开展了多次调查，包括对20多个城市的供水管网基本情况调查，对近50个城市供水水质督察情况的调查、公众参与水质监管工作情况调查，对200多个城市的水质监测机构能力状况调查，并对40多个不同类型的水厂及水源进行现场调研，以及汇总各水厂的水质调查数据，充分掌握我国供水水质及水质督察的现状、问题与需求，使开展的研究工作更具有针对性、可实施性。

（3）注重数据支撑

课题成果建立在大量实验数据和调查数据的基础上研究形成。在研究过程中通过实验和调研取得详实的数据和资料，如管网水布点研究基于对300多个管网水样品的5000多个检测数据，样品保存研究基于312个饮用水样品的6000多个检测数据，现场检测方法研究对近千个水样进行了测试，水质安全问题研究对近200个出厂水及原水样品进行全分析检测，并对2000多个市县的40多万个调查数据进行系统分析，对研究形成的成果通过实验等手段进行进一步验证，以使建立的督察技术方法科学、合理。

（4）强调示范应用

研究任务的设置针对当前水质督察实施过程中亟须解决的技术问题，并与城市供水主管部门的工作紧密结合，因此具有边研究边应用的特点，成果在研究期内就已用于各级政府的水质监管工作中，

通过在济南、郑州、东莞3个示范城市的示范应用，在各研究合作单位所在城市的试点应用，在江苏和河北两省的推广应用，以及全国城市供水水质督察的全面实践，对成果进行有效验证并及时进行总结提升，保证研究成果的技术先进性和应用可行性。

提出了水质检查和供水系统水质安全管理检查的要素和结果评价方法，规范了督察的技术要求；优化确定了全国290个城市供水水质监测机构的布局和能力建设技术要求，解决了监测技术资源分布不均衡和检测能力不足的问题；建立了监测机构质控考核技术方法和由90个指标构成的质控考核指标体系；开发了适用于督察现场快速检测的22种挥发性有机物车载GC-MS检测方法和7种指标的现场检测标准化规程，弥补了水质督察现场操作不规范和有机物难以准确定量检测的不足；构建了适用于现行管理体制下的督察实施模式和公众参与机制；编制了《城市供水水质督察技术指南》《城市供水水质监测机构发展规划》，研究制订了《济南市城市供排水水质督察管理办法》《郑州市城市供水水质督察管理办法》《东莞市水务局城市供水水质管理办法》和《城市供水水质监测机构质控考核办法》，提交了《城镇供水水质现场快速检测技术规程》，参编了《城镇供水厂和污水处理厂化验室技术规范》（CJJ/T 182—2014）（供水部分）。

2.2 建立城市供水监管信息化技术体系

2.2.1 城市供水三级水质监控网络构建

针对"十一五"前，城市在线监测数据尚未打通政府部门获取信息通道、在突发水污染事件时缺乏应急监测数据上报通道、重点城市监测站上报数据存在输入出错或上报不及时、地方监测网尚未打通与国家网的信息通道等问题，"十一五"期间设立了《三级水质监控网络构建关键技术研究与示范》课题（2008 ZX07420-002），通过开展三级水质监控网络构建技术研究、在线监测信息采集与传输技术研究、实验室数据采集与传输技术研究、应

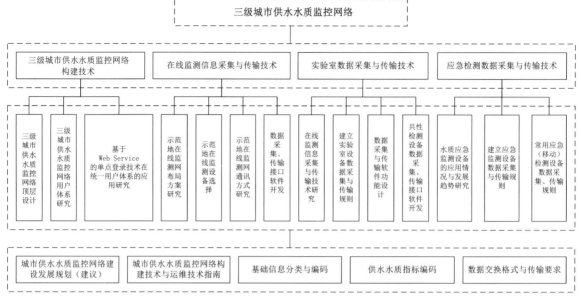

三级城市供水水质监控网络构建技术路线

急检测数据采集与传输技术研究，构建了分布式（国家、省、市）、网络化（互联网、物联网）、多信源（在线监测、实验室检测、移动监测）的三级供水水质监控网络。按照覆盖全国、统一管理、逐步完善、分级运行、资源共享的原则，对水源、净水和输配水的水质实施监控，为及时、准确、全面掌握饮用水水质情况提供实时监测信息支持。研发的《全国城市供水管理信息系统》包含七大模块：基础信息、水质信息、水质预警、应急处理、日常管理、资源库和系统管理。其中，基础信息管理城市概况、水司、水厂、在建项目等年度信息；水质信息管理水司、水厂水质日报、月报、年检及半年检数据，在线监测信息的实时上传，并提供供水单位实验室LIMS系统检测数据的导入功能；水质预警和应急处理则结合了同期相关课题成果。作为系统的辅助工具，开发了《国家三级网络在线监测数据通讯管理平台V1.0》《城市供水水质在线监测信息管理平台V1.0》《城市供水水质监测站点空间信息采集系统V1.0》《城市供水水质在线/便携监测设备信息共享平台V1.0》。

2.2.2 城市供水全过程监管平台构建

"十三五"期间，中规院联合有关单位共同承担了《城市供水全过程监管平台整合及业务化运行示范》课题（2017 ZX07502002），针对我国饮用水安全监管的需求，结合国家"十三五"规划"互联网+"等重大工程的实施，在"城市供水水质监测预警系统技术平台"等"十一五"水专项研究成果基础上，开展供水系统全过程水质监测预警系统、监管业务平台化实用技术等关键技术研究，构建城市供水系统监管平台并业务化运行，实现"由单一水质管理到供水全过程综合监管"的功能扩展和"由技术平台到业务平台"的技术提升，支撑"全国八大应急供水基地"监控管理和应急调度，全面提升我国城市供水全过程的综合监管能力为全面提升我国城市供水全过程的综合监管能力提供技术支撑。

基于政府、企业和公众的供水安全监管的业务化需求研究，提出城市供水监管信息发展的总体技术路径和目标，构建城市供水监管信息"一张网"，绘制城市供水信息"一张图"，形成城市供水安全监管"一朵云"，建立供水监管平台长效运行"一机制"；构建城市供水全过程监管平台，采用多层级用户设置，包括基础信息、日常监管、实时监控、监测预警、应急管理、专项业务、决策支持和资源管理等8大类业务模块。从供水监管平台

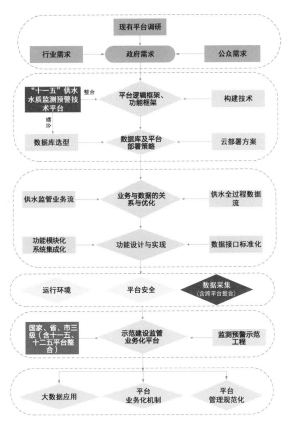

城市供水监管平台整合及业务化运行技术路线

的总体框架、基础信息资源、应用支撑、网络基础设施、信息安全、运行管理等方面研究城市供水全过程监管业务化平台构建标准化技术，构建涵盖数据库设计、整体架构、平台开发、大数据应用、运行维护等全环节、全要素的城市供水监管平台标准化支撑技术框架。

2.3 开发突发污染应急供水保障技术

2.3.1 水源突发污染风险识别与监测管理方法

《生活饮用水卫生标准》（GB 5749）、《地表水环境质量标准》（GB 3838）、《城市供水水质标准》（CJ/T 206-2005）中都规定了各地应根据本地区特点自行确定水质监测指标和频率，但是由于缺乏针对原水水质风险的识别方法，研究初期城镇供水水质监测机构开展应急和日常监测时多以常规指标和非常规指标进行界定，对各类理化指标本身对饮水安全的影响程度考虑较少，难以准确评估原水存在的风险，原水水质监测的针对性不强。基于上述问题，研究建立了基于污染物存在水平、健康影响与去除能力的水源突发污染风险识别与监测管理方法。首次将饮用水短期暴露健康影响因素纳入水源风险评估，建立了污染物的识别、评估、监测、退出机制，将"常规指标与非常规指标"简单划分监测方式提升为"一物一策、根据风险评估结果实施监管"的风险防控监测方式，为城镇供水单位提供了对水源风险监测管理的技术依据。

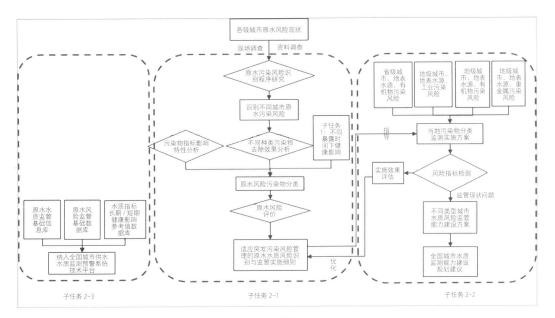

技术路线

2.3.2 供水水质分析移动实验室标准方法研究

由于缺乏分级分类的建设指导和应用规范，研究初期各地建设的移动实验室简、散、乱，检测质量无法保证，因此在"十三五"水专项"城市供水全过程监管技术系统评估及标准化"课题中设置了移动实验室的标准化研究任务。在"十一五""十二五"水专项相关课题对城镇供水水质检测技术、设备、方法开展研发和创新的成果基础上，结合"十三五"水专项对车载检测设备和方法研究成果的最新进展，并充分借鉴了地表水、地下水、大气等相关领域近年来移动检测技术的发展与应用经验，基于城镇供水行业利用移动实验室开展供水应急救援、水质督察及日常监测的3类主要应用需求，根据其工作场景和检测内容，将城镇供水水质检测移动实验室分为3级，确定不同等级的移动实验室检测能力从数项至百余项；同时提出了各级移动实验室的检测仪器设备及其附属设施的整体建设规范，明确了移动实验室在供水水质检测中所涉及"采样、分析、质控"各工作环节的技术要求。课题研究成果规范和加强了城镇供水水质检测移动实验室的管理水平，能够引导城镇供水水质检测移动实验室科学建设、规范使用，为全面提升移动实验室在应急救援、水质督察及日常监测工作中现场检测规范性和检测结果准确性提供了技术依据。

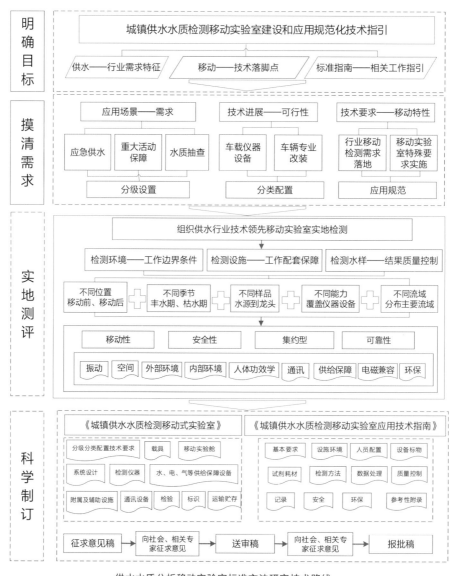

供水水质分析移动实验室标准方法研究技术路线

2.3.3 国家供水应急救援关键技术集成及成套装备研制

围绕我国供水应急技术瓶颈和国家层面亟须建立供水应急救援能力的科技需求，将科学研究、政策制订、应急实践相结合，开展了长期性、实践性、跟踪式研究，主要有以下特点。

总体研究思路

一是规划引领。针对供水突发事件防控和应对难度不断加大的外部风险，以及我国供水应急救援基础薄弱的现实，开展城市应急供水规划调控技术、国家应急供水能力建设布局研究，提出了在国家层面建立供水应急救援能力的总体思路，并被纳入《全国城镇供水设施改造与建设"十二五"规划及2020远景目标》。

二是科技创新。为落实《规划》要求，依托"国家供水应急救援能力建设"项目，在城市应急供水规划调控、国家供水应急救援能力布局、移动应急净水、移动应急水质监测领域开展研究，突破

移动应急净水成套装置、移动应急水质监测成套装置等关键技术，建成国家供水应急救援装备并在全国八个城市布局应急救援基地。

三是成果应用。为促进国家供水应急救援装备服务供水应急救援实践，开展跟踪研究，构建了包含应急通讯指挥、应急救援能力配套设施建设、应急救援实施机制、城镇供水应急案例库在内的支撑技术体系，推动供水应急救援装备正式投入使用，首次在国家层面构建了供水应急救援体系，填补了我国供水应急救援能力空白，在多次实战中圆满完成供水应急救援任务。

3 主要成果

3.1 构建了城市供水水质督察技术体系

3.1.1 明确国家、省、市三级督察任务

1. 基础支撑条件

在对国家、地方两级监测站的检测能力、仪器设备配置、人员水平等技术能力进行调查分析的基础上，研究确定国家站的技术能力对开展全国重点城市或重点地区、重点流域公共供水水质督察，或以三年为周期、按区域滚动开展设市城市公共供水水质督察的可支撑性，并确定地方站的技术能力支持省辖市、市辖区开展水质督察的可行性。

2. 国家、省、市三级督察任务

针对我国城市供水管理体制，对国家、省、市三级城市供水主管部门的权责与督察需求进行系统分析，结合监测机构的技术支撑、水质督察法规政策的适宜性及经费条件，确定基于三级权责的国家、省、市水质督察任务。

国家级水质督察以重点城市或重点区域、重点流域、水质突发事件和发生自然灾害地区相关城市为主。督察对象为公共供水单位的原水和出厂水，包括一定比例的管网水、二次供水、自建设施供水的水质达标情况、水质安全管理情况。内容包括城市供水水质及供水系统水质安全管理情况的监督检查。其中，水质检查是通过抽样检测，对原水、出厂水、管网水、二次供水水质满足国家和行业相关标准要求的情况进行的监督检查。供水系统水质安全管理检查是通过现场查验，对输水、制水、配水、二次供水等设施的供水水质安全保障情况以及城市供水单位执行水质安全相关法规、标准、规范、制度的情况实施的监督检查。频率为每年不少于1次。

省级水质督察以省辖设市城市或省内重点区域、重点流域、重点工程相关城市为主，督察内容为本省范围内供水单位的原水、出厂水，一定比例的管网水、二次供水、自建设施供水水质达标情况。以省辖市为主的供水系统水质安全管理检查，包括城市供水全过程涉及供水水质安全的输水、制水、配水、二次供水等设施安全运行情况及供水单位对水质安全相关法规、标准、规范、制度的执行和落实情况的全面检查。频率原则上每年应不低于2次。

城市级水质督察范围为辖区内的市区和郊县，部分城市含市辖县级城市（含县城），城镇一体化地区包括建制镇，督察内容为公共供水单位的原水、出厂水、管网水及二次供水、自建设施供水单位的龙头水水质达标情况、水质安全管理情况。由于城市一级督察样品运送条件与国家和省级层面水质督察不同，因无采样地点与检测地点的距离、样品运输条件、运输时间等的限制，可将放射性指标、微生物指标等纳入督察范围。频率为每年不低于4次，每个季度或结合各地实际实施。

3.1.2 建立水质督察实施技术规范

研究确定了供水系统关键控制点，提出了从水源到龙头的供水系统检查方法，建立了水质督察结果评价方法，编制了《城市供水水质督察技术指南》。

1. 全流程水质检查技术

水质检查技术方法主要研究水质督察指标选取技术、样品采集技术、样品保存与运输技术、样品检测技术、质量保证技术。指标选取技术针对主管部门对城市供水水质进行日常监管的不同目的，分别提出原水、出厂水、管网水的水质检查指标清单。采样技术包括基于督察的水质采样点布设、采样操作，分别针对地表水源、地下水源的特点提出不同取水方式下采样点的布设方案。样品保存及运输技术主要是基于水质督察异地采样、交叉互检的工作特点，对长距离运输过程中样品的质量保证条件进行研究，确定保存剂的种类和浓度以降低物理、化学、生物影响，控制运输温度以减缓化合物的水解及氧化还原作用，选择适当的保存容器以减少组分的挥发和吸附损失等，并通过对不同指标各种保存条件和保存时间下稳定性的测试分析，提出不同水质指标的保存剂种类和浓度、温度控制要求的保存方案。样品检测技术提出基于督察的指标选取原则、检测方法优选、检测技术要求等。质量保证技术提出实验室间和实验室内加标回收、检出限、精密度控制技术方法、基于统计技术的质量控制手段等。

2. 供水系统水质安全管理检查技术

针对供水水源、供水厂、供水管网、二次供水等供水环节，对取水、制水、配水等供水生产全流程中的重要设施，包括取水设施、预处理设施、投加药剂设施、混合絮凝设施、沉淀及过滤设施、消毒设施和在线监测设施设备、配水管、二次供水设施等进行要素解析，确定18个供水水质安全管理关键控制点。依据城市供水行业现有的运行维护及安全管理技术规程中的相关要求，提出了基于关键控制点进行全方位全流程水质安全管理检查的程序、方式、检查要素及评定标准。

3. 水质督察结果评价方法

（1）多层级结果评价方法

针对水质督察的实施特点，在大量调研和水质调查检测数据测算的基础上，建立了4套督察结果评价的方案，通过建立计算模型对方案的适用性进行比较，并选取试点城市进行实际验证，最终确定了多层级水质督察结果评价方法。该方法是以水质检查结果和水质安全管理检查结果为评价单元，对供水水源、供水厂、供水管网、二次供水等的供水水质和水质安全管理检查结果进行分别评价和总体评价，进而对整个城市的水质督察结果进行评价，实现对水质督察结果的定量描述。

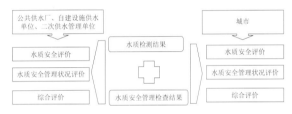

多层级水质督察结果评价

①供水单位检查结果评价方法

公共供水厂、自建设施供水厂、二次供水单位的水质检测评分方法为：当出厂水/龙头水样品中出现单一指标超标时，按照《水质指标分类评分表》查询指标分类和减分值扣减，多个指标同时超标时，累计计算，减至零分为止，供水厂水质检测分数以X_n表示。公共供水厂、自建设施供水厂的供水系统水质安全管理检查评分方法为：当检查结果出现不符合时减5分；同时出现多项不符合时，累计计算，减至0分为止，供水厂供水系统水质安全管理检查分数以Y_n表示。供水厂、二次供水单位的水质检测、供水系统水质安全管理检查综合评价结果为：

$$总体评价分数 = X_n \times 0.6 + Y_n \times 0.4$$

②城市供水水质检查结果评价

对城市供水水质检查及供水系统水质安全管理

进行综合评价，首先应对城市供水水质检测结果进行评分，包括城市供水原水（A）、公共供水单位出厂水（B）、公共供水单位管网水（C）、二次供水（D）、自建设施供水出厂水（E）、自建设施供水管网水（F）等不同类型样品进行分别评分，然后按照样品类型将分值求和后计算每类样品的平均值。城市供水水质检查评分以X表示。根据测算，不同类型样品给予不同权重。

对城市供水系统水质安全管理检查评分时，首先对城市供水原水（R）、公共供水厂出厂水（S）、公共供水管网水（T）、二次供水（U）、自建设施供水出厂水（V）、自建设施供水管网水（W）等的供水系统水质安全管理检查进行分别评分，再按照类型将分值求和后计算每类的平均值。城市供水系统水质安全管理检查评分以Y表示，各环节权重均等。城市水质检查及供水系统水质安全管理检查综合评价总分以百分计，按水质检测评分、供水系统水质安全管理检查评分为6：4的权重比计算。

多层级水质督察结果评价方法可分别对供水单位及城市的水质状况和水质安全管理状况进行量化评价，并分别对不同检查内容赋予不同权重，能够定性反映存在安全隐患的具体检查环节，便于查找原因、解决问题，同时，能对不同供水单位、不同城市的供水水质、水质安全管理状况进行比较。

（2）水质安全评价方法

①水质评价指标体系

水质评价指标共125个，主要选取《生活饮用水卫生标准》（GB 5749）中的指标，并补充《城市供水水质标准》（CJ/T 206）和《地表水环境质量标准》（GB 3838）中的部分指标。确定评价指标后应对指标进行分类赋权。以各种污染物对人体健康的影响为基础，同时考虑其在水中的存在水平、影响时间、影响范围和对感官的影响程度等几方面因素制定分类规则，将水质评价指标分为5类。评价指标对人体健康的影响程度判断，主要依据以下有关污染物危害性的标准、规定：能够引起人群中暴发大规模传染病；IARC（International Agency for Research on Cancer）的分组标准；水中优先控制污染物黑名单；美国EPA129种优先控制污染物；化学物质的急性毒性；剧毒化学品目录；农药急性毒性暂行标准；斯德哥尔摩公约；内分泌干扰物质；EPA潜在致癌剂的危害等级。

②水质安全评价方法

单因子指数法是根据水质标准对指标的实测值进行判定，当评价指标中有若干项超过评价标准时，由指标的超标倍数和风险系数计算水质安全评价指数，并根据水质安全评价指数确定水质级别。单因子指数法在计算水质指数时仅考虑超标的评价指标，可以直观地表示出水质的超标程度。其优点是简单易行，既可用于常规监测的水质安全评价，也可用于突发水污染事故的水质安全评价。

水质评价指标的权重以风险系数表示。根据评价指标对人体健康的影响程度，确定各类指标的风险系数，将Ⅰ类指标的风险系数设为1.0，Ⅱ、Ⅲ、Ⅳ、Ⅴ类的指标相对于Ⅰ类指标的风险系数为0.5、0.3、0.2、0.1。

采用单因子指数法计算水质指数时，考虑各指标的实测值与标准值的比值，对各指标的水质分指数进行加权计算得到水质指数，最后根据分级依据对其进行分级。水质指数计算公式如下：

$$P = \sum_{i=1}^{n} P_i$$

其中，$P_i = I_i \times W_i$，$I_i = \dfrac{C_i}{C_0}$

式中，P_i为第i个评价指标的水质分指数，C_i为第i个评价指标的实测值，C_0为第i个评价指标的标准限值，W_i为第i个评价指标的风险系数。

在计算水质指数时，某些单项指标如pH、微生物学指标和余氯等消毒剂余量指标的水质分指数不能用公式$I_i = \dfrac{C_i}{C_0}$直接计算，可采用以下公式计算。

- pH

若pH<7，$I_i = \dfrac{7.0 - pH_{实测值}}{7.0 - pH_{标准下限值}}$

若pH≥7，$I_i = \dfrac{pH_{实测值} - 7.0}{pH_{标准上限值} - 7.0}$

- 微生物学指标

若$C_0 = 0$或为不得检出，$I_i = 1 + \lg(C_i)$

若$C_0 > 0$，$I_i = 1 + \lg(C_i / C_0)$

- 消毒剂余量

若$C_i < C_{0下限}$，　$I_i = \dfrac{C_0}{C_i}$

若$C_i > C_{0上限}$，　$I_i = \dfrac{C_i}{C_0}$

单因子指数法的水质评价结果分为5级，具体如下：

P>15时，Ⅰ级

表明水质超标特别严重，有个别Ⅰ类指标极高倍数超过标准限值，或数个其他类别的指标同时出现高倍数的超标。

7<P≤15，Ⅱ级

表明水质严重超标，有个别Ⅰ类指标出现高倍数的超标，或数个其他类别指标出现高倍数的超标。

2<P≤7，Ⅲ级

表明水质中度超标，有个别Ⅰ类指标超标倍数较高或Ⅱ类指标出现高倍数的超标，或数个其他类别指标出现高倍数的超标。

1<P≤2，Ⅳ级

表明水质轻度超标，有个别Ⅰ类指标出现较低倍数的超标，或有Ⅱ类指标超过标准限值倍数较高，或有数个Ⅱ类以下指标超过标准限值较高的倍数。

0.1<P≤1，Ⅴ级

表明水质轻微超标，Ⅱ类指标超过标准限值较低的倍数，或有数个Ⅱ类以下指标超过标准限值较低的倍数。

综合指数法是采用层次分析法确定指标体系中各指标的权重，然后结合各指标的实测值以一定的数学算式对水质进行评价。应用该方法时，首先对水质指标进行筛选，选出其中有代表性、能够表征水质状况的指标构建指标体系；在进行水质评价时，上述指标体系中的全部指标都参与评价，基于层次分析法并采用专家打分的方法对各指标赋予权重，在水质评价中既充分考虑各指标本身在评价体系中的权重，又同时兼顾各指标的实际监测结果对评价结果的影响，并对超标的污染因子引入超标系数的概念，对水质的总体情况做出综合评价。与单因子指数法不同，在综合指数法评价中，没有超标的污染因子也参与评价，这样可以尽早发现水质变差状况，通过及时查明原因并采取相应措施，防止水质事故的发生。

在计算水质指数时，同时考虑评价指标的权重和超标严重的指标所起的作用。在计算公式中，利用权重突出危害性大的评价指标对水质评价结果的作用，同时通过超标系数来加大超标指标的分量，具体如下：

当无超标项目时，

$$P = \sqrt{\sum_{i=1}^{20} I_i W_i} \times \sqrt{I_i(\max)}$$

其中，$I_i = \dfrac{C_i}{C_0}$

式中，P为饮用水水质安全评价指数，W_i为单项指标的权重值，I_i为单项指标水质分指数，C_i为单项指标检测值，C_0为单项指标标准值，$I_i(\max)$为单项指标水质分指数最大值。

当有超标项目时，

$$P = \sqrt{\sum_{i=1}^{20} I_i W_i} \times \sqrt{I_i(\max) \times R_i}$$

其中，$I_i = \dfrac{C_i}{C_0}$

$$R_i = \prod I_i(exceed)$$

式中，R_i为超标系数，$I_i(exceed)$是单项指标超标项目的C_i/C_0值。

综合指数法的水质结果分为5级，分别为：

P≥50，Ⅰ级

表明水质超标特别严重，有个别权重很大的因子出现极高倍数的超标或多个权重较大的因子同时出现高倍数的超标。

$25 \leqslant P < 50$，Ⅱ级

表明水质严重超标，有个别权重很大的因子出现高倍数的超标或多个权重较大的因子超标倍数较高。

$10 \leqslant P < 25$，Ⅲ级

表明水质中度超标，有个别权重很大的因子超标倍数较高或权重较大的因子出现高倍数的超标，或多个权重小的因子同时出现较高倍数的超标。

$2.5 \leqslant P < 10$，Ⅳ级

表明水质轻度超标，有个别权重很大的因子出现较低倍数的超标，或个别权重较大的因子超标倍数较高，或多个权重小的因子超标数倍。

$0.4 \leqslant P < 2.5$，Ⅴ级

表明水质轻微超标，有个别权重较大的因子超过标准限值较低的倍数或多个权重小的因子出现较低倍数的超标。

4. 城市供水水质督察技术指南

《城市供水水质督察技术指南》（以下简称《指南》）是针对目前我国水质督察缺乏统一技术规定的现状，提出对城市供水水质和城市供水单位实施督察的技术要求，实现城市供水水质督察工作的科学化和规范化，适用于国家、省、市各级人民政府城市供水主管部门组织开展的水质督察工作。

《指南》内容涉及水质督察实施的各个环节的检查要素和技术要求，分为总则、水质检查、水质安全管理现场检查、督察结果评价四章。水质检查部分对督察实施过程中原水、出厂水、管网水水质检查的技术方法提出规范化要求，包括样品采集、样品保存与运输、样品检测、质量控制等方面的内容。水质安全管理检查部分针对城市供水单位取水、制水、配水等各个供水环节规定了检查的技术要求，涉及供水水源、供水厂、配水管网、二次供水管理单位等方面的内容。水质督察结果评价部分主要包括供水单位水质督察结果的评价方法和城市水质督察结果的评价方法。《指南》还包括现场检查表格等附表。

3.1.3 研发水质督察现场检测方法

开发了适用于督察现场快速检测的22种挥发性有机物车载GC-MS检测方法、余氯等7种指标的现场检测标准化规程，弥补了水质督察现场检测操作不规范和有机物难以在现场准确定量检测的不足。

1. 挥发性有机物车载GC-MS测定方法

为解决标准方法中无有机物现场检测方法的问题，选择样品保存时间最短、在水质督察实施中准确定量分析难度大的22种挥发性有机物，构建包括供电系统、减震系统、实验平台、温控系统等现场实验环境的供水水质监测移动实验室车载系统集成技术方案，并引入车载GC-MS检测设备，开发用于水质督察的车载GC-MS现场快速检测方法，解决督察样品异地检测时由于时效性要求影响挥发性有机物准确定量检测的问题，弥补水质督察现场快速检测方法的不足。该方法可在现场进行定性、定量检测，检测22种挥发性有机物相对标准偏差为1.2%～11.3%，回收率为80.7%～118.3%，最低检测质量浓度在相关水质指标限值的10%以下，精密度、准确度和灵敏度均能满足水质督察的要求，与现有实验室检测方法相比，测试时间缩短了近三分之一。

2. 督察现场快速检测标准化技术

针对水质督察中现场环境条件复杂、检测操作不规范、检测结果不稳定等问题，选取余氯、总氯、二氧化氯和臭氧4项消毒剂余量指标，总大肠菌群和大肠埃希式菌两项微生物指标，以及氨氮等指标，通过水质督察现场快速检测方法的验证与有效性研究，确定样品的前处理过程，仪器工作参数、分析步骤，与有关实验室合作完成方法对比实验，验证方法的精密度和准确度，研究建立饮用水水质督察现场快速检测流程标准化技术，编制《城镇供水水质现场快速检测技术规程》。

3.1.4 编制供水水质监测机构发展规划

《城市供水水质监测机构发展规划》分为现状

与问题，规划指导思想、原则和依据，规划目标和期限，监测机构建设规划，投资估算，保障措施共六章。《规划》提出了监测机构发展目标及建设方案，确定了满足水质督察要求的监测机构规划布局，即全国100个城市具备《生活饮用水卫生标准》全项指标的检测能力，其余约190个城市具备常规指标的检测能力，基本满足全国城镇年度及月度水质检测和水质督察任务的检测需求；全部城市供水厂具备10项日检指标的检测能力，满足水厂水质检测要求。《规划》同时提出了监测机构的能力建设要求，分别对具备全项指标检测能力的监测机构、具备常规指标检测能力的监测机构、水厂化验室的人员要求、设备配置和环境设施等提出具体要求。

1. 城市供水水质监测机构布局

由于我国城市供水监测机构存在布局不合理、检测能力不均衡等问题，在对276个水质监测机构的检测能力和人员设施配置情况进行调研的基础上，对监测机构承担水质督察、日常检测任务的承检能力进行了系统分析，对检测机构的检测能力辐射半径进行了测算，根据测算结果确定了全国水质监测机构的数量，并通过水样检测能力现状、城市经济发展水平、区域水厂数量、地表和地下水厂的构成比例、交通状况等的综合评估，确定了水质监测机构的布局。

2. 供水水质监测机构能力建设要求

（1）检测设备配置要求

监测机构需要配置的设备包括监测设备和辅助设备两类，监测设备是指依据标准方法对水质进行检测时，方法中指定的主要分析仪器；辅助设备是指在水质分析全过程中必要的冷藏、加热、预处理、纯水机、气体发生器等设备，此外还包括采样车、采样用具、化学试剂与实验器皿等基本实验用具。此外，监测机构还应考虑将应急供水监测纳入能力建设之中。

对于具备全项检测能力的监测机构，配备的仪器设备除满足饮用水水质检测的要求外，还需满足水源水质的检测需求，以及水质检测新方法的研发能力。对于具备常规指标检测能力的监测机构，仪器设备也需兼顾饮用水和水源水的检测需求配备，主要依据国标检测方法的要求选择常用的检测设备。所有城镇的公共供水厂，检测能力应覆盖生活饮用水卫生标准要求的10项每日必检指标的检测能力，必要时应具备水厂超标频率较高的常规指标检测能力。

具备全项指标检测能力机构的主要仪器设备配置表

序号	仪器设备名称	数量（台/套）
1	显微镜（含荧光及微分干涉）	1
2	浊度仪	1~2
3	酸度计	1~2
4	紫外可见分光光度计	2~3
5	万分之一/十万分之一电子天平	1~2
6	余氯、二氧化氯、臭氧测定仪	1~2
7	流动注射分析仪	1~2
8	电感耦合等离子体质谱仪/原子吸收分光光度计、原子荧光分光光度计	1/2~3
9	离子色谱仪	1~2
10	低本底α、β放射性测定仪	1~2
11	气相色谱仪（含顶空装置/吹扫捕集装置）	2~4

序号	仪器设备名称		数量（台/套）
12	气相色谱质谱联用仪（含顶空装置/吹扫捕集装置）		1~3
13	高压液相色谱仪/液相色谱质谱联用仪		2~3
14	实验室辅助设备及配套系统	辅助设备（超声波清洗器、抽滤装置、液固萃取装置、两虫检测前处理装置、菌落计数器、离心机、高压灭菌器、恒温干燥箱、培养箱、水浴锅、电炉、干燥器、冰箱、采样箱等）	若干
		纯水系统	—
		实验用供气系统/气体钢瓶	—
		数据处理系统	—

备注：1. "/"为可选仪器设备；
2. 气相色谱仪至少配备1套顶空或吹扫捕集装置，配备的检测器主要包括ECD、FID、FPD；
3. 液相色谱仪配备的检测器包括UV、FLD。

（2）人员要求

监测机构的人员包括管理人员、检测人员、采样人员、辅助人员等不同岗位，根据不同监测机构职能、监测设备配备、监测采用方法等对人员的要求，确定人员配置方案。人员配置考虑的因素包括：满足日常和应急状态下的工作需要，知识结构合理，专业技能全面，人员年龄结构合理，避免出现人才断层，主要技术人员与辅助性岗位人员比例适当。

（3）设施环境要求

监测机构设计与布局应满足检测工作的需要，场地主要分为办公区域、实验区域和其他辅助区域，不同区域功能差别较大，应分别提出具体设计与布局的技术要求。

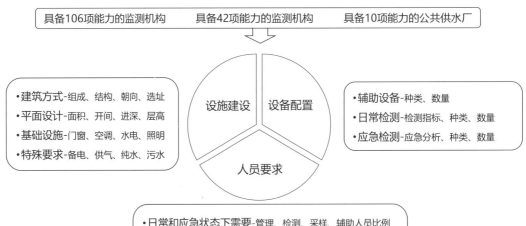

实验室能力建设技术要求

3.1.5　形成水质督察实施机制

针对水质督察工作缺乏政策指导和制度约束，督察实施缺乏规范化的组织模式，主管部门缺乏公众参与意识、公众参与缺少有效途径等问题，综合分析国内外饮用水水质管理体制，建立国家和地方的水质督察实施模式，提出水质督察公众参与评估方法，编制《城市供水水质督察工作程序》（建议稿）、《城市供水水质督察通报制度》（建议稿）。

1．水质督察实施模式

根据对已有的水质督察模式进行梳理，分析现行体制下水质督察模式的适用性，在国家层面确立"由主管部门组织，委托第三方技术支撑机构实施，采用有资质的监测机构进行水质监测"的模式；在地方层面确立"督察管理系统与监测系统分离，政府通过招标选择监测机构，对供水企业实施督察"等4种模式，建立适合于我国水质监督管理及与社会经济发展水平相适应的水质督察实施模式。

2．水质督察公众参与

为保障公众对水质的知情权和监督的参与权，借鉴国外公众参与方面的先进经验，根据我国国情建立适合于水质督察公众参与的形式与途径，提出适用于供水主管部门和供水企业的公众参与效果评估方法，供城市政府在制定法规时参考采纳。公众参与的方式包括采取建立公众参与网站、定期发布水质公报、设置热线电话、成立公众事务委员会、设立供水监督员、定期开展用户调查等方式，也可通过新闻媒体宣传、走进社区咨询活动、组织水厂参观、召开座谈会议等方式不定期开展公众参与活动。

3．水质督察制度建设

针对城市供水水质督察具体实施过程中缺少相关规定，现有法规可操作性不强的问题，制定了水质督察工作程序和通报制度。工作程序中纳入了督察工作的组织实施、行为规范、公众参与等内容，与水质信息通报制度及现行督察文件共同构成水质督察管理制度体系，进一步完善了制度体系建设，为各级水质督察工作的顺利实施提供制度保障。研

究制定了济南、郑州、东莞三个城市的水质督察管理办法，明确了城市供水监管部门、供水企业及相关单位保障供水水质安全的职责和义务，建立了社会监督的制度，界定水质监测的内容，并针对多元化城市供水格局及实施特许经营的实际情况确定了水质监测机构的职责。《济南市供排水水质督察管理办法》（济政公字〔2009〕234号）、《郑州市城市供水水质督察管理办法》（郑城管〔2011〕598号）、《东莞市水务局城市供水水质管理办法》（东水务〔2012〕2号）已作为地方规范性文件发布实施，成为当地供水主管部门水质督察工作的政策保障。

3.1.6　提出城镇供水绩效评估管理方法

1．管理目标及原则

管理目标：通过强化绩效管理，完善城镇供水绩效管理的考核办法及激励机制，培育供水企业改革和发展的内生动力，完善行业监管和社会监督制度，通过科学化的评估和制度化的管理，促进供水企业不断提高生产效率和改进服务质量，提高供水行业的整体水平，进而促进城镇供水行业健康发展。

管理原则：统一指导、分级管理；信息开放、数据共享；公平公正、程序规范；公众参与、社会监督；第三方独立评估与自我评估结合；奖励与惩罚结合。

2．过程管理

一个完整的绩效评估一般包括四个环节：设立绩效目标、绩效实施与跟踪、绩效评估与绩效反馈，同时这四个环节应成为一个闭合的循环体系。

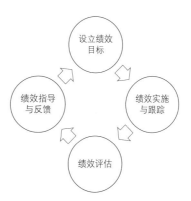

绩效评估程四环节示意图

（1）设立绩效目标

拟定开展城镇供水绩效评估工作后，就要制定详细和可操作的绩效评估工作计划，编写工作方案，包括评估机构选择和队伍建设、工作的进度要求、评估的内容和精度要求、评估的程序、评估的手段和方法、评估的质量控制等。

绩效目标应指向明确、具体细化、合理可行，尽量采用量化的标准、数值或比率表示。

绩效目标包括短期目标和长期目标。短期目标主要可包括预期提供服务的数量目标、质量目标、时效目标、经济目标以及服务对象满意度目标等，主要考核供水企业年度的经营绩效和服务水平。长期目标以政策、供水规划、固定资产投资等长期绩效为主，长期绩效目标可依据行业发展情况进行调整，长期可设定为5年。

（2）绩效实施与跟踪

企业根据设定的绩效目标，制定相应的实施措施，例如将指标进行分解，落实到具体的执行部门或个人。运营过程中，企业根据实时运营绩效情况和设定的绩效目标进行比较，找出差距、问题，调整实施措施。

主管部门在此过程中，可跟踪企业的经营情况，对发现的问题及时予以解决，指导和纠正出现的偏差，帮助企业实现绩效目标。

（3）绩效评估组织

评估组织管理：城镇供水绩效评估的具体工作，各级政府供水行政主管部门和供水企业可以委托行业协会或具有相应资格的第三方机构组织和评估。

城镇供水企业应每年进行一次自我绩效评估，

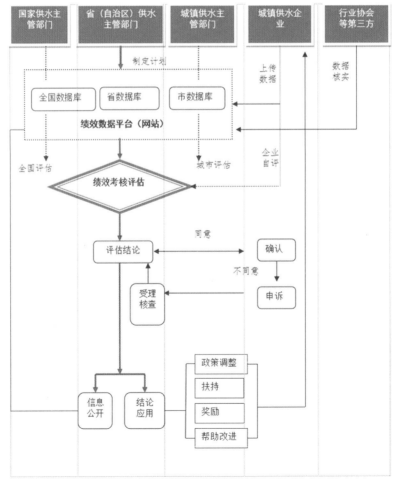

供水绩效评估程序示意图

也可以委托第三方机构进行评估。第三方评估的结果可以作为政府主管部门考核的参考依据。

城镇供水主管部门至少每两年对供水企业进行一次绩效考核，具体办法和方式可由当地政府根据实际情况确定。

城镇供水行政主管部门实施绩效考核管理时，可以采取以下措施：督促供水企业按时向绩效管理信息平台报送绩效数据；进入现场考察、询问或实施抽样评估；查阅相关报表、数据、原始记录等文件和资料；要求被评估的供水企业就有关问题做出说明；提出考核的书面意见并向供水企业进行通报。

绩效数据采集：采集真实有效的绩效数据是进行绩效评估的关键，数据采集的方式主要有：供水企业向绩效管理信息平台报送的绩效数据、进入现场考察或查阅获得的数据、实施现场检测获得的数据、第三方专项评审机构提供的评审报告、抽样调查获得的数据、统计分析获得的数据、行政管理部门提供的数据等。

数据上报时，城镇供水行政主管部门督促供水企业及时准确上报数据，并负责部分绩效数据的获取、核实及上报工作。城镇供水行政主管部门可以委托行业协会或第三方机构进行数据采集、整理、汇总或对城镇供水企业报送的数据进行抽查核实。若存在问题应当责成相关责任单位及时整改。

城镇供水企业应当在规定的时间内及时上报数据。规范数据采集和报送程序，实行专人负责，确保数据的及时性、准确性、真实性和完整性，避免出现漏报、瞒报、虚报和错报等现象。

城镇供水行政主管部门应当跟踪、监督供水企业数据上报情况，对存在的问题责成供水企业及时改进。对于企业上报的其他数据，主管部门也可根据需要进行核查。核查的方法包括：与历史数据进行比较、调研和抽查。

绩效信息管理：编制《城镇供水绩效指标手册》，确定统一的必选指标和可选指标体系。各地政府建设（供水）行政主管部门在全国统一的必选指标的基础上确定本行政辖区的必选指标和可选指标。

针对不同层级的供水行政主管部门，设置分层分级的数据库管理权限。其他层级供水行政主管部门开发的绩效信息平台，必须服从上级平台的数据库架构与数据格式，从技术上保证数据的兼容与共享。

城镇供水企业应当规范数据采集和报送程序，实行专人负责，确保数据的及时性、准确性、真实性和完整性，避免出现漏报、瞒报、虚报和错报等现象。城镇供水企业从事供水绩效数据收集与录入的人员，应当经专业培训合格后上岗。

（4）绩效指导与反馈

绩效管理的一个重要的目的是通过绩效比较，使供水企业了解自己的绩效水平，认识自己有待改进的方面。绩效评估结束后，主管部门应通过指导及时帮助供水企业找到问题及原因，提出具有针对性的建议，调整下年度的政策，在帮助供水企业提高绩效的同时，也有利于主管部门不断提升自身的管理水平和能力。

（5）公众参与

与公众的信息交流与沟通也是提升绩效管理的重要环节。因为社会公众只有充分地了解政府及其活动，才能做出客观的评定；政府只有充分地了解社会公众，才能提供他们所需要的服务。政府公共部门与社会公众之间进行的信息交流与沟通，主要包括：政府公共部门向社会公众传递的各类信息；社会公众向政府公共部门传递与反馈的信息，如对服务种类和服务质量的要求，对服务的满意程度，对公共服务与资源的选择等。

公众的知情权：公众有权获取城镇供水行政主管部门向社会公布的绩效管理报告。

获取信息的渠道：城镇供水行政主管部门应当为公众获取绩效报告提供便利，包括在办公场所提供免费小册子、在互联网站提供免费下载等。供水企业应免费提供本企业绩效信息手册，包括在营业场所提供小册子、在互联网站提供下载等。

公众参与方式：公众对绩效评估结果有意见、建议或异议的，有权向城镇供水企业反映，也可以直接向所在城市政府供水行政主管部门反映。

城镇供水主管部门和城镇供水企业应积极对待公众的意见和建议，对公众反映集中和强烈的问题应及时调查并整改。

3．结果管理

（1）绩效评估结果发布

各级城镇供水行政主管部门发布城镇供水绩效管理年度报告，并应在每年六月底之前完成。不定期和专项城市供水绩效评估结果的公布时间由决定进行该项评估的城市供水主管部门确定。

城镇供水绩效管理报告应向相关政府部门、供水企业和社会公众公布，公布的内容和范围由城镇供水行政主管部门根据分级管理原则决定。

（2）绩效评估结果应用

供水企业的应用：考核企业和个人业绩的依据、发现问题并进行整改。

供水行政主管部门的应用：城市政府供水行政主管部门依据评估结果对供水企业实施奖励或惩罚，并调整本市供水政策、发展规划和投资计划等。

（3）对绩效评估结果的申诉和复核

做出评估初步结果后，城镇供水绩效管理报告应向相关政府部门、供水企业和社会公众公布，设定一定的公示期，公布的内容和范围由城镇供水行政主管部门根据分级管理原则决定。在此期间内，被评估企业对供水绩效管理报告有异议的，可向实施评估管理的城镇供水行政主管部门申诉。

受理申诉的城镇供水行政主管部门可通过重新审核数据、召开听证会、邀请专家论证等方式对申诉的问题进行复核并做出决定，做出复核决定后，被评估企业不得就同一问题再次申诉。

（4）激励与处罚

城市供水行政主管部门有权对在绩效考核中达到绩效目标的城市供水企业进行奖励，对未达到目标的予以处罚，并帮助其改进。

3.2 提升城市供水监管信息化水平

3.2.1 构建了城市供水水质多信源三级监控网络框架

1．三级城市供水水质监控网络构建技术

建立国家、省、市三级用户体系拓扑网络，形成全国水司、水厂的编码规则并实现标准化，支持各级政府按权限实施监管；建立了城市供水管理信息系统管理指标体系、城市供水水质指标编码等关键编码，为各类接口的开发提供支撑；建立多信源城市供水水质监控网络框架，提出了网络发展模式：先建立全国城市供水水质监控平台（中心），实现对全国城市包括县城的供水水质监控，为各级政府提供按权限的数据查询，随着各省、市预警系统的建设，逐步建设具有软硬件设施的省、市实体监控中心，发展三级监控网络。

三级城市供水水质监控网络平台建立了三级水质监控中心数据库系统，包括城市供水管理信息系统数据库、城市供水水质监测站点空间信息采集系统数据库、城市供水水质在线/便携监测设备信息共享平台数据库；建立了国家城市供水水质在线监测数据通讯管理平台数据库和城市供水水质在线监测信息管理平台数据库。

完成了组网模式研究，省市级监控中心可以根据不同网络条件，在本级系统采用政务外网组网与建立专线相结合，也可以借助公网；与上级系统的链接可以采用VPN组网，也可以是数据加密后利用公网组网。

2．在线监测信息采集与传输技术

提出了城市供水水质在线监测点位置选择、不同水源类型水质在线监测点建设的基本项目和增加项目的选择、城市供水水质在线监测设备选型、数采仪技术性能要求等；制定了城市供水水质在线监测站点编码规则、在线监测设备编码规则、数采仪编码规则等，形成城市供水水质在线监测设备数采仪通讯协议，支持对具有反控功能的水质在线监测设备实施远程加密监测控制，并给水质在线监测站

点、设备、数采仪赋予了"身份证",做到了全生命周期的监管。

3．实验室检测数据采集与传输技术

水质在线实时数据与离线非实时数据相结合，设计实验室检测数据可定制自动导出与导入系统不局限于LIMS系统的数据导入，增加了模板导入方式，以最大限度地提高城市供水水质实验室检测数据采集效率，减少出错率，减少人工重复输入工作量。项目定义了LIMS数据传输接口，解决了LIMS系统实验室检测数据与国家级数据中心的数据流接口程序的开发难点。实现了典型的LIMS系统实验室检测数据在监测站端选择样品检测报告的直接上报国家站数据中心。

4．应急（移动）检测数据采集与传输技术

开发了应急检测数据采集与传输系统，由供水企业（水司）负责上报，上报内容包括基础信息和实时的动态水质检测总监测数据，支持检测项目为生活饮用水卫生标准和地表水环境质量标准之外的其他污染物指标的数据上报，允许采用其他标准进行超标评价。

5．示范应用

构建了国家、省、市三级供水水质监控网络框架，实现重点城市全覆盖，可接收山东省、杭州市、东莞市三个示范地的非实时（上报）数据和供水水质在线监测实时数据，可接收江苏省省级自建（异构）系统的上报数据。探索确立了VPN组网传输、加密公网传输、单点多发、数据库段加密等传输方式。研发的全国城市供水管理信息系统的数据采集模块和数据上报状况查询模块与关联研究成果共同集成为山东省城市供水水质监测预警系统技术平台、杭州市城市供水水质监测预警系统技术平台、东莞市城市供水水质监测预警系统技术平台。

"十二五"期间，江苏省为适应从源头到龙头的供水系统监管需求，在"城市供水水质监测预警系统技术平台"的指导下，建成了基于互联网、物联网和移动网的省级城乡统筹供水监管平台，形成可复制的省市（县）两级城镇供水安全监管业务平台技术体系，提高了城乡供水安全监管水平。

3.2.2　构建了城市供水全过程监管平台

1．编制了供水全流程监管平台构架总体设计方案

在对现有国内外供水监管平台进行广泛调查研究的基础上，按照"规范性依据-实际业务需求-信息化功能模块-平台业务板块"的思路，分析各项城市供水监管业务工作的业务流、数据流及逻辑特点，开展了基于政府、企业和公众的供水安全监管的业务化需求研究，深入分析国家、省、市供水监管业务需求及差异性，确定不同层级的业务逻辑关系、信息颗粒度、信息逐级上溯关系。在此基础上，按照功能完善、结构稳定、信息共享、运行高效、总体安全的要求，研究供水全流程监管平台的顶层设计，编制《城市供水全过程监管平台总体设计方案》，提出城市供水监管信息发展的总体技术路径和目标，构建城市供水监管信息"一张网"，绘制供水业务功能"一张图"，形成城市供水安全监管"一朵云"，建立监管平台长效运行"一机制"。

2．集成了供水全流程监管平台构建成套技术

以安全保障、规范统一和高效集成为重点，针对供水监管平台在数据库建设、功能架构、数据应用、监测预警等方面的技术短板，开展供水全过程监管业务化平台构建标准化技术、城市供水数据质量保证技术、基于物联网和大数据应用的水源突发污染预警技术、基于政府监管的城市供水系统效能评估技术研究。同时，按照提升整合、对接整合、共享整合等方式，建立了供水全流程监管平台与其他平台的接口规范，提高与既有平台及其他相关平台之间数据共享能力。

3．构建了城市供水全过程监管平台

以各层级供水监管需求分析为基础，以供水全流程监管平台总体设计方案为指引，以供水全流程

监管平台关键技术为支撑，将物联网、云计算、大数据、"互联网+"等信息化技术发展最新成果融入到平台开发过程中，研发了城市供水全过程监管平台。城市供水全过程监管平台采用多层级设置，兼顾不同层级供水监管需求以及供水企业、水厂的基本业务信息管理需求，包括基础信息、日常监管、实时监控、监测预警、应急管理、专项业务、决策支持和资源信息等8大类业务模块。平台总体框架基于供水全过程监管的体系性、普适性特点并兼顾系统的可扩展性和用户定制的灵活性需求，功能设计基于各级城市供水主管部门的监管职能，以保障供水安全为核心，以实现"从水源到水龙头全过程监管饮用水安全"为导向，从技术层面辅助主管部门实施供水监管，实现从水源到龙头的全覆盖实时动态监控并辅助支撑供水安全状况的科学研判。

4. 实施了平台分级部署及业务化运行

城市供水全过程监管平台按照采用"1+N"（1朵国家云+N朵省级云）方式部署，各省供水主管部门组建符合自己特点的供水监管云平台，各市在省级云平台上实现业务功能，无须另外建设实体平台。

平台在国家层面及山东、河北、江苏、内蒙古等4省及21个城市、36个国家网监测站、8家供水应急救援基地、13家供水企业实现业务化运行，大幅提升了城市供水安全保障的全过程监管能力。平台部署后，课题组协助河北省住房和城乡建设厅编制并印发《关于规范和加强河北省城市供水全过程监管平台建设运行管理的指导意见（暂行）》（冀建城建函〔2020〕115号），协助江苏省住房和城乡建设厅编制并印发《江苏省城镇水务监管平台运行维护管理办法（试行）》（苏建函城〔2021〕499号），协助山东省住房和城乡建设厅编制印发《山东省住建厅关于调整完善山东省城市供水监测网的通知》等文件，建立健全了各地平台运行维护的长效机制。协助河北、山东、江苏省住房城乡建设厅在各市开展20余场次培训，来自城市供水主管部门、供水企业、水厂的1000余人次接受培训，显著提高了平台的使用效率，促进从平台从试用、到能用、到好用的转变，实现了社会效益和经济效益的双丰收。

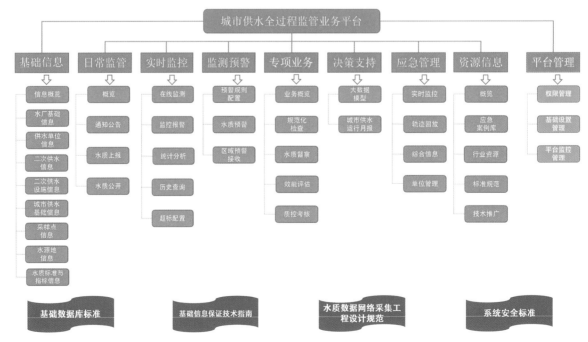

平台业务模块示意图

3.2.3　构建了平台建设及运行管理的标准体系

针对供水监管平台建设标准化程度低导致的平台建设及运维成本增加、信息共享与整合难度大等问题，研究建立了涵盖数据分类与编码、数据库设计、整体架构、平台开发、大数据应用、运行维护等全环节、全要素的相关标准规范，促进城市供水监管平台的可复制、可拓展、可推广，对我国各地正在开展的城市供水信息化建设起到重要的指导和规范作用。

1．数据分类与编码标准体系

针对基础信息分类与编码，总结归纳面向政府、企业、公众的供水基础信息，制定城镇供水基础信息、城镇供水单位基础信息、城镇供水水厂基础信息、城镇供水设施在建和规划拟建项目基础信息、城镇供水单位月供水水量/水压/水质动态信息、城镇供水水厂水质和生产日/月动态信息、城镇供水设施在建项目季报信息、城镇供水突发水质时间快报信息等的分类与编码方法、分类与代码、方法及编码规则，编制并发布了行业标准《城镇供水管理信息系统　基础信息分类与编码规则》（CJ/T 541-2019）。

针对供水水质指标编码，对生活饮用水卫生标准及相关水源水质标准的全部水质指标的分类原则与方法、编码原则与方法、指标分类与代码等进行统一规定，并使其具有可扩展性，编制并发布了行业标准《城镇供水管理信息系统　供水水质指标分类与编码》（CJ/T 474-2015）。

针对数据交换格式与传输要求，结合供水业务开展情况，制定数据交换内容与模式、数据交换格式、历史数据恢复、数据安全与加密，指导国家级、省级和市级的城市（城镇）供水水质信息管理系统数据交换功能建设和应用，编制了行业标准《城镇供水管理信息系统　数据交换格式与传输要求》（报批稿）。

2．数据采集与传输标准体系

针对基础数据库建设，通过研究基于统一时空框架下的多源、异构城市供水信息的加载、组织管理和集成分析、同构系统建设技术，以及海量监管大数据挖掘、共享交换、对象存储和检索技术，编制了《城镇供水系统基础信息数据库建设规范》（T/YH 7003-2020），解决了供水系统基础信息异源异构、同一对象名称不规范、统计口径不一致等问题。

针对数据采集与传输方式，开展数据采集设备、传输网络及辅助设备等软硬件设备设施运行保障技术研究，编制了《城镇供水水质数据采集网络工程设计要求》（T/YH 7005-2020），确保数据采集网络安全、稳定、可靠运行。

针对数据质量，开展了基础信息类型与分类编码要求、数据采集、数据清洗、转换和装载、数据存储与备份、数据分析与展示、质量保障与安全等方面的研究，编制了《城市供水信息系统基础信息加工处理技术指南》（T/CECS 20002-2020），有助于解决因信息分散、信息编码不统一和数据异构等原因导致的系统间数据整合、数据孤岛消除等难题。

针对平台间的数据对接，开展了平台数据交换内容、数据类型、传输频率、交换技术方式、安全保障等研究，编制《城市供水管理信息系统数据交换标准》（编制中），提出供水行业信息整合机制和平台整合的通用技术要求。

3．平台建设与运维标准体系

针对平台信息安全，开展了基于等级保护的城镇供水信息系统分级方法研究，根据"社会影响、系统损失、依赖程度"等因素确定系统的保护等级，编制了《城镇供水信息系统安全规范》（T/YH 7004-2020），解决了城镇供水信息系统在落实信息安全等级保护工作中的瓶颈问题。

针对平台与运行维护要求，开展了平台总体设计、用户体系设计、应用系统功能设计、数据库设计与维护、系统安全设计、平台系统集成、验收及运行维护设计研究，编制了《城市供水系统监管平台结构设计及运行维护技术指南》（T/CECS 20003-2020），有助于指导各地建设高效、综合、安全的监管平台。

4．信息挖掘与利用标准体系

针对供水全过程预警，研究形成了适于城市供水系统水质特点的83个水质指标的监测评估和预警方法库，编制了《城镇给水水质监测预警技术指南》（T/CECS 20010-2021），规范了供水全过程水质预警技术。

针对供水大数据应用，研究了大数据来源、收集要求、平台架构、分析方法和大数据在水源水厂、管网运行、用户服务等方面的应用方法，并提供了应用于不同场景的大数据分析预测模型，编制了《城市供水监管中大数据应用技术指南》（T/CECS 20004-2020），有助于提升城市供水监管信息的价值挖掘效率。

针对供水系统效能评估要求，提出了城市供水系统效能评估技术方法，编制了《城市供水系统效能评估技术指南》（T/CECS 20001-2020），有助于保证城市供水系统效能评估工作的规范性和科学性。

3.3 开发了水源污染应急供水保障技术

3.3.1 创新了水源风险防控监测和监管实施机制

污染物分类监管方法。指标分类水中污染物的种类较多，其对人体的危害也各不相同。其中对人体健康影响较大的物质主要有有机物，包括重金属离子和某些无机化合物的无机成分及致病微生物。几乎所有国家的饮用水和相关水质标准中都根据各自的不同情况对上述各类物质做出了规定。

据统计，在《生活饮用水卫生标准》（GB 5749-2006）中，对人体健康能够产生危害或潜在威胁的指标约占80%，影响水质感官性状及其他的一般理化指标（不直接影响人体健康）的约占20%，另外还有少量为水质净化和保护输配水管道所需的控制指标。

1．健康影响——饮用水中污染物短期（10d）暴露健康效应

根据不同暴露时长的未观察到有害作用水平（NOAEL）、最低观察到有害作用水平（LOAEL）、参考剂量（RfD）、基准剂量（BMD）等，确定对应的1d、10d、30d（亚急性）、90d（亚慢性）、长期暴露的健康参考值、饮水等效水平（DWEL）、癌症预期风险概率等指标，建立饮用水健康影响的评价指标体系，见下表。

长短期暴露健康参考值研究的指标分类

指标统计	毒理指标	感官性状毒理学意义	合计
急性	14	0	14
慢性	37	2	39
缺乏数据	23	4	27
合计	74	6	80

饮用水污染物的短期暴露健康效应评价指标体系中最重要的指标是10d暴露健康参考值。利用短期暴露健康效应指标，可以评估饮用水突发污染事件中污染物短期暴露对人体的健康风险，对日常管理及应急处置工作有重要的技术指导作用。

该评价参数指标体系是根据我国饮用水日常管理与应急处置工作的需要，按照风险管理的要求提出的。目前世界上除美国外，其他国家和世界卫生组织中尚无此类短期健康影响指标。同时，美国也没有30d和90d的指标。

按照10d暴露健康参考值与GB 5749标准限值的比值，将GB 5749中的水质指标，按照比值≤5、5＜比值≤20、20＜比值≤50和比值＞50进行分类。

2．存在水平

综合分析多年来我国城镇供水约1000个供水污染事故案例以及各地对城镇供水污染风险源的调查，可以得知：我国城镇供水风险污染物的存在水平及其污染源具有地域性的特点。原因如下：

（1）由于各地自然环境不同，某些指标的天然背景值差异较大，且产生突发污染的条件各异，如藻类暴发、咸潮入侵等，对供水水源造成的影响也不同。

（2）由于自然资源和工业布局导致的产业集中度较高，如采矿业、工业园区、航运业等，导致风险源和风险污染物在各地差异较大，但具有一定的地域性。

（3）各地对风险源防控的管理水平不同，即使是相似的风险源和存在水平，在不同地区也会产生不同的影响。

综上，在对风险污染物进行筛选评估时，要基于各地的特点，重点关注在以往曾多次发生的、后续发生概率较高的污染风险。

3. 去除能力

我国水厂现有的净水处理工艺因水源类型和水质而不同。其中，以地表水为水源的水厂大部分采用常规工艺，少部分采用深度处理工艺；以地下水为水源的水厂基本采用除铁锰或简易的处理工艺。

从常规处理工艺的去除能力看：由于其对水中的颗粒物、微生物、大分子有机物（分子量3000以上）去除效果较强，但对原水中小分子有机物的去除效果较差，因此常规处理工艺对有机物（以耗氧量COD表示）的去除率约为30%，因此当水源为Ⅲ类水体时（耗氧量≤6mg/L），出厂水难以达标；对水中氨氮的去除率为10%～20%；对水中的色、

臭和味的去除有一定效果。

从深度处理工艺的去除能力看：对有机物的去除率约为50%；对水中氨氮的去除率为80%～90%；对水中的色、臭和味有明显的去除效果。从总体上看，深度工艺的去除能力明显优于常规工艺。

而简易净水工艺只是简单的对原水进行消毒，对水中的有机物、氨氮、色、臭和味等基本没有去除效果，因此导致出厂水水质不达标问题突出。

研究初期，我国城镇供水厂普遍不具备应对突发水源污染的去除能力，深度处理净水工艺也仅能应对常态下部分超标的污染物，一般水厂处理设施在设计中对水源突发性污染造成的超标污染物一般未留有重组的处理能力余量。在"十一五"期间，针对可能影响供水安全的常见污染物，通过研究实践已经初步建立了城市供水系统应急技术体系，主要包括五类应急净水技术。

城市供水原水水质监管实施规范。为及时发现水源可能遭受的污染，并尽快确定风险污染物，需根据风险识别得到的风险清单及相应污染物风险评估结果，按照其长期/短期健康风险及水处理工艺的可去除性开展监测。

增加监测指标时，可考虑以下因素：

● 地表水、地下水、供水、饮用水国家和行

应对常见突发污染的应急净水技术

序号	处理技术	原理	对象
1	应急吸附	通过采用具有巨大比表面积的粉末活性炭、颗粒活性炭等吸附剂，将水中的污染物转移到吸附剂表面从水中去除	大部分有机污染物
2	化学沉淀	通过投加药剂，调整pH值等，在适合的条件下使污染物形成化学沉淀，并借助混凝剂形成的矾花加速沉淀	大部分金属和部分非金属等无机污染物
3	化学氧化	通过投加氯、高锰酸盐、臭氧等氧化剂，将水中的还原性污染物氧化去除	硫化物、氰化物和部分有机物
4	强化消毒	通过增加前置预消毒延长消毒接触时间，加大主消毒的消毒剂量，强化对颗粒物、有机物、氨氮的处理效果，提高出厂水和管网水中剩余消毒剂	微生物和传染病
5	综合应急处理	针对不同的藻类代谢产物和腐败产物采取相应应急处理技术	藻类

业标准内的水质指标；

- 水源水质风险较高、特别是存在短期较强健康风险的水质指标；
- 能够反映水体综合状况和水质风险的代表性指标；
- 能够表征特定风险的水质指标；
- 监测条件具备可行性或可操作性的指标；
- 关注水厂消毒剂消耗量异常升高、管网中锰等指标异常增高等对水源水质变化的提示；

水质监测指标的确定原则为：

标准优先。根据风险污染物评估清单，确定需纳入水源水质监测管理的水质指标。地表水、地下水、城镇供水、饮用水等国家和行业标准内的风险污染物指标应优先纳入，标准外的指标根据存在风险和监测能力酌情纳入。

动态调整。监测指标应根据不同风险污染物各自的发生条件和规律及时调整，对于风险高发时期应特别予以关注，并适当增加监测指标。

重视综合性指标。为及时发现问题，优先选择能够充分表征其水质风险特点或具有关联的综合性指标开展监测，一旦发现异常波动应立即对可能存在的相关指标开展监测，进一步确定特征污染物。

监测频率的设定以及时发现潜在的水质问题、满足水质风险控制要求为目的，在满足CJ/T 206《城市供水水质标准》标准规定的不同指标监测频率的基础上，基于突发性污染对水源的影响，结合水质数据综合分析、预测预报、水质动态监管需求，适当提升监测频率。

为及时发现水质波动，应重视长期监测数据，并根据不同风险源各自的发生条件和规律及时调整监测频率，对于高发时期应特别予以关注，应提高监测频率。

基于水源突发污染风险的健康影响、存在水平及处理工艺等因素，按照短期暴露健康风险对各项指标进行监测频率的优化。

监测方法包括实验室检测、现场检测和在线监测。

基于水源突发污染风险的水质监测频率（建议）

指标及分类			CJ/T 206-2005规定检测频率	基于水源风险的监测频率（建议）	对比
GB 5749中常规指标	毒理指标	汞、亚氯酸盐	不少于每月1次（水源水或出厂水）	不低于每日1次	↑
		镉、铬（六价）、硝酸盐、甲醛		不低于每周1次	↑
		三氯甲烷、四氯化碳		半年/一年	↓
		砷、铅、硒、氟化物、溴酸盐、氯酸盐		未确定	/
	感官性状	色度、浑浊度、臭和味、肉眼可见物	每日不少于1次	不低于每日1次	—
	一般化学指标	pH	不少于每月1次（水源水或出厂水）	不低于每日1次	↑
		铝、铜、锌		不低于每周1次	↑
		铁、锰、氯化物、溶解性总固体、总硬度、挥发酚类、阴离子合成洗涤剂		不低于每月1次	—
		硫酸盐		半年/一年	↓
		耗氧量	每日不少于1次	不低于每日1次	—

指标及分类			CJ/T 206-2005规定检测频率	基于水源风险的监测频率（建议）	对比
GB 5749中的非常规指标	毒理指标	锑、钡、钼、银、氯化氰、2,4,6-三氯酚、马拉硫磷、灭草松、毒死蜱、三氯苯（总量）、甲苯	以地表水为水源：每半年检测1次；以地下水为水源：每一年检测1次（出厂水）	不低于每日1次	↑
		硼、一氯二溴甲烷、1,1,1-三氯乙烷、甲基对硫磷、百菌清、2,4-滴、乙苯、1,2-二氯苯、苯、氯苯		不低于每周1次	↑
		1,2-二氯乙烷、三氯乙酸、三氯乙醛、七氯、五氯酚、草甘膦、1,1-二氯乙烯、1,4-二氯苯		不低于每月1次	↑
		铍、镍、铊、二氯乙酸、二氯甲烷、六氯苯、林丹、二甲苯（总量）、1,2-二氯乙烯、六氯丁二烯、丙烯酰胺、环氧氯丙烷、苯乙烯、氯乙烯		半年/一年	—
		二氯一溴甲烷、三卤甲烷、三氯乙醛、三溴甲烷、六六六（总量）、乐果、对硫磷、呋喃丹、敌敌畏、莠去津、溴氰菊酯、滴滴涕、三氯乙烯、四氯乙烯、邻苯二甲酸二（2-乙基己基）酯、苯并（α）芘、微囊藻毒素-LR		不确定	/
	一般化学指标	氨氮	每日不少于1次	不低于每日1次	—
		硫化物	不少于每月1次	不低于每周1次	↑
		钠	半年/一年	半年/一年	—
标准要求水源水检测指标	/	化学需氧量（COD）、五日生化需氧量（BOD₅）、总磷、总氮、石油类	不少于每月1次	不少于每月1次	—

　　为了应对重大自然灾害及突发性水源污染事故等问题，城市供水行业实验室也配置了部分应急监测设备用于开展现场检测，主要包括以下几类：（1）仅可监测单项指标的便携式仪器，监测指标包括pH、浑浊度、余氯（总氯）、溶解氧、二氧化氯（ClO_2）、臭氧、电导率、氨氮、甲醛、总锰、COD等；（2）快速测试盒，能够检测砷、氰化物等；（3）可同时监测多个指标的仪器，包括数字滴

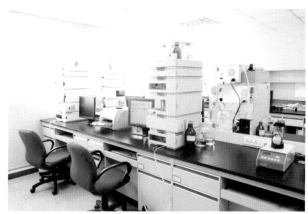
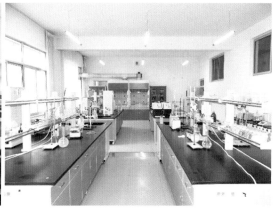

常见水质实验室环境实例

定器、便携式重金属测定仪、便携式分光光度计、多参数水质分析仪、便携式农药残毒快速测定仪、车载气相色谱质谱联用仪、便携式微生物系列分析仪和叶绿素蓝绿藻水质监测仪等，能够检测农药、综合毒性、金属离子、微生物指标（包括细菌总数、总大肠菌群等）等指标；（4）综合性指标测定仪器，包括便携式综合毒性测定仪等。

从21世纪初开始，城镇供水行业逐步建设了少量的移动检测车。随着检测技术的发展，质谱、多参数检测仪等仪器设备的小型化、便携化及移动实验室装配技术的升级，目前的移动实验室已经具备一定的常规水质检测能力、生物毒性检测能力和未知污染物筛查能力，可以利用质谱等设备在现场开展广谱检测能力，特别是针对有机污染物及金属污染物进行筛查；同时可扩展在线监测的能力，实现质谱仪器自动在线监测。因此利用移动实验室开展现场检测已经成为重要的风险监测手段。

城市供水在线监测设备分为两种：（1）为常规类设备，一般安装在水源地、进厂泵房、沉淀池后、滤池后、出厂及管网等供水全流程各环节，监测点的选择覆盖了原水、主要净水工艺出水、出厂水和管网水；（2）为预警类设备，多安装在水源（包括水源地取水口或进厂取水泵房等节点）和水厂出水管等区域。

研究初期，我国水质在线监测设备配置及使用情况具有以下特点：（1）在线监测设备配置率从高到低的顺序为浑浊度、余氯、pH、电导率、氨氮、溶解氧、温度、高锰酸盐指数、氯化物、

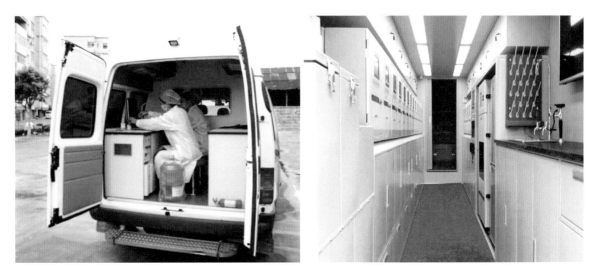

常见水质分析移动实验室内外部环境

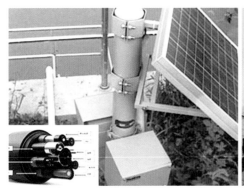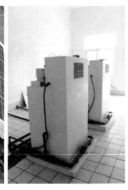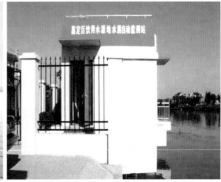

常见水源水质在线监测内设施实例

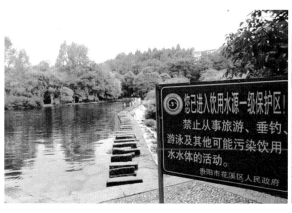
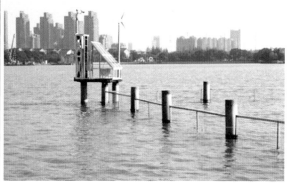

水源监测点位置示意图

UV、和叶绿素a等在线分析仪；同时还有部分城市安装了颗粒物在线分析仪、发光细菌法在线综合生物毒性监测仪、鱼类行为法水质在线生物毒性监测仪、藻类毒性仪以及石油类物质测定仪等。（2）水质在线监测设备已经覆盖到供水水源、水厂与管网输配全流程。水源在线监测指标包括pH、浑浊度、水温、溶解氧、电导率、氨氮等，湖库型水源还增加了叶绿素a或藻类等指标；水厂在线监测指标包括pH、浑浊度、电导率和余氯和颗粒物计数等；管网在线监测指标包括pH、浑浊度、余氯、电导率、水温等指标。

- 对于以地表水为水源的水厂，可布设在水源取水口，必要时可在取水口上游增加采样点；
- 对于以地下水为水源的水厂，可布设在配水井井群之间，必要时可在井群周边增加采样点。

巡查作为一种重要的水源风险监管手段，已经在各地广泛应用，如太湖周边地区的水源地受季节性蓝藻暴发的影响十分严重，因此有关部门定期严密监测监控太湖水源地及入湖河道的水质状况，采取的方式包括湖体藻类巡测、藻类视频观测、沿岸带观测、遥感监测等。

与采集监测相比，巡查具有速度快、范围广、成本低等优点，而且可通过视频监控、遥感监控等技术极大地提高监控效率。常规实验室监测方式从采样到

出具报告需要数小时甚至数天，难以在短时间内反映突发性污染导致的水质变化，而通过人工巡查、视像分析等可在很短时间内发现水体性状的改变，为及时采取应对措施、启动应急预案争取了时间。

应对突发性污染风险的水源巡查频率

序号	巡查地点	巡查频率
1	水源地	每天1~2次
2	水源地一级保护区	每天1次
3	水源地二级保护区	每2天1次
4	周围500m纵深范围内有可能对取水口或取水井产生污染的河道及污染源	每2天1次
5	水源准保护区	每周2次
6	周边突发污染风险评价结果为中度及以上的、对城镇供水水源水质影响较大的地区	每周2次
7	应急水源一级保护区	每周2次

注：发现异常情况时，应该进行连续跟踪巡查，巡查频率提高到每4小时1次或更高。

对于地表水源，巡查主要内容包括饮用水水源保护区的物理隔离工程（护栏、围网等）和生物隔离工程（如防护林）及保护区边界设立明确的地理界标和警示标志等隔离防护设施的完好性；人类活动对水源保护区水量、水质是否造成影响；点源、

面源、移动源等的分流、截污等措施是否完好；水源水质是否出现异常颜色、臭和味、水生生物死亡、异常漂浮物等。

地下水饮用水水源地的保护，巡查主要内容包括饮用水水源保护区的物理隔离工程（围墙、栅栏、植被等围护工程）的完好性；水源地周边的各类污染源，包括垃圾堆放场、加油站、违规建筑等以及人类活动对水量、水质是否造成影响等。巡查方式见下表。

应对突发性污染风险的水源巡查方式

序号	取水方式/位置	巡查方式
1	湖库岸边取水	巡视船和人工巡视相结合
2	湖库心	巡视船
3	河边取水	人工巡视
4	河心取水	巡视船
5	地下水源	巡视车和人工巡视相结合
6	各类水源取水口	安装视频探头

建立了基于污染物存在水平、健康影响与去除能力的水源突发污染风险识别与监测管理方法。《生活饮用水卫生标准》（GB 5749）、《地表水环境质量标准》（GB 3838）、《城市供水水质标准》（CJ/T 206）中都规定了各地应根据本地区特点自行确定水质监测指标和频率。但是由于缺乏实施方法，目前城镇供水水质监测机构开展应急和日常监测时多以常规指标和非常规指标进行界定，对各类理化指标本身对饮水安全的影响程度考虑较少，难以准确评估原水存在的风险，原水水质监测的针对性不强。据此，《实施办法》建立了基于健康影响、存在水平与去除效果的水源突发污染风险识别与评估方法。根据毒理学指标、一般化学指标、感官性状指标的各自特点，将饮用水短期暴露健康参考值（十日值）、近3年内发生突发风险事件次数、

对应水厂净水工艺去除能力的三方面协同效应作为污染指标风险等级的评价依据，为城镇供水单位提供了水源日常水质监测和管理的技术依据。

创新了水源风险防控监测机制。本研究首次将饮用水短期暴露健康影响因素纳入水源风险评估，建立了污染物的识别、评估、监测、退出机制，将"常规指标与非常规指标"简单划分监测方式提升为"一物一策、评估风险后实施监管"的风险防控监测方式，编制了《城镇供水水源水质突发污染风险识别与监测管理实施办法》（以下简称《实施办法》），为城镇供水单位提供了对水源风险监测管理的技术依据，已提交行业主管部门。

创新了水源风险监管实施机制。将以往"企业自检为主"提升为"信息共享和水质监测"相结合的方式，并根据供水突发事件影响时间和饮用水短期暴露健康参考值（十日值），增加"周检"频率，以及时发现风险。对于信息共享，指明了信息来源与分工。对于水质监测管理，基于现有的实验室、在线、现场等监测方法与自动监控、人工巡查的管理方法，分别对不同类别水质指标的监测频率和方式进行了优化。在现行标准规定的每日、每月、半年与每年等频率的基础上，对于短期暴露健康风险（十日值）较高的风险指标，增加了"每周不少于1次"的监测频率，提升了水质监测指标与频率的针对性。

结合南京、兰州、株洲和镇江4个试点城市的实际情况，按照《实施办法》要求，确定水源风险的监管方式和检测频率，指导试点城市开展原水水质风险识别与监管，并基于原水水质风险识别与监管的要求确定不同级别的试点城市所需技术条件，满足区域内监测能力覆盖、监测资源和信息共享要求。通过试点，依照《实施办法》对各地开展的风险评估能够充分表征不同城市水源风险特点，试点城市水源风险监管方案确定的监测指标、监测方式、监测频率、信息共享机制等符合实际，满足供水单位需要，为试点城市制订的监管方案已通过评审并被各地供水主管部门采纳。

3.3.2 形成了城镇供水水质检测移动实验室的建设和应用技术指引

编制完成《城镇供水水质检测移动实验室》（中国工程建设标准化协会团体标准，报批稿）。在移动检测技术快速发展的基础上，参考《城镇供水与污水处理化验室技术规范》（CJJ/T 182-2014）中固定实验室检测能力分级，城镇供水水质检测移动实验室的检测能力根据检测目的可分为Ⅰ级、Ⅱ级、Ⅲ级。

（1）城镇供水水质检测移动实验室建设和运维要求

在"十一五""十二五"水专项"水质监测材料设备研发与国产化"（2009 ZX07420-008）、"城市饮用水水质督察技术体系构建与应用示范课题"（2008 ZX07420-007）、"饮用水水质检测监测设备产业化"（2012 ZX07413-001）等课题对城镇供水

水质检测新技术、新设备、新方法的成果基础上，结合"十三五"水专项"城镇供水系统关键材料设备评估验证及标准化"课题中对于车载检测设备和方法研究成果的最新进展，并充分借鉴了地表水、地下水、大气等相关领域近年来移动检测技术的发展与应用经验，基于城镇供水行业利用移动实验室开展供水应急救援、水质督察及日常监测的3类主要应用场景，面对开展重大活动保障等的全指标分析、日常检测的日检指标分析、应急监测时对污染物的排查与应急检测等具体需求，将城镇供水水质检测移动实验室分为不同等级；并提出了满足城镇供水行业需求的移动实验室的规范性要求，包括检测能力、载具参数、载具选型、实验舱布局、设备配置、各支持子系统的技术要求等。

为使各级建设行政主管部门对城镇供水水质的监测、监管、监督更具科学性、准确性和权威性，

城镇供水水质检测移动实验室的分级及检测能力对应表

实验室等级	检测对象		检测能力
Ⅰ级	原水	地表水	《地表水环境质量标准》GB 3838全部指标
		地下水	《地下水质量标准》GB/T 14848全部指标（不含放射性指标、菌落总数）
	出厂水、管网水		《生活饮用水卫生标准》GB 5749全部指标（不含放射性指标、菌落总数）
	二次供水		《二次供水设施卫生规范》GB 17051全部指标（不含细菌总数和紫外线强度）
	城镇供水突发污染事故		具备特征污染物的定性分析和未知污染物的筛查能力；具备综合毒性检测能力
Ⅱ级	原水	地表水	《地表水环境质量标准》GB 3838基本项目及补充项目
		地下水	《地下水质量标准》GB/T 14848常规指标（除放射性指标）（不含放射性指标、菌落总数）
	出厂水、管网水		《生活饮用水卫生标准》GB 5749常规指标及消毒剂常规指标（不含放射性指标、菌落总数）
	二次供水		《二次供水设施卫生规范》GB 17051全部指标（不含细菌总数和紫外线强度）
	城镇供水突发污染事故		具备特征污染物的定性分析和未知污染物的筛查能力；具备综合毒性检测能力
Ⅲ级	原水		浑浊度、色度、臭和味、肉眼可见物、高锰酸盐指数、氨氮、pH
	出厂水、管网水		浑浊度、色度、臭和味、肉眼可见物、高锰酸盐指数、消毒剂余量
	二次供水		《二次供水设施卫生规范》GB 17051的必测项目（不含细菌总数）

针对研究初期已普遍应用于全国城镇供水行业的水质检测移动实验室的应用尚无标准可循的问题，通过城镇供水行业不同移动实验室间在不同环境条件、移动距离、水质状况、设备配置等情况下对城镇供水及其水源水水质的检测与验证，对检测结果进行评价，建立适用于城镇供水行业并具有技术前瞻性的移动实验室水质检测应用技术指南，重点提出移动实验室检测环境可靠性、仪器设备稳定性、检测方法适用性、检测质量控制有效性等方面的技术要求，还提供了移动实验室工作流程、维护工作流程等规范性要求。

● 分级

在移动检测技术快速发展的基础上，参考《城镇供水与污水处理化验室技术规范》（CJJ/T 182-2014）中固定实验室检测能力分级，城镇供水水质检测移动实验室的检测能力根据检测目的可分为Ⅰ级、Ⅱ级、Ⅲ级。

● 仪器设备

仪器设备配置原则包括：

检测能力覆盖实际需求。覆盖GB 5749，GB 3838和GB/T 14848与饮用水安全相关且能实现移动实验室监测的指标；对于不在标准内，但对水源水质、供水工艺和饮用水安全有较大影响的指标，也可纳入移动实验室监测能力中。所配置的检测解决方案要满足方法检出限（MDL，约为测定下限或最低检测质量浓度）的要求，MDL根据相关方法性能和水质监管要求确定。移动实验室应配置所有指标分析必需的仪器设备，具备在移动实验室开展如下指标分析的基础条件。具备初步的未知污染物筛查能力。即利用色谱、光谱、质谱、分子生物等技术，对重金属、有机物等未知污染物进行筛查分析。

技术性能满足要求、数量合理。移动实验仪器设备等各项性能参数要满足各类水质指标分析的需求，以及移动实验室的特殊需要。根据实际使用的频率配备，重要设备和关键指标的检测解决方案要有备份或冗余，包括同类仪器备份或不同解决方案

备份。

环境适应性强。移动实验室仪器设备要满足GB/T 29476要求，具备防震、保障性、快速恢复性、环境适应性、抗运输性、电磁兼容等特征。自重超过50kg的仪器设备需要考虑上下车的便利性，提供整体移动台设计或上下车的解决方案。便携设备接触水样部分防护安全级别原则上要求达到GB 4208规定的IP67，不能低于IP65，配备野外便携工作箱，内置所需试剂耗材和配件等，防震，方便携带，野外持续工作时间不少于8h。

配套组件完备。仪器设备要配齐分析测试所需的所有部件、配（备）件、器皿、维护工具、校准试剂等，数量要满足需求。需要配备计算机作为设备工作站或控制显示终端的，必须预装正版操作系统和正版专用软件，系统中所有相关软件须具有自主版权或合法版权。原则上配备便携式计算机，若为台式机，则需要加固，计算机配置满足正常工作需要。可连接计算机工作、但不需一直连接的设备，可不单独配备计算机，其软件可装在其他计算机上，但不能与其他软件有冲突。

轻量化、集约化、可扩展。在性能和移动环境适应性都满足的前提下，优先选择结构紧凑、外形尺寸小、重量轻、功率小的仪器设备，仪器设备运行噪声或经过降噪处理后噪声低于65dB（A）。仪器设备配置具备前瞻性和先进性，技术原理和设备配置要达到国内领先水平，并具备较强的可扩展性，即可以通过加配升级部件或应用新的检测方法，实现对更多指标的测试能力。

城镇供水水质检测移动实验室的仪器设备配置参考《城镇供水与污水处理化验室技术规范》（CJJ/T 182-2014）中的相关规定，并结合移动实验技术的发展水平和在城镇供水行业的实际应用验证情况，根据移动实验室在城市供水水质检测的不同场景和特定目标确定。此外，移动实验室检测设备技术性能根据相关方法性能和水质监管要求确定，应满足方法检出限（MDL，约为测定下限或最低检测质量浓度的1/4）的要求，MDL原则上为0.1倍标准

城镇供水水质检测移动实验室的检测仪器参考配置

实验室等级	检测仪器
Ⅰ级	车载气相色谱仪、车载气相色谱-质谱联用仪、车载电感耦合等离子体质谱仪、固相萃取系统、车载离子色谱仪、车载液相色谱仪、车载流动注射分析仪、pH测定仪、生物荧光显微镜、浊度仪、余氯测定仪、二氧化氯测定仪、便携式臭氧测定仪、紫外线强度计、分光光度计、溶解氧测定仪、电导率测定仪、车载培养箱、车载冰箱、电位滴定仪、综合毒性测定仪、多参数监测仪、微生物快速检测仪等
Ⅱ级	车载气相色谱仪、车载气相色谱-质谱联用仪、固相萃取系统、车载流动注射分析仪、pH测定仪、生物荧光显微镜、浊度仪、余氯测定仪、二氧化氯测定仪、便携式臭氧测定仪、分光光度计、溶解氧测定仪、电导率测定仪、车载培养箱、车载冰箱、电位滴定仪、多参数监测仪、微生物快速检测仪等
Ⅲ级	便携式分光光度计、浊度仪、余氯测定仪、二氧化氯测定仪、臭氧测定仪、pH测定仪、车载冰箱、便携式多参数监测仪、便携式电导率测定仪等
备注	检测消毒剂余量的仪器设备根据所用消毒剂选配

限值。仪器设备的数量应满足所有指标分析必需，并具备在移动实验室开展检测工作的基础条件。

● 检测人员

移动实验室人员应具备完成城镇供水监测工作所需要的知识、技能和素养。根据移动实验室的特性，人员可分为管理人员、检测人员和保障人员。管理人员包括技术管理人员和质量管理人员，检测人员包括采样员、检测员、质量监督员，保障人员包括驾驶员、电气工程技术员、通讯联络员。

● 检测环境

移动实验室应确保环境条件符合检测工作的要求，在不同外部条件下保持检测环境的稳定，对可能影响检测结果的不利环境要素进行评估和监控，并在检测过程中记录内外部环境条件和调控参数。检测时应通过时间或空间分隔措施，将不相容活动的区域进行有效隔离，确保检测结果的有效性。

● 实验用水

移动实验室实验用水宜采用符合要求的桶装纯净水，水质应满足《分析实验室用水规格和试验方法》GB/T 6682的要求，贮存或制备实验用水量应根据实验要求测算。对于一般用水，可优先取用市政自来水。外部环境温度较低时应注意设施防冻。

● 实验用电

移动实验室通常自带电源系统并具备电网供电、独立于正常电源的发电机供电2种供电方式，

功率可满足实验设备正常使用时的供电需求。移动实验室应配备不间断电源UPS，在没有电网供电的情况下，移动实验室应可通过车载发电机或不间断电源UPS持续稳定供电，供电时间宜不低于4h。在使用发电机供电时，发电机宜脱离车体，以减少对车体的振动，必须固定车上使用时应采用减振措施确保不对检测造成影响。

● 实验用气

移动实验室开展现场检测时，不宜采用氢气等易爆气源，必须使用时不应自行运输储存，可现场制备或由专用车辆运输。供气系统开启时，应将减压阀调至满足要求的压力范围，检查管路无漏气后再打开连通仪器的阀门。供气系统关闭时，应按总阀门、减压阀、仪器阀门的顺序依次关闭。

● 环境保护

移动实验室的环境保护级别与固定实验室一致。在选择停留地点时，需综合考虑极端作业环境因素，具备突发环境应急防护措施，同时实验活动过程应避免对周围水、气、土壤等环境造成污染。移动实验室内部噪声应不大于68dB（A）。移动实验室外出工作的废液必须严格收集，尤其是第一次和第二次沾染试剂的高浓度清洗用水，应作为废液收集，产生的一般污水应排入市政污水管网中。实验废液应分类贮存于可密封的容器内，贮存量应满足排放的废液总量，通常不宜小于30L。贮存容器材质和衬里应根据废液性

质和形态选择，不能与废液反应。

挥发性有机废液存储容器应配备具有活性炭填料的吸附装置。实验废液应处理至符合GB 8978的规定后排放，无法处理的有毒有害检测废弃物集中收集后应交由具有处置资质的单位处理。废水收集设施应及时检查、更换，避免废水外溢。

移动实验室内使用的少量有毒有害挥发性试剂、气体等需在通风橱中收集，废气排放应满足现行国家标准《大气污染物综合排放标准》GB 16297的规定。发热或有废气产生的仪器运行时，应调整万向罩对相关位置进行排气通风。应确保通风的有效性，定期或不定期进行性能测试。

移动实验室应配置足量的危险废物贮存容器，根据容器材质、危险废物种类和性质，将危险废物分类贮存于合适的容器中，容器上需有明确废物标识，以符合现行国家标准《实验室废弃化学品收集技术规范》GB/T 31190的要求。

● 安全防护

进行有毒、有害、有刺激性地操作时应在通风橱内进行，并佩戴手套、口罩和护目镜等安全防护用品。使用化学品时，严禁直接接触药品、品尝药品味道、把鼻子凑到容器口嗅闻药品的气味。遇到有毒气体、液体泄漏、强酸碱泼洒或腐蚀等情况，应迅速采取应急措施进行紧急处置。如针对强酸强碱等化学腐蚀，应迅速除去被污染衣服，及时用大量清水冲洗或用合适的溶剂、溶液洗涤受伤面。保持创伤面的洁净，以待医务人员治疗。若溅入眼内，应立即用细水冲洗。在进行高温、高压操作时，操作人员需佩戴高温隔热手套等相应的安全防护用品，防止高温、高压烫伤。高温烫伤后，及时涂抹防烫伤药膏等进行处理，必要时及时就医。当处理突发事故，需前往非常规采样点采样时，建议采样人员需随身配备搜救终端，保持联系和随时定位。如采样地点存在对人体有潜在危害的物质，还需配备个人防护工具；在大面积水体上采样时，应穿戴救生衣。

● 生物安全

洁净操作台安装紫外灯进行空气消毒，并对洁净台的环境有监控记录，定期评价消毒效果。使用菌株操作结束，需用0.1%苯扎溴铵溶液消毒台面及培养箱。

● 用电安全

用电设备应有防雷装置，凡设备本身要求安全接地的，必须接地。设备应选用移动实验室已配置的插孔接电，如确需使用带有防漏电、防过载保护的插线板的，应设置防止溶液滴入插线板中造成危险的措施，禁止串接插线板。实验结束离开移动实验室时，应按照规程顺序关闭仪器设备、照明开关，并关闭车载总电源等设施。发生电器火灾时，首先要切断电源，尽快拉闸断电后再使用灭火器或其他措施灭火。

● 化学品安全

移动实验室使用的化学试剂应根据使用量携带，储存具有腐蚀性、毒性、易燃和不稳定的化学品时，应符合现行国家标准《常用化学危险品贮存通则》GB 15603的相关规定。使用易制毒、易制爆等危险化学试剂时，应有按照易制毒、易制爆化学品的管理要求进行领用及收集等相关记录。使用结束后带离移动实验室。

● 安全管理

移动实验室应有安全管理人员，负责进行实验室水、电、气、门、仪器设备、危险化学品、危险废物等内容的安全检查，发现问题应及时向主管领导报告并及时解决。

（2）研究成果

研究实现了先进移动检测技术在城镇供水行业的集成应用，并提出了基于行业需求的全流程、全环节、全层级、全方位规范要求。为进一步加强城镇供水水质检测能力建设，建立健全城镇供水监管体系，在充分考虑城镇供水行业需求的基础上，在移动实验舱和检测仪器设备的最新发展，结合我国实际，制定了《城镇供水水质检测移动实验室》和《城镇供水水质检测移动实验室应用技术指南》两项团体标准。上述标准对城镇供水水样采样与检测一体化的移动实验室平台，制定出统一、规范的建设标准与应用指南，不同等级的移动实验室检测能力从数项至百余项，能够满足城镇供水行业"从水源到龙头"的全流程水质检测要求，涵盖了采样、分析、质控等检测工作全环节，覆盖了全指标分析、常规分析、简分析等监管全层级需求，能够有效支撑城镇供水应急救援、水质督察及日常监测等工作的全方位开展。此外，根据其工作场景和检测内容，还提出了移动实验室在供水水质检测中所涉及"采样、分析、质控"各工作环节的技术要求，充分保障了移动检测仪器设备与移动实验室的研究成果的有效应用。

项目成果对我国城镇供水水质检测移动实验室的建设和应用起到重要的推动和指导作用，为进一步加强城镇供水水质检测能力、完善城镇供水监管体系提供了重要的技术基础，直接助力了"国家供水应急救援项目"八大基地建设成效的充分发挥。

3.4 国家供水应急救援关键技术集成及成套装备

围绕供水应急技术瓶颈和国家层面亟须建立供水应急救援能力的科技需求，将科学研究、政策制订、应急实践相结合，开展了长期性、实践性、跟踪式研究。

3.4.1 首次在国家层面构建了城镇供水应急救援体系

基于水专项相关课题研究成果，形成国家供水应急救援能力建设思路，经国家发展改革委批复并顺利实施。集成创新多项国家重大科研项目研究成果，通过合理规划布局、科学资源配置、灵活机动调配，将突发污染或自然灾害时的被动应付转变为主动应对。研究成果纳入《全国城镇供水设施改造与建设"十二五"规划及2020远景目标》，为后续国家供水应急救援能力建设提供了依据和规划指引。结合国家供水应急救援基地建设，构建了覆盖全国的城镇供水应急救援网络，填补了我国供水应急救援能力空白。

1. 城市应急供水规划调控技术

（1）城市供水系统高危要素识别与评价。从知识、时间、逻辑三个维度，排查城市供水系统全生命周期各类风险，识别出25种风险要素，构建城市供水系统重点环节高危因素评估体系。

（2）城市供水系统应急能力预判评估。通过对系统高危要素危险性预先分析，结合其影响途径和影响后果，分析其控制和应对过程，运用层次分析法建立城市供水系统应急能力综合评价指标体系。

（3）城市应急供水的规划调度研究。研究提出市政供水中断情形下的替代供水方案，和区域及国家层面应急供水能力建设规划建议，规范城市供水应急水源和备用水源工程建设。

2. 国家应急供水救援能力建设布局

（1）应急供水救援范围研究。以灾后供水应急救援实例分析为基础，分级分类研究不同自然条件和交通状况下的应急救援响应时间，测算单套移动式应急装备的覆盖范围和供水服务人口。

（2）应急期最低需水量预测。以提供灾后维持生存的基本饮水量为目标，综合考虑县镇人口现状情况及自然灾害影响范围等，基于灵活调配、组合使用，研究确定单套应急装备日供水量。

（3）应急供水水质检测需求分析。研究覆盖重金属、微生物和未知污染物风险的快速定性和半定量分析需求，实现突发污染类型研判、适宜临时水源选择、水厂运行情况监测和应急净水装置出水质量检测等需求。

3.4.2 建成国内首批整装成套的民用应急供水救援装备

以解决特殊时期重大民生问题为导向，有效应对重大自然灾害及突发性水污染事故等造成的局地城镇供水困难，突破移动应急净水成套装置、移动应急水质监测成套装备等研制的关键技术，整套装备国产化率达到90%以上，获得多项发明和实用新型专利，建成国内首批包含应急净水、监测、指挥等功能的民用应急供水救援装备。依托研究成果，编制形成《国家供水应急救援能力建设项目可行性研究报告》《国家供水应急救援能力建设项目初步设计》，并获得国家发改委批复同意。基于前述4项关键技术和研究成果，在辽宁抚顺、山东济南、江苏南京、湖北武汉、广东广州、河南郑州、四川绵阳、新疆乌鲁木齐8个城市建立国家应急供水救援基地。每套救援装备包括移动应急净水装置4台，移动应急水质监测装置2台和应急保障装置1台。

1. 移动应急净水成套装置关键技术

（1）净水工艺移动性和适用性比选。以出水达到并优于《生活饮用水卫生标准》要求为目标，比选构建移动式应急净水装置净水工艺流程。

（2）应急制水装置集成研究。以多场景不确定性分析调整技术路线，充分考虑灾后水源的不确定性，研究适用于地表和地下水源，以及高浊度水、苦咸水、微污染水、低温低浊水等多场景下的原水处理工艺。结合救援特殊性，研究有效防控微生物风险的消毒工艺。

移动应急净水成套装置：采用以"超滤（UF）-纳滤（DF）"双膜法为核心的饮用水制备技术，辅以预处理技术，能够有效应对各种极端应用场景。水处理设施与车辆结合，具有自动化程度高、机动灵活等特点，适用于高浊度水、高藻类水、有机物微污染水、地下苦咸水等各种水源，出水水质优于GB 5749《生活饮用水卫生标准》。

2. 移动应急水质监测成套装备关键技术

（1）移动应急水质监测装置配置方案和适用性研究。结合水质监测多层级需求，研究覆盖145项检测指标的应急水质检测移动实验室的分级分类建设方案。研究质谱、色谱、光谱、生物毒性分析等先进检测技术，研究检测结果稳定性和未知物快速筛查的适用性。

（2）应急水质监测装置集成研究。结合应急水质监测装备分级分类建设方案，提出载具、实验舱布局、设备配置等装置建设规范性要求。

移动应急水质监测成套装置：常规水质指标及重金属监测装置、常规运行参数及有机物监测装置。检测仪器设备技术性能均满足GB 5749《生活饮用水卫生标准》要求，覆盖地表水和生活饮用水标准中145项指标。

移动应急保障成套装置：具有高有效负载与负载容量、可适应国内各种机动车道，具有实时通讯、动力保障、照明、物资材料储备及水样采集等功能，实现国家城镇供水应急救援信息实时数据传递和信息共享。

3.4.3 整体提高国家应急供水救援实战能力

国家供水应急救援装备均为高度合成化的独立单元，系统性、完整性、独立性较强，既可单兵作战，也可协同配合，建成后已交付辽宁抚顺、山东济南、江苏南京、湖北武汉、广东广州、河南郑州、四川绵阳、新疆乌鲁木齐8个城市的国家应急供水救援基地运行维护，已分批次开展城镇供水突发事件应急演练，并顺利完成湖北恩施泥石流、泸定地震等应急供水保障和救援实战工作，大幅提高了国家应急供水救援实战能力。编制形成《国家供水应急救援能力配套设施建设要求》《国家供水应急救援调度管理办法》，建立了城镇供水应急案例库。

1. 国家供水应急救援能力建设支撑技术

（1）国家供水应急通讯指挥系统研究。系统包含信息化管理平台、车载GPS监控模块等功能。

（2）应急救援能力配套设施建设研究。明确各基地需提供的场地及水、电、气、热、信等配套条件。

（3）应急救援实施机制研究。结合现行管理体制机制，研究装备管理职责分工及使用、保管、维护、演练相关要求，分级分类明确应急救援响应等级、应急调度方式等。

2. 主要成果：国家供水应急救援实践

2019年，国家供水应急救援能力建设项目正式竣工验收并交付，已多次投入各地的应急演练和实战。

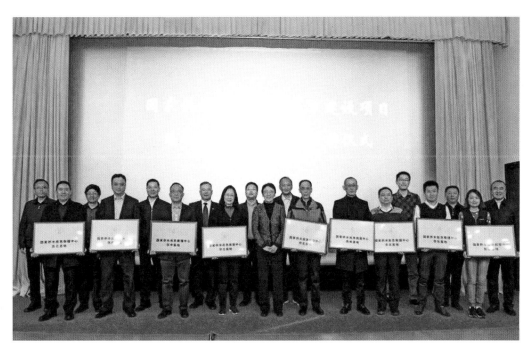

国家供水应急救援中心区域基地授牌仪式

国家供水应急救援 8 大基地基本信息

序号	基地名称	所在位置	运行单位
1	东北基地	辽宁省抚顺市	抚顺市自来水公司
2	华北基地	山东省济南市	济南水务集团有限公司、山东省城市供排水水质监测中心
3	华东基地	江苏省南京市	南京水务集团有限公司
4	华南基地	广东省广州市	广州市自来水公司
5	华中基地	湖北省武汉市	武汉市水务集团有限公司
6	西北基地	河南省郑州市	郑州自来水投资控股有限公司
7	西南基地	四川省绵阳市	绵阳市水务集团有限公司
8	新疆基地	新疆维吾尔自治区乌鲁木齐市	乌鲁木齐水业集团有限公司

应急救援基地参与供水应急救援实践。国家供水应急救援基地建成后，首次在国家层面构建了城镇供水应急救援体系，填补了我国供水应急救援能力的空白，先后多次参与了供水应急救援工作，实现了多种突发事件下的快速响应。

3．湖北恩施应急供水

2020年7月，因强降雨诱发大面积滑坡，恩施市清江上游屯堡乡马者村发生泥石流，阻塞河道，形成堰塞湖，源水浊度严重超标，导致该市两座主供水厂停产，城区供水中断赴恩施救援期间。国家供水应急救援中心华中基地接收调令后，派出基地整套供水应急救援装备前往湖北恩施进行应急救援。应急期间，4台应急净水车安全运行120多小时，净水车制水量1459.5t，累计生产饮用水931.5t；2台水质检测车开展水质检测204样次，水质全部符合国家标准。

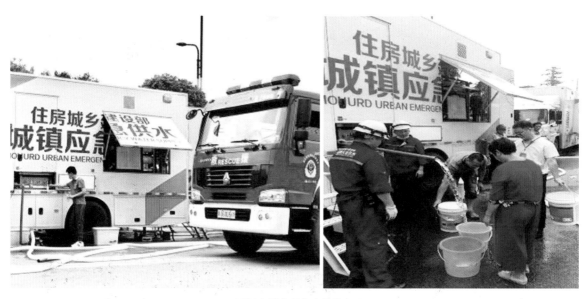

2020年湖北恩施应急供水

4. 武汉新冠疫情应急供水保障

2020年2月17日，武汉市暴发新型冠状病毒疫情，抗疫防疫的核心工作之一是做好应急准备，确保饮用水安全。国家供水应急救援华中基地的承接单位为武汉市水务集团，拥有武汉11座自来水厂，供水服务面积涵盖武汉市主要城区及部分远郊城区，在疫情期间还承担着包括火神山、雷神山医院在内的140余家医疗救治机构的定点供水保障工作。2020年2月，华中基地启动应急净水装置提供应急供水，为武汉市疫情期间供水安全保障提供了有力支撑。

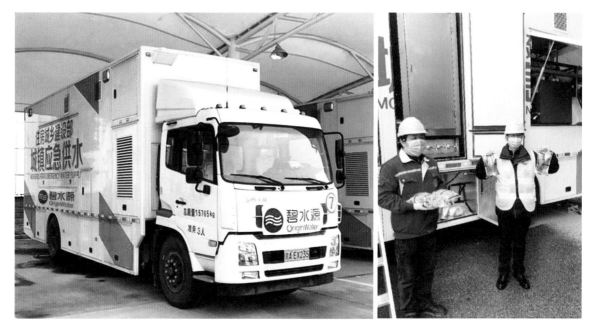

2020年武汉新冠疫情应急供水保障

5．河南饮用水源应急检测

2021年11月，为应对水环境突发污染带来的饮用水源风险，国家供水应急救援西北基地派出两台移动应急监测装置，协助省生态环境厅开展现场水质监测工作。移动应急监测装置在水源地连续驻扎13天，持续完成水样中关键指标监测，有力保障了饮用水水源安全。

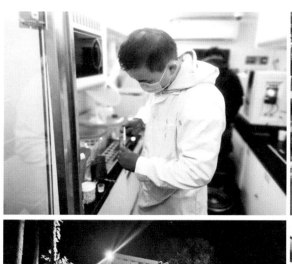
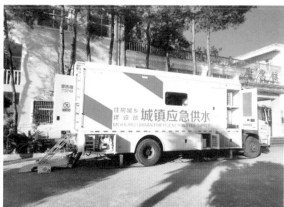
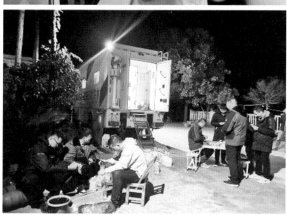
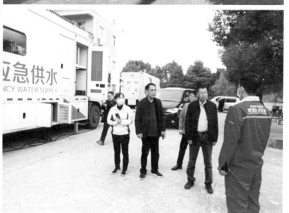

2021 年河南水源应急检测

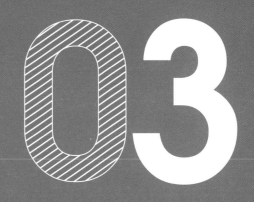

典型区域供水安全保障

第三篇

内容

摘要

　　受水源条件、供水设施状况、经济社会发展水平等因素影响，供水安全问题具有较强的地域性。针对我国重点流域饮用水源污染情况复杂、水质风险基础数据缺乏等问题，通过对9个城市17座代表性水厂的水源水和处理工艺单元出水，针对筛选出的7大类58种特征污染物，开展为期一年6次的跟踪监测，开展水处理工艺处理效果的实证分析。针对南水北调工程通水后受水城市供水系统的适应性问题，以充分发挥南水北调综合效益、保障受水区城市供水安全为导向，以南水北调受水区城供水安全面临的共性问题为突破点，构建了覆盖需水预测、水源配置、供水系统调控、信息化监管于一体的南水北调受水区城市供水系统综合调控技术体系。针对黄河下游地区引黄水库普遍存在的高营养盐、高藻和高臭味的问题，研发了基于黄河来水水质水量联合调控的优化取水技术、以梯级湿地为核心的库前水质净化技术、以微生态改善为核心的水库水质稳定技术，并结合鹊山水库水质综合管理平台进行技术集成形成引黄水库多级水质强化净化系统。针对沿海地区潮汐对水源取水口水质影响较大的问题，开发了基于水资源承载力多目标优化模型和情景分析的潮汐影响城市水资源承载力分析方法。针对河网地区水源条件复杂、各类移动和固定污染风险源较多的问题，构建了城市饮用水水源安全评估指标体系，提出了城市水源安全综合评估方法。针对海岛地区水资源匮乏的问题，研究开发了海岛水资源利用规划与多渠道开发利用技术。针对西南山地与丘陵地区地震多发情况及震后水源水质特点，分析震后水源地生态环境变化趋势、研究震后重建期饮用水源污染预警监测技术，在绵阳进行工程示范，并编制震后重建期饮用水水质安全保障技术导则。

1 重点流域水源水特征污染物的可处理性评估

1.1 研究背景

重点流域水源污染问题已经引起全社会的高度关注。我国"十一五"和"十二五"水专项完成的全国重点城市水质普查结果表明，目前我国生活饮用水卫生标准中的部分指标在我国供水系统中发生浓度很低，造成的潜在健康风险较小。但是，一些未列入水质标准的污染物，包括我国大量使用的农药（乙草胺、丁草胺、仲丁威等）、高氯酸、全氟化合物、雌激素等，具有较高的检出率，部分水源中高氯酸、全氟化合物等甚至超过了基于健康保护的基准建议值。"十二五"期间，水专项设立了"重点流域水源污染特征及饮用水安全保障策略研究"课题，设置了"重点流域水源污染特征污染物可处理性评估"研究任务，针对上述污染物质开展水厂工艺对其的可处理性研究，为后续水厂工艺的升级改造和污染物的控制措施提供技术支撑，也为饮用水水质标准的制修订提出基础数据支撑。

1.2 研究方案

结合水源和水厂出厂水水质监测，选择代表性水厂，通过水厂工艺效果实证分析和模拟实验，系统评价典型净水工艺对特征污染物的处理效果，明确主要特征污染物的工艺可处理性，提出有效控制特征污染物的技术路线，为水厂设施改造提供科学

依据和技术指导。研究任务分解如下：

（1）典型净水工艺对特征污染物处理效果的实证分析

结合水源和水厂出厂水水质监测，选择了9个城市17座代表性水厂（水处理工艺基本涵盖现行的水处理工艺类型），针对筛选出的7大类58种特征污染物，对水厂工艺各单元中污染物进行为期一年6次的跟踪监测，开展水工艺处理效果实证分析。

（2）净水工艺对污染物去除效果的模拟实验

开展实验室模拟实验（小试），通过加标试验获取相应工艺（常规处理、臭氧生物活性炭深度处理、预处理、膜处理等）对污染物（20种）的去除效果数据，实验应考虑污染物浓度水平以及不同水质条件。

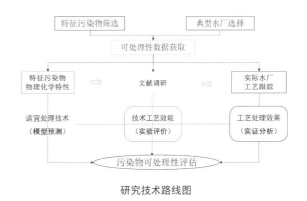

研究技术路线图

1.3 主要成果

水厂工艺特征污染物跟踪监测结果表明，雌激素类污染物（雌三醇、雌二醇、雌酮、炔雌醇）、亚硝胺类物质（亚硝基吡咯烷、亚硝基二乙胺、亚硝基哌啶、亚硝基吗啉、亚硝基二丙胺、亚硝基酰胺）、抗生素类物质（林可霉素、四环素、土霉素、金霉素、强力霉素、磺胺甲噻二唑、磺胺嘧啶、阿莫西林）、嗅味物质（土臭素）、化学品物质（苯、甲苯）等物质未检出，说明这些物质在水源及水厂工艺单元中不存在或浓度极低，相对安全。

由水厂工艺单元对消毒副产物前驱物、化学品污染物、内分泌干扰物、抗生素、农药、常见致臭物质、重金属等7类22种物质的处理效果实证分析可知，大多数情况下三氯甲烷生成势、卤乙酸生成势和三氯乙醛生成势在水厂工艺段中未超标，常规工艺（混凝-沉淀-过滤）对其去除率达到50%～60%，由于原水消毒副产物前驱物季节性变化导致前驱物升高时，应采取强化混凝、优化消毒等方式提高去除率；常规工艺对邻苯二甲酸二乙基己基酯最高去除率约30%左右，由于水处理过程中投加药剂或工艺设备材料等可能含有该物质，造成水厂出水中该物质浓度升高的现象；水处理工艺对PFOA、高氯酸盐基本没有去除效果，建议从源头排放进行控制；在原水萘浓度在数个ng/L～147ng/L范围内，常规水处理工艺对其具有较好的去除率，最高去除率可达到约90%，但去除效果不稳定；壬基酚在原水中浓度（数十个ng/L以内）很低，水处理工艺对去除效果不稳定，去除率约30%；混凝沉淀和过滤对螺旋霉素基本没有

去除，加氯氧化可以有效去除螺旋霉素，去除率约60%；在原水中阿特拉津浓度为数十至150ng/L范围时，水处理工艺对其处理效果不明显，常规工艺对其去除率约20%；在原水中2-MIB浓度在数十个ng/L浓度范围内时，常规水处理工艺对其去除率约20%，当原水浓度超标时，需要投加粉末炭进行预处理；臭氧活性炭深度处理工艺对其去除率高，去除率可达80%以上；在原水中重金属微污染（浓度在数个μg/L范围内）情况下，常规水处理工艺对其有较好的去除，处理出水远低于标准要求：当原水镉浓度在0.07～0.68μg/L时，常规工艺对镉的去除率达到37.5%～88.24%；原水中汞浓度范围在0.029～8.6μg/L时，常规工艺对镉的去除率达到约30%～50%；原水中铅浓度范围在0.009～3.64μg/L，常规工艺对铅的去除率可到90%以上；原水砷浓度范围在5.12～14.2μg/L，常规工艺对铅的去除率可到50%～70%；原水水铊浓度范围在0.02～0.13μg/L，常规工艺对铊的去除率可达40%～60%。

综合已有研究成果调研和水处理工艺实证分析，萘、壬基酚、阿特拉津、乙草胺、MIB等可吸附或可氧化的有机污染物在现有常规工艺基础上，通过粉末炭吸附或臭氧活性炭深度处理等强化措施可以有效控制这些污染物；对于铅、镉、汞、砷、铊、锑、镍和钡等重金属，在常规工艺的基础上，可通过调节原水pH、预氧化和强化混凝沉淀措施，可以有效控制处理出水污染物浓度；对于PFOA、DEHP，现有常规工艺和深度处理工艺，对其处理效果不好，可采取粉末炭吸附强化方法；高氯酸盐不可吸附、不可氧化，现有水处理工艺无法处理，建议严格控制污染物源头排放。

2 南水北调受水区城市供水安全保障

2.1 研究背景

南水北调是国家为解决北方地区（主要是黄淮海流域）城市缺水和生态环境恶化，实现水资源优化配置，缓解水资源短缺对北方地区城市化发展制约的一项战略性基础设施工程。南水北调工程分为东线、中线和西线三条调水线路。其中，东线工程是从江苏省的长江下游引水，逐级抽水北送至济南东平湖，出东平湖后分两路输水：一路向北穿过黄河输水至天津，另一路向东通过胶东地区输水干线经济南输水到烟台、威海；南水北调中线工程从丹江口水库引水，经黄淮海平原西部边缘，在郑州以西穿过黄河，自流到北京、天津；南水北调西线工程从长江上游引水，为黄河上中游的西北地区和华北地区补水。根据南水北调工程规划，东线一期工程建设目标为2013年通水，中线一期工程建设目标为2014年汛后通水。"十二五"期间，南水北调东、中线与四大江河将形成一个有机整体，相互补充，为黄淮海流域和胶东地区输水。

2011年6月温家宝总理在视察南水北调中线水源区时指出，南水北调工程是中央决策的重大工程，必须建设好。但是有四个重大问题应该全面考虑：一是"水质问题"，二是"移民问题"，三是"水体富营养问题"，四是"生态保护问题"。

从受水区来看，近十年来受水区城市用水量维持在60亿立方米左右，并没有明显增长，如何消纳规划的配水量成为受水区城市面临的重大挑

战和亟须解决的问题。同时，南水北调工程通水后，受水区城市多水源供水的格局将更为复杂，从已有的实践经验和技术积累来看，由于各种水源频繁切换导致水厂、管网遭到冲击的可能性较大，增加爆管机率和管网漏损。同时，多水源同时供水后，由于各种水源频繁切换可能导致管网出现"黄水"问题。随着南水北调工程的实施，受水区的供水模式将发生重大改变，多水源切换供水将使受水区的水源面临更多的风险。远距离调水过程中的风险控制、进入水源地后的水质稳定保持、现有供水工艺技术本身的升级改造以及对多水源适应性等等一系列问题都对受水区城市供水系统形成了巨大的挑战。

在这样的背景下，"水体污染控制与治理"重大科技专项分别就南水北调水源区/主体工程和受水区/配套工程设置了两个项目，即"南水北调水源工程水质安全保障关键技术研究与示范"项目与"南水北调受水区饮用水安全保障技术研究与综合示范"项目。

"南水北调受水区城市水源优化配置及安全调控技术研究"课题属于"南水北调受水区饮用水安全保障技术研究与综合示范"项目，通过受水区城市需水量预测、水源优化配置、供水设施布局优化、供水安全调控、饮用水安全保障决策支持等关键技术的研究，重点解决南水北调受水区

城市面临的水源优化配置和安全调控的问题，并通过信息化的手段，建立受水区饮用水安全保障决策支持模式，保障受水区城市饮用水安全。

2.2 研究方案

"南水北调受水区城市水源优化配置及安全调控技术研究"课题主要包括以下研究任务：

任务一：南水北调受水区城市用水需求预测研究。该任务针对受水区城市水源条件将发生较大改变的特点，研究人口、经济规模、城市化水平、居民生活水平、居民收入水平、工业化水平等因子对城市需水量的驱动作用，识别基于水源条件改变的受水区城市需水关键驱动因子。结合对国内外用水量变化趋势的分析，提出受水区需水量预测方法，构建基于社会经济复合系统动态变化的受水区城市需水预测模型；利用人工试错、自动优选、人机联合优选等技术手段，研究基于多路径的受水区城市需水预测模型参数率定技术，确定各关键驱动因子的最佳参数区间。该任务主要包括三个分任务，分别为南水北调受水区城市需水预测模型构建研究、南水北调受水区城市需水预测、南水北调受水区城市受水量消纳能力综合评估。

任务二：南水北调受水区城市水源优化配置方案研究。该任务基于近15年南水北调受水区城市总用水量增长缓慢、部分城市甚至下降的事实，结合南水北调受水区城市水源配置方案，开展供水设施适应性试验研究，评估南水北调受水区城市供水设施适应性及水源配置方案；研究城市水源配置的影响因素和约束条件，建立城市水源优化配置模型；研究提出河北受水区城市水源优化配置方案；选取石家庄、保定、沧州、廊坊、衡水5个典型城市，研究提出典型城市的水源优化配置方案。该任务包含四个分任务，分别为受水区城市供水设施适应性试验研究、受水区城市水源配置方案评估、受水区城市水源优化配置模型研究、典型城市水源优化配置方案研究。

任务三：南水北调受水区城市供水配套工程布局研究。针对受水区城市供水水源结构与水源优化配置方案可能面临的调整，结合南水北调受水区城市供水设施适应性试验研究结果，按照城市空间发展与供水系统布局相适应的要求，对受水区城市供水配套工程布局方案进行综合评估，提出南水北调受水区城市供水配套工程布局优化调整方案或建议，降低受水区城市供水系统能耗，充分发挥配套工程经济社会效益。该任务包含四个分任务，分别为城市空间与多水源供水系统布局关系研究、受水区城市供水配套工程布局方案评估、城市供水配套工程布局优化研究、典型城市供水配套工程布局优化调整方案。

任务四：南水北调受水区城市供水系统安全调控方案研究。针对南水北调工程受水区城市供水安全存在的问题及风险，研究建立城市供水系统安全风险评估方法；研究不同供水风险事件城市供水系统安全调控的技术方法；调研受水区典型城市面临的不同供水安全问题，研究提出典型城市供水系统安全调控预案；以提高城市供水系统对各类安全风险的应对能力，保障南水北调受水区城市供水安全。该任务包括三个分任务，分别为受水区城市供水系统的安全风险评估方法研究、受水区城市供水系统安全调控方案研究、受水区典型城市供水系统安全调控预案研究。

任务五：南水北调受水区城市供水安全保障决策支持研究。针对南水北调受水区城市面临的供水安全保障政策体系不完善、信息化管理水平不高等问题，开展南水北调受水区城市供水的技术经济政策及典型城市的政策体系研究，构建受水区城市供水安全保障政策体系；研发南水北调受水区城市供水安全保障决策支持系统，提高受水区城市供水安全保障的决策支持能力。该任务包括四个分任务，分别为受水区城市供水技术经济政策研究、典型城市供水管理技术经济政策体系构建、河北受水区城市供水水质监管信息系统构建、受水区城市供水安全保障决策支持系统构建研究。

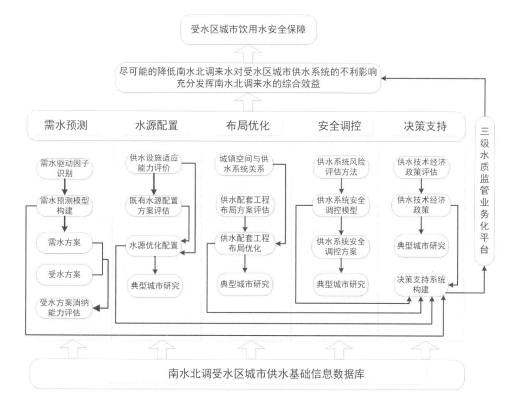

课题技术路线

2.3 主要成果

2.3.1 受水区城市受水量消纳能力评估

在综合分析受水城市长序列用水历史变化规律的基础上，以"节水优先"为指导，结合南水北调通水后水资源条件的改变，考虑地理位置、气候因素及居民的用水习惯等因素尤其是新型城镇化、节水、水价等核心影响因子，构建了多因素、多条件、多口径、多方法综合分析与系统集成的需水预测技术方法。开发了SD系统动力学需水预测模型，涵盖了社会经济、水资源、环境共三个子系统，包含30多个变量。综合运用指标法、用地法、比例法、趋势分析法和灰色系统模型等多种预测方法进行相互校核，以提高预测结果精度。对于用水人口的预测采用多次校核，以各城市批复的城市总体规划为基本依据，采用趋势分析及人口预测模型计算结果进行对比分析，根据城镇体系规划人口进行了调整和校核，综合确定了较为合理的用水人口规模。

在此基础上，根据南水北调受水区的水资源条件、社会经济状况、用水特点等，通过实地调查与专家推荐的方法，选取了13个评价因子构成了南水北调受水区消纳能力评价指标体系，采用专家打分和AHP层次分析法结合确定权重完成了受水区消纳能力的现状评价。以水资源紧缺程度和政府决策作为关键驱动力，分别设置了理想发展、水资源胁迫、不均衡发展和地下水持续超采四种情景，采用情景分析的方法进行了外调水消纳能力预测。用水消纳能力的定量评估，为调水方案的制定提供了基础依据。

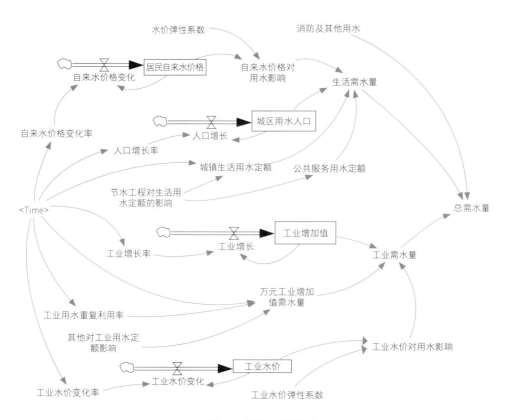

SD 系统动力学需水预测模型

2.3.2 受水区城市供水设施适应性评估

（1）水处理工艺中试实验研究

通过通水一年来的南水北调中线受水区6个主要水厂的跟踪分析和调研，对原水的分析和工艺处理等情况进行了研究，发现南水总体有机物含量低，浊度低，硬度低，水质总体优良，一般都好于受水区原有水源水质，但存在高温高藻，低温低浊两个特殊水质时期；通常情况下常规工艺能将南水处理达标，三卤甲烷和卤乙酸等消毒副产物超标风险很低，但三氯乙醛有超标风险。

设计加工一套水处理中试装置，工艺为预处理（可实现预氯化和预臭氧化）、常规工艺、臭氧活性炭、超滤膜单元，可实现多种工艺组合。预臭氧-常规工艺单元按1m³/h规模设计，臭氧-活性炭和超滤膜单元按0.5m³/h设计。装置采用不锈钢材料，安装在集装箱内，整体可移动，同时配备自动控制系统，可实现自动反冲洗等功能。装置除用来开展实验外，也可作为应急供水设备使用。要针对常规和深度处理工艺在不同原水特征时期的处理特性，通过实验室小试和处理规模1m³/h的模拟装置中试

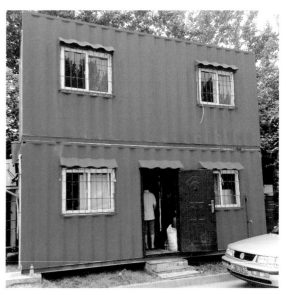

中试装置整体外观图

饮用水安全保障技术研究与应用

膜反洗排水阀　　膜产水阀

膜反洗阀

膜产水

膜产水水箱（膜进水箱）600L
有效容积 600L
L0.6m×W0.6m×1.2m

P V D F 压力膜

膜反洗水泵　膜进水泵

炭滤产水水箱（膜进水箱）600L
有效容积 600L
L0.6m×W0.6m×1.2m

炭滤反洗泵

活性炭过滤系统　　滤速
304 T2mm　　H3.5m
Φ300mm　　碳层：1.5m，
8m/h
承托层：0.2m，

3.3 m

主臭氧（高级氧化系统）
316L 2mm Dose 4mg/L
Φ200mm H4 m+0.3m 保护
HRT 15min

4 m

主臭氧提升泵

中间水箱 800L
有效容积 800L
L0.7m×W0.7m×H1.5m

砂滤反洗泵

砂滤模拟系统
304 T 2mm
Φ400mm H3m　滤速 8m/h
承托层：0.1m 砂砾（2～4mm），
滤层：1m，d10=0.798mm 的石英砂

2.5m

三级混凝搅拌系统
304L T2mm L1.4m×W0.38m×H0.95m
HRT20min
斜管沉淀系统
304L T2mm L1.45 m×0.41m H3.35m
HRT30min
上升流速 1.0mm/s 斜管斜长：500mm
斜管区的负荷：3.60m³/(m²·h)
沉淀时间：8min

2.8 m

排泥

助凝剂加药箱

混凝剂加药箱

预氧化加药箱
（预留）

臭氧发生器

预臭氧氧化系统
316L T2mm Dose 1mg/L
Φ200mm H 3m+0.3m 保护
HRT 5min

3 m

进水泵

中试装置示意图

发现，通常情况下常规工艺能将南水北调水处理成达标生活饮用水，低温低浊度时可采用提高混凝剂投加量，或采取铝铁混凝剂联合投加有助于控制浊度和残留铝超标，臭氧-活性炭超滤深度处理工艺有助于有机物的进一步消减和降低消毒副产物的产生；结合水厂跟踪研究情况，建议水厂在低温低浊时采取混合投加铝铁混凝剂，增加助凝剂，加砂沉淀等多种方式控制，要综合考虑成本和残余铝超标等因素。

藻类引起的滤池堵塞，产生异味等问题是南水最大的水质风险，亟须加强监控，重点关注针杆藻、脆杆藻、直链藻等硅藻和水绵等丝状绿藻堵塞滤池，以及席藻、颤藻等底栖蓝藻产生难以氧化去除的嗅味物质。此外，长期输水后，干渠泥沙沉积可能有利于水生植物生长，其腐败也可能带来有机物浓度上升及出现异味等水质风险。

建议南水北调水厂加强藻类去除工艺研究，水厂需要做好技术、物资等储备以应对藻类及其嗅味代谢物导致的水质风险；建议南水配套水厂建设时可采用气浮加沉淀的方式提升应对藻类风险的能力和控制处理成本，有条件的地方采用臭氧活性炭进一步提升水质。针对水厂水处理运行中实际出现的这些问题，设计中试实验，研究提出水处理工艺改进的措施建议。

（2）供水管网适应性风险研究

供水管网适应性评估时，应在全面掌握城市供水管网基本信息，以及充分比对分析水源水质差异的基础上，重点关注没有防腐内衬的灰口铸铁管道，对其管垢表面形貌、物理化学特征及生物膜进行表征，分析其稳定程度，结合管道水源切换中试实验结果，综合评估管道适应性。

1）水质分析

比对分析现状管网水与外调水水质，重点关注碱度、硬度、氯离子、硫酸根等反映水质化学稳定性的指标。管网水质化学稳定性可采用碳酸钙沉积势、拉森指数等表征，分析水源切换前后管网水碳酸钙沉淀结垢倾向和管道铁腐蚀倾向的变化。

2）管道分析

①城市管网基础信息收集与分析：收集城市供水管网信息，包括管道分布、管材、管道防腐内衬、管龄、水力条件等信息，分析判断可能发生管网水质恶化的管道，对于管龄较长（15～20年以上）、管内壁无防腐处理的灰口铸铁管应重点关注。

②典型管道采集：实地挖掘有水质恶化风险的供水管道，作为水源切换管道供水实验管段。挖掘管道时应轻取轻放，防止管段剧烈震动，并标记水流方向。管道取出后应尽快将管口密封，保证管道内壁保持湿润状态，并快速运至中试平台进行安装。

③管垢特征表征：管垢特征包括表面形貌及物理化学特征、管垢微生物特征。管垢特征表征可通过扫描电镜分析、比表面积分析和X射线衍射分析等手段，研究管垢表面形貌和晶型结构，分析管垢的致密性。致密性高的管垢对管道具有较好的保护作用；管垢微生物可采用DNA测序的方法，确定主要腐蚀菌属，当主要腐蚀菌属为铁还原菌、铁氧化菌、硫氧化菌、硫酸盐还原菌、硝酸盐还原菌和产酸菌时，会促进致密稳定管垢层的形成。

3）实验模拟

①实验方式：采用水力条件与实际相接近的管网中试系统进行实验模拟，当管网水源条件充沛时，可采用单向流水源切换实验；当管网水源条件受限时，可采用管网循环模拟实验。

建立保定城市管网适应性实验基地。该面积60m²，可同时开展四组管道循环模拟实验，每组实验装置包括2m×5段DN100（DN50），10cm×3段（管垢取样）；水箱容积300L，直径60cm，高1m，设搅拌装置，可投加药剂；泵额定流量：5.6m³/h，管内最大流速为0.2m/s；计量泵流量：40L/h，管道最小流速：0.001m/s。

管网循环模拟实验装置的实验管段由5段管长2m、管径DN100的无防腐内衬灰口铸铁管道组成，系统进行循环实验，采取大小流量两种模式运行：大流量模式为流量5.5m³/h，每日9:30至次日1:30运行；夜间模式为流量40L/h，每日1:30至9:30

运行。系统每隔一段时间换水一次，管网余氯控制在0.3mg/L左右。

②水质监测：管道水源切换前，应使用本地水进行管道养护，同时监测管网出水水质。出水水质稳定时，管道水源切换为外调水，监测管网出水水质，重点关注浊度、色度、总铁、余氯等指标。

4）综合评估

综合水源水质比对分析结果、典型风险管道管垢特征表征结果和中试研究结果，综合判断水源切换后供水管网适应性，并据此绘制供水管网风险分布图。综合各城市本地水、南水北调水水质特征，管网管垢特征和管网循环模拟中试实验等方面得出结论如下：

①南水北调水水质整体好于受水区城市本地水，水的腐蚀性弱于本地管网水（除高碑店外），通过Cl^-浓度、SO_4^{2-}浓度、碱度以及拉森指数等指标可以判断，水源切换为南水北调水源后，供水管网出现黄水的风险较低。

②采取的典型管道管垢结构较为致密，相对稳定，换水前后管垢未发生显著变化；管道腐蚀功能均属促进铁的氧化还原，有利于促进稳定管垢层的形成。

③典型管道中试循环系统经长期连续运行结果表明，供水管道较为稳定，对不同水质切换的适应性较强，并未出现铁释放量升高的现象（除高碑店外）。

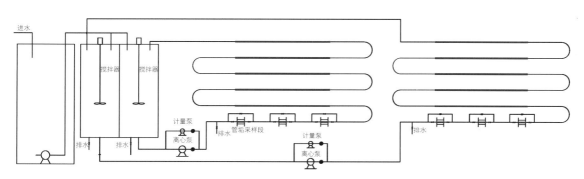

管网循环模式实验装置示意图

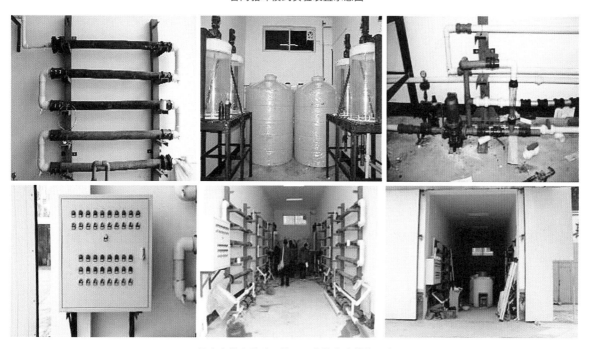

保定市供水总公司管网适应性实验基地图片

因此，南水北调水源切换后，河北受水区城市（除高碑店外）管道铁释放量增大的风险较小。然而，城市水源切换后，部分管网水力条件可能发生改变，易造成管道沉积物、松散管垢和生物膜易受冲击，导致管网水浊度升高，因此在南水北调水源通水前后，建议做好以下工作：一是换水前，加强管道冲洗，适当改造老旧管道，对于管道发生"黄水"风险高，但暂时又难以改造的区域，采取分区供水方式，继续沿用原水源；适当提高消毒剂浓度，促进管垢稳定；二是水源采取掺混的方式平稳切换过渡，根据运行情况，逐渐调整水源掺混比例，逐步提高引江水使用量；三是换水后，加强管网（老旧、通地下水）水质监测，重点关注浊度、色度、总铁等指标；四是建立建设、卫生、环保、宣传等部门信息共商共享机制，成立专家组和领导小组；五是做好舆论引导工作。

2.3.3 受水区城市水源优化配置

通过对南水北调中线长距离输水过程中水质变化监测，分析水厂接纳的南水北调水水质特征，跟踪研究南水北调中线通水后典型水厂水处理工艺运行情况，系统评估水厂适应性；通过水源水质差异分析、管网管垢及微生物特征分析、典型管道水质适应性实验模拟，综合评估水源切换后城市供水管网水质适应性，供水设施适应性评估结果为水源优化配置中确定水质约束条件提供依据。

基于城市供水设施适应性评估结果，以城市用水系统各基本对象，针对受水区城市水源结构复杂、不同水源水质差异大、城市用水水量与水质保障率要求高的特点，开发了南水北调受水区城市多水源优化配置模型及软件。从配置范围上，将宏观的面向规划的流域/区域水资源配置与具体城市水厂到用户调度运行模拟相结合，实现了从流域/区域水源到具体用户，涵盖水源-调蓄-水厂-用户等主要城市供水单元的完整配置；从配置方法上，将基于优化的水资源配置与基于规则的区域分水方案相结合，建立了以配水规则为基础供输水过程模拟，以供水保障率、供水成本为主要优化目标，通过不同水库调度等可调规则集配置成果对比优化配置规则，建立了方案优化和基于规则模拟相结合的配置方法；从配置对象上，将以水质和水量为主要配置对象的传统水资源配置，将供水成本等纳入优化目标，将配置对象扩展到水量、水质与水价。该模型将调蓄水库和供水水厂纳入水资源系统网络中，突破传统在流域或区域层面的水资源配置技术方法。

利用水源优化配置模型，对河北受水区、山东受水区各城市开展水源优化配置，识别受水城市水资源与供水问题，开展水资源供需平衡分析及水源水质分析，提出水源优化配置方案及工程措施。

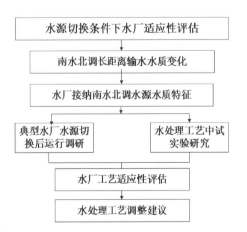

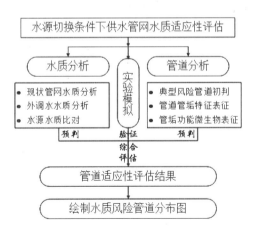

水源切换条件下水厂和管网适应性评估技术流程

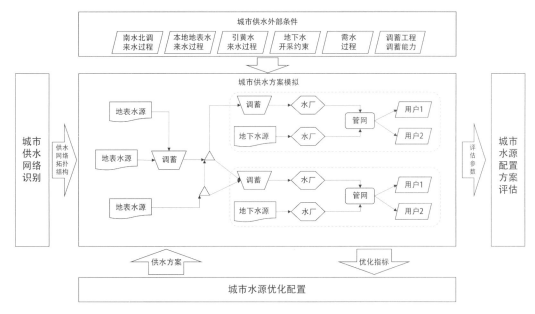

水源优化配置模型框架

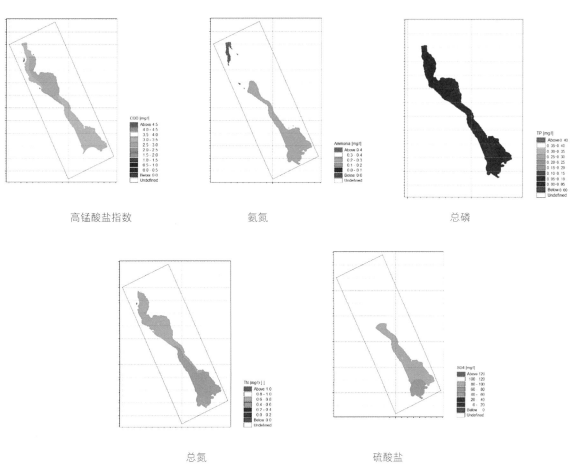

高锰酸盐指数

氨氮

总磷

总氮

硫酸盐

基于 2030 年调水方案的南四湖水质分布图

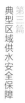

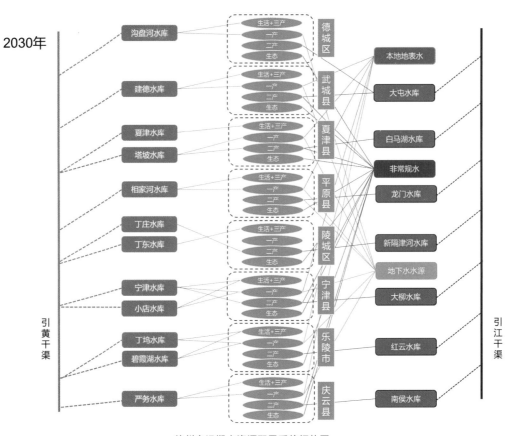

德州市远期水资源配置系统拓扑图

2.3.4 受水区城市供水配套工程布局优化

在南水北调受水区城市中，最常见的空间形态为团块型，占调查城市数量的82%；供水系统最常见的形式为统一供水系统，占调查城市数量的89%，其中团块型城市全部采用统一供水系统。

对于采用单水源统一供水系统形式的团块型城市来说，当水厂位于建设用地几何中心时（即水厂与建设用地几何中心重合），该水厂的最大供水服务半径实现最小；因此，水厂的出厂供水压力可以最小，此时水厂的运行能耗最低；同时，供水系统的压力均衡性也最好。对于采用多水源统一供水系统形式的团块型城市来说，当某个水厂位于其服务范围的几何中心时，该水厂的最大供水服务半径实现最小；当供水系统内的所有水厂都位于其服务范围的几何中心时（此时水厂规模矢量中心与城市几何中心重合），该供水系统的最大供水服务半径实现最小，实现供水系统最优。

质量中心简称质心，指物质系统上被认为质量集中于此的一个假想点，质心的位置矢量是质点组中各个质点的位置矢量根据其对应质量加权平均之后的平均矢量。

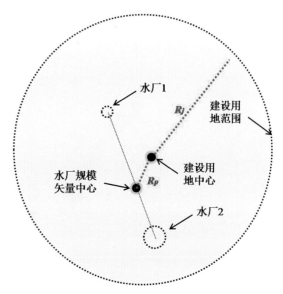

水厂矢量中心与建设用地中心关系示意图

将质心概念引申至规划空间布局中，在不考虑建设用地范围内建设密度差异时，建设中心即为用地范围的几何中心，可以基于用地坐标，通过简单计算获得（以R_j表示）；

市政基础设施的"规模矢量"中心，则是将设施规模与设施空间布局相结合，通过"规模矢量"加权平均计算获得：

为了方便计算，可以设定建设用地中心坐标为（0，0）。

$$R_P = \frac{\sum m_i r_i}{\sum m_i}$$

其中：

R_P表示水厂"规模矢量"中心与建设中心的距离；

m_i表示某设施i的规模；

r_i表示某设施i的矢量距离；

$$b = \frac{R_P}{R_j}$$

b表示水厂"规模矢量"中心与建设用地中心的偏离程度；

R_j表示建设用地中心至用地边界的距离。

以满足城市发展对水量、水质、水压及可靠性的需求为目标，在城市空间形态类型、土地使用布局模式与城市供水系统主要布局模式的研究基础上，提出了若干个与城市空间发展相适应的城市供水系统布局概念模型。

（1）一类城市。一类城市为多水源供水、水源水质较好，供水设施完善的城市：包括北京、天津。一类城市同时具有地下水源和当地地表水源。

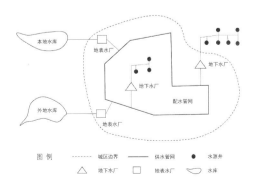

一类城市供水系统模式示意图

（2）二类城市。二类城市为多水源供水，水源水质较好，供水设施较完善城市：包括各省会城市、人口100万人以上的地级市等，有郑州、石家庄、邯郸、保定、南阳等5个城市。二类城市一般同时具有地下水源和当地地表水源。

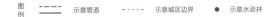

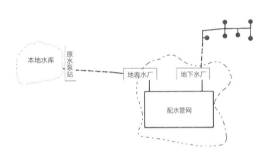

二类城市供水系统模式示意图

（3）三类城市。三类城市为多水源或单水源供水、水源水质较好，供水设施一般的城市：人口100万人以下的地级市。三类城市一般以地下水为水源，既有市区外的集中水源地，又有市区内的集中水源地。

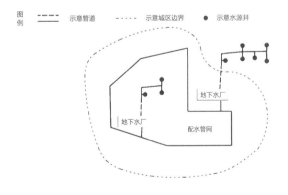

三类城市供水系统模式示意图

（4）四类城市。四类城镇为单水源供水、水源水质较好，但供水设施较差的城镇：县级市和大部分县城。部分城市以地下水为水源，有市区外的集中水源地，同时利用部分市区内分散水源井。

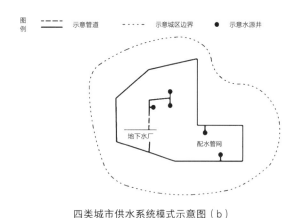

四类城市供水系统模式示意图（a）

部分城市以地下水为水源，有市区内的集中水源地，同时利用部分市区内分散水源井。

四类城市供水系统模式示意图（b）

（5）五类城市。五类城镇为单水源供水、水源水质较差、且供水设施较差的城镇，主要是人口10万以下的县城。五类城镇一般以地下水为水源，水源井分散分布在城区，采用水源井直供方式供水。

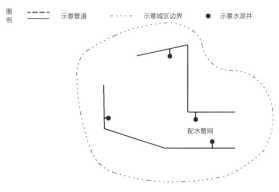

五类城市供水系统模式示意图

在此基础上，从城市规划、水源选取、水厂布局以及管网建设等相关要求出发，结合供水实施案例和标准规范对于供水工程配合度评估指标进行频度分析和比选，建立南水北调受水区城市供水工程规划建设关联配合度评估的指标体系。评估指标体系从水源、输水管线、水厂、配水管线四个方面，分别针对城市总体规划布局、南水北调工程规划建设、受水区城市供水配套工程规划建设三个方面相互影响的关联配合度因素，共提出12个评价指标。

城镇供水配套工程布局方案评估指标体系表

指标层	序号	指标名称	评价标准
水源	1	水源结构合理性	好，≥9分；一般，7分；不好，≤5分
	2	备用水源能力	高，≥9分；一般，5～7分；低，≤5分
		南水调蓄能力	备用能力=调蓄规模/供水规模。大于2个月，≥9分；1～2个月，5～7分；小于半个月，≤5分
	3	水源应急能力	大于70%，≥9分；50%～70%之间，5～7分；小于50%，≤5分
输水	4	输水管线布局	好，≥9分；一般，5～7分；差，≤5分
	5	输水管线可靠性	双管，≥9分；单管，≤5分
	6	输水管线安全性	好，≥9分；一般，5～7分；差，≤5分
水厂	7	现状水厂使用的合理性	好，≥9分；一般，5～7分；差，≤5分
	8	引江水厂选址合理性	好，≥9分；一般，5～7分；差，≤5分
	9	水厂布局合理性	好，≥9分；一般，5～7分；差，≤5分
管网	10	管网分区合理性	好，≥9分；一般，5～7分；差，≤5分
	11	管网结构合理性	好，≥9分；一般，5～7分；差，≤5分
	12	对现状管网利用	好，≥9分；一般，5～7分；差，≤5分

在评估的基础上，采用计算机仿真模拟技术，建立了供水系统优化平台，该平台能够模拟水量、水压、流向等参数；通过构建城市供水系统模型，真实再现供水系统运行工况。基于该平台进行供水系统现状与规划方案仿真，利用供水系统适应性试验研究结论，对管材不适应、管径不满足、水力条件变化等管道提出优化建议和改造方案；实现供水系统主动适应南水北调来水，为受水区接收南水北调水提供技术支撑。

2.3.5 受水区供水系统安全调控

将受水区供水系统划分调、取、净、输、配五部分，通过对受水区市供水系统中发生过的事故和可能发生的隐患进行现场调研，选择22项可能威胁受水区城市供水系统安全的风险源，建立了受水区城市供水系统风险评价指标体系。通过对风险可能性与严重性的量化，描述供水系统风险发生的频率和危害程度，初步获得单风险因素的风险值；再利用层次分析模型，构造风险因素的判断矩阵，通过两两比较的方式，得出各风险因素之间的相互关系，计算各风险因素的风险值；最后借助综合评价

得出供水系统的综合评价向量，即受水区城市供水系统的风险级。

采用风险矩阵法实现标准化分析各类风险因素，通过对风险可能性K1与严重性K2量化，描述供水系统风险发生的频率和危害程度，初步获得单风险因素的风险值；再利用层次分析模型，构造风险因素的判断矩阵，通过两两比较的方式，得出各风险因素之间的相互关系，计算各风险因素的风险值；最后借助综合评价得出供水系统的综合评价向量，即受水区城市供水系统的风险级。同时利用层次分析法构建风险要素递阶层次模型，计算风险综合要度；最后计算各子系统风险值。

建立以风险识别为基础，以风险评价为核心，以系统预估为重点，以系统调控为目标的安全调控机制，同时引入闭环控制方法，通过规划设计、工程设计、运行管理与维护等方法，保证达到满足用户用水需求的目标。通过对情景分析法、模式调控法及控制论方法的比较，结合受水区供水系统的特点，选择模式调控法作为受水区供水系统的安全调控方法。

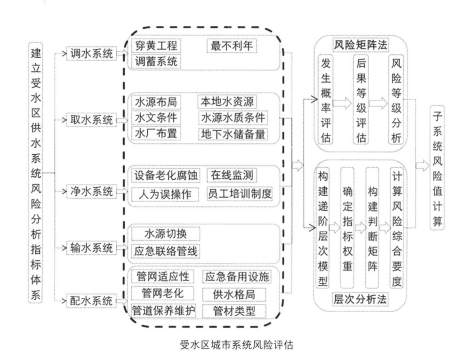

受水区城市系统风险评估

在此基础上，按照模式调控方法，从水质、水量两个角度出发，为受水区城市取水系统、输水系统、净水系统、配水系统提出不同情境下的安全调控策略。针对受水区不同的城市供水系统特征，提出分类调控的策略。

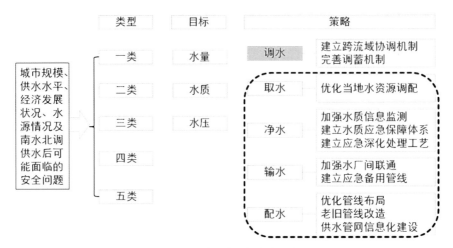

受水区供水系统安全调控方法示意图

各类城市风险特征集调控策略

城市类型	风险特征	调控策略
Ⅰ级	风险要素危害程度大，风险概率较低	多水源供水保障，开拓备用水源，实现水源互备，强化调蓄能力
Ⅱ级	风险要素危害程度较大，风险概率较低	涵养本地水资源，提高应急设施保障水平，应急条件下实现本地水资源快速使用
Ⅲ级	风险要素危害程度中等，调水系统风险影响较为明显	建设调蓄设施及应急设施，应急条件下实现本地水资源与北调水快速切换
Ⅳ级	风险要素危害程度较小，净水、配水系统发生概率较高	建立应急调蓄设施及备用设施
Ⅴ级	风险要素危害程度小	建立备用供水设施

2.3.6 受水区城市供水系统信息化管理

为提高河北受水区城市供水水质管理的信息化水平，以适应通水后对城市供水水质进行精细化管理的要求，经过对受水区城市和供水主管部门的对此需求调研，开发了河北城市供水水质监管信息系统，构建了河北省城市供水管理信息的二级网络：省级网络由各城市构成，城市级网络由水司、水厂与在建项目用户构成。该系统以受水城市的综合信息以及供水系统的水质、水量、水压、供水设施状态等专业信息的动态采集和安全传输为基础，通过对信息的统计和分析，为受水区供水安全管理提供信息化支撑。该系统在"十一五"建立的全国城市供水管理指标体系基础上，结合南水北调受水区城市的特点，新增了60余项指标以及分区、分类的统计功能。系统开发完成并测试后，河北省住房和城乡建设厅下发《河北省住房和城乡建设厅关于举办城市供水水质监管信息系统培训班的通知》（冀建传真

〔2014〕33号），课题组协助河北住建厅对各受水区城市水厂、自来水公司、供水管理部门的300余人的培训。2015年6月，河北省水质监管信息系统已经正式上线运行，为河北省省级和市级城市供水主管部门进行供水水质管理提供了有效的抓手。

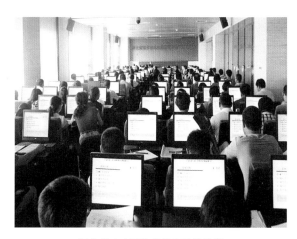

河北供水水质监管信息系统培训

2.3.7　受水区城镇水厂工艺分析和水质信息系统集成

"十三五"期间通过对郑州市柿园水厂等50多座水厂开展了深入调研，进一步了解了目前水厂工艺特点及水厂运行面临的水质问题，提出了水厂水质信息共享需求。开发城市供水智慧化管理平台与中线水质监测－预警－调控决策支持综合管理平台的接口，实现了供水信息管理平台和中线水质监测－预警－调控决策支持综合管理平台对接，系统集成了多部门水质信息，为中线水质监测－预警－调控决策支持综合管理平台的业务化运行提供技术支持，并协助开展水质监测-预警-调控决策支持综合管理平台的示范。

2.3.8　编制南水北调受水区供水安全保障技术指南

以充分发挥南水北调综合效益、保障受水区城市供水安全为导向，以南水北调受水区城供水安全面临的共性问题为突破点，构建了覆盖需水预测、水源配置、供水系统调控、信息化监管于一体的南水北调受水区城市供水系统综合调控技术体系，并在南水北调受水区典型城市进行应用。该技术体系由基于多维决策属性的受水区城市受水量消纳能力评估技术、基于供水设施适应性的水源配置技术、基于受水区城市供水系统分类的配套工程布局优化技术、基于风险因子识别的受水区供水系统安全调控技术、基于水量与水质动态管理的受水区城市供水系统信息化管理技术等单项技术构成。在此基础上，编制了《南水北调受水区城市供水安全保障技术指南》（建议稿）。根据《南水北调受水区城市供水安全保障技术指南》（建议稿），编制完成了《河北省南水北调受水区城市供水安全保障技术指南》，并由河北省住建厅在2015年1月正式下发。2015年6月，河北省住房和城乡建设厅下发了《关于开展城市供水有关工作的通知》，安排《技术指南》的解释和答疑工作。

3 黄河下游引黄水库水源系统水质改善技术研究与示范

3.1 研究背景

黄河流域拥有全国十分之一的人口，同时也是我国北方严重缺水的地区，特别是黄河下游地区由于来水量持续减少，曾出现河道干涸和断流的现象，水质恶化及水生态系统功能萎缩使水源成为制约黄河下游地区城市发展的"瓶颈"。

由于来水量持续减少，黄河下游地区河道干涸和断流现象时有发生。为了提高水源的可靠性，该地区普遍采用引黄水库作为调蓄供水水源。引黄水库水质普遍具有低浊、富营养的特征，加之水库相对较浅（＜10m），易滋生藻类，因此引黄水库面临有机物和藻类代谢产物的复合污染，对水厂稳定运行和出厂水质达标构成了挑战，引黄水厂出水嗅味和消毒副产物浓度高等水质问题较为普遍。如何加强水源管理、强化水质净化以改善引黄水源水质，成为黄河下游地区急需解决的难题。

在解析黄河下游城市引黄水源系统存在的共性问题基础上，通过水源地保护、水质水量调控、库前水质净化、水库水质保障、应急控藻与输水管道水质改善等关键技术的研究，改善了水源地生态系统，提升了引黄水库水源水质，从而实现保障后续工艺的处理效果、降低制水成本以及减少消毒副产物的产生的目的，从"源头"上保障城市供水安全。

3.2 研究方案

通过黄河下游地区的引黄水库普查，在解析引黄水源系统存在的共性问题的基础上，以济南鹊山引黄水库为示范，对引黄水库水源系统进行解析。通过水源地保护、水源的水质水量联合调控等技术的研究，保证取水安全；通过库前水质净化、库内水质保障等技术的研究，从"源头"上改善城市供水系统的入厂水质，保障出水水质安全，降低制水成本；通过应急控藻与输水管道应急水质改善等技术的研究，保障水源突发污染状况下的水质安全。通过对单项技术进行系统集成并在典型水域进行中试，形成了多级水质安全保障，成为从"源头"提高水源水质的示范。

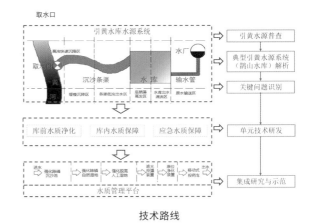

技术路线

3.3 主要成果

3.3.1 引黄水库水源系统风险源及典型水质问题分析

对山东省内引黄水库普查结果表明，省内11个市和79个县利用引黄水源，年引水量约占受水区总供水量的20%~27%。引黄水库一般由黄河取水、库前沉沙、水库调蓄及管道输水4个单元构成，取水具有可控性。按照引黄水库的区位、与黄河的空间距离、单元构成及引水工程特征，可分为短距离型引黄水库（如济南鹊山水库）、长距离型引黄水库（如青岛棘洪滩水库）、入海口冲积扇型引黄水库（如东营辛安水库）和多级调蓄型引黄水库（如德州丁东水库与沟盘河水库）四种类型。

本研究结合引黄水库及其引水渠附近居民行为的问卷调查，并根据联合国卫生组织（WHO）和世界水协会（IWA）联合开发的"水安全计划"，对水源污染风险源使用半定量的方式进行了评估。根据某一风险源的发生频率和危害程度进行分级打分，建立分级矩阵，并采用德尔斐法等方法对引黄水库进行污染风险进行判别和评价，最后按照污染物危险等级矩阵确定的数值标准和污染物危险性分级的可能性、严重程度进行分类。

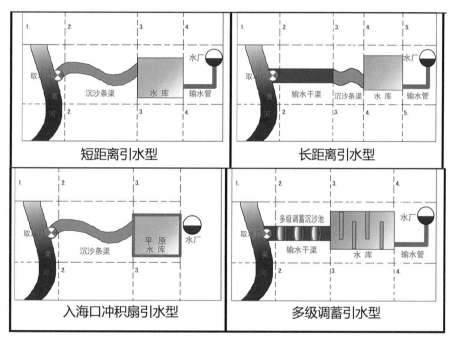

引黄水库主要引水模式

鹊山水库水源系统风险源及危害

序号	风险源名称	相关危害	取水口	沉沙条渠	水库	输水管
1	事故	油类、有毒物质进入水源	是	是	是	是
2	道路交通	重金属、化学物质	是	是	是	否
3	农业	农药废弃瓶子，化肥	是	是	是	否
4	洪水	引起水源水质快速变化	是	是	是	是
5	季节变化	水质改变	是	是	是	否
6	野生动物	微生物污染	否	是	是	否
7	地质类型	盐碱地、重金属物质渗入	否	否	是	否
8	源水贮存	藻类暴发	是	否	是	是
9	其他用水	引起水量变小	是	否	是	否

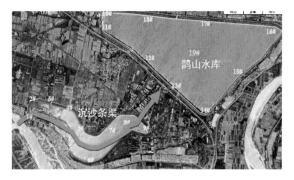

鹊山水库取水模式与采样点分布

选择黄河下游地区典型引黄水库——济南鹊山水库作为研究基地，在"黄河水体→引黄取水口→沉沙条渠→调蓄水库→给水厂取水口"等水源系统各关键节点设水样监测点19个，定期监测水温、浊度、色度、pH、溶解氧、UV_{254}、叶绿素a、氨氮、硝酸盐、亚硝酸盐氮、总氮、总磷、COD_{Mn}、MIB以及Geosmin等指标。

监测结果表明各点各水质指标随时间呈现较为显著的波动，其中引黄取水口的水质波动主要源于黄河水质的季节性变化。总氮和总磷是黄河来水主要的超标指标，超标率达80%以上。

沉沙条渠与库区的水质波动主要与藻类的季节变化相关。条渠及库区内出现的藻类包括蓝藻、硅藻、绿藻、甲藻、裸藻和黄藻6个门。藻类数量每年7月开始增加，到9月达到峰值。从藻类的种类来看，硅藻以针杆藻属为主，绿藻以纤维藻属为主。而蓝藻6月以微囊藻属和色球藻属为主，7月平裂藻属逐渐演变成优势藻属，8月拟鱼腥藻和颤藻成为绝对优势种属，进入10月份又以平裂藻属为优势藻属。水体中COD_{Mn}、叶绿素a含量和MIB浓度也呈现相似的变化规律，说明藻类的增殖是造成条渠内有机物浓度和致嗅物质MIB增高的主要原因之一。

从致嗅物质MIB浓度分布来看，水库进水口和出水口明显高于其他点，条渠内MIB水平则高于水库。致嗅物质浓度与颤藻密度的相关性分析表明，颤藻的密度大小与嗅味浓度呈现很好的相关性。颤藻、拟鱼腥藻等底栖藻（附着藻）是嗅味物质的主要产生者，可以推测底栖藻缠绕形成藻垫在秋季大片脱落，致使大量藻细胞进入水体并在秋季形成一段嗅味高发期。

鹊山水库 MIB 浓度变化

MIB 浓度与颤藻密度相关性分析

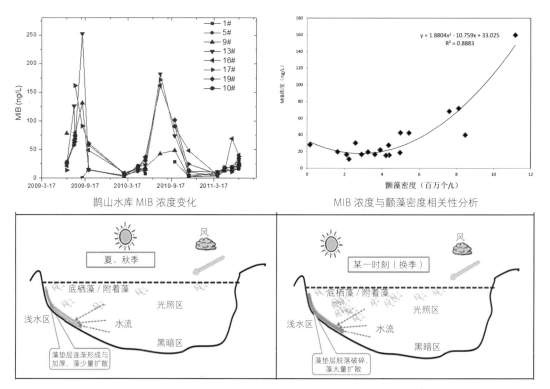

引黄水库库内致嗅藻类发生机理

技术研究与应用

饮用水安全保障

080

3.3.2　引黄水源水质与水量调控技术

（1）黄河来水水质及来沙量变化规律及模拟预测

黄河下游水沙条件复杂，河道多变。黄河干流水质受到水体水位、流量、含沙量、流速等自然水文条件，气温、降水等气候条件，农业面源和城市、工业点源等污染源条件，河道及滩涂等地理条件等因素的综合影响，水质变化极其复杂，无法建立描述黄河下游水质模拟的精确数学模型，本研究选择非线性理论中人工神经网络，建立基于人工神经网络（ANN）的水质模型模拟水质变化。

以BP神经网络为基础，根据黄河下游水沙变化规律和水质作用机理，选择鹊山水库取水口的水位、流量、含沙量、气温等可能影响水质的因素作为模型的输入指标，选择水温、pH、电导率等20项指标作为模拟指标，构建包含1个输入层（4个节点）、2个隐含层。第一个隐含层包含5个节点，第二个隐含层包含7个节点，1个输出层（20个节点）的基于ANN黄河下游水质模型。

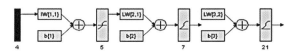

基于 ANN 的黄河下游干流水质模型结构

从模拟误差变化曲线来看，随着模拟的进行，模型的权重、阈值不断调整，模型的模拟误差逐步降低，在前180步训练时，模型的误差下降速度较快，此后误差的变化趋于平缓，模型结构趋于稳定。

课题对取水口上游，取水口及取水口下游选择3个采样点水质进行检测分析，分别对黄河干流中硝酸盐氮、氨氮、无机氮的含量进行模拟分析。从模拟结果来看，本研究所建立的模型能够较好的模拟黄河下游干流水质各参数复杂的变化过程，对变化过程中的关键点在大部分情况下也能较好的识别，模拟结果令人满意。

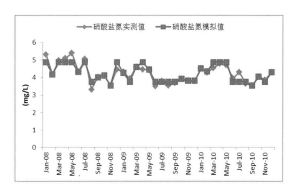

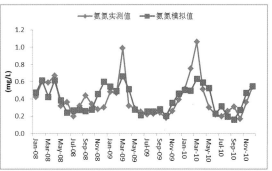

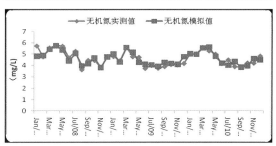

黄河干流氨氮、硝酸盐氮及无机氮实测值与模拟值的比较

（2）沉沙条渠内泥沙作用机理及模拟预测

沉沙条渠内含沙量沿程变化趋势明显，在条渠前段含沙量缓慢下降，而条渠后段断面含沙量快速下降至0.01g/L以下，其后断面不再变化（来水中的含沙量在0.5～3.5g/L之间），说明黄河来水中的泥沙在走水距离约为1.6km内基本完全沉降，T-P的去除与泥沙沉降呈现高度相关。

黄河泥沙颗粒主要以粘粒、粉砂和细砂粒为主，粒度分布在0.3～160μm之间，平均粒径为50μm左右，其中悬移质偏细，平均粒径为20～30μm，在河道淤积的泥沙颗粒（推移质）的平均粒径为50～80μm。黄河来水泥沙在沉降过程中，大于30μm以上的颗粒大多在1#～2#断面沉降，而20μm左右及以下的颗粒大多在3#～6#断面沉降。

结合泥沙的XRD图谱和全元素分析，确定出泥沙的矿物组成成分。泥沙以铝硅酸盐为主，其主要组分的含量大致有以下规律：$SiO_2>Al_2O_3>CaO>Fe_2O_3>K_2O>MgO>Na_2O>TiO_2>P_2O_5>ZrO_2>BaO>MnO>Cr_2O_3$。黄河泥沙属于中性偏碱沉积物，真密度在$2.67\sim2.72g/cm^3$之间，其平均值可以取$2.70g/cm^3$。泥沙颗粒表面呈负电性，Zeta电位在$-0.7\sim-9.3mV$之间，絮凝能力较低，尤其是推移质几乎不存在絮凝能力，而悬移质的絮凝能力也仅为$17\%\sim28\%$。

黄河泥沙颗粒的BET比表面积为$8.248\sim31.60m^2\cdot g^{-1}$，BET平均孔径为$3.977\sim7.850nm$，处于中孔范围，且泥沙颗粒的微孔表面的空间填充能力较大。

泥沙颗粒吸附正磷酸盐分为快速吸附（0～3h）和缓慢吸附（3h～48h）两个阶段，在3h内吸附速率十分迅速，而后吸附量的增加已不太显著，逐渐达到吸附平衡，整个吸附过程符合准-二级动力学方程。

研究表明，正磷酸盐主要与泥沙颗粒表面的Al元素结合，依据泥沙颗粒吸附磷的动力学曲线，通过准-二级动力学模型模拟，可以得到在任一时刻，泥沙吸附磷占饱和吸附量的百分比；依据泥沙颗粒吸附磷的热力学曲线，通过Langmuir交叉吸附等温式模拟，可以得到在任一平衡浓度下，泥沙吸附磷占饱和吸附量的百分比。

基于上述成果，开发了水质水动力计算软件WinEFDC，通过软件参数集固化和本地化配置，对泥沙和流量对出水水质影响的模拟计算，确定了最优调水调控区间，给出了沉沙条渠取水时来水泥沙流量最佳调控区间，实现了泥沙和流量对出水水质影响的模拟计算与结果的数据库管理。

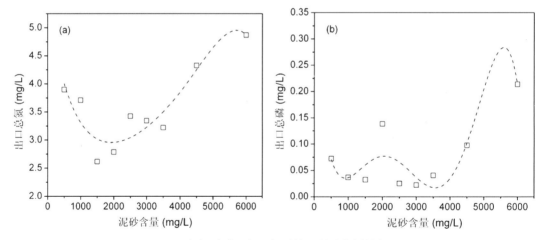

不同含沙量条件下条渠出口总氮、总磷浓度算例

（3）引黄水库水源系统水质水量联合模拟

选择具有快速耦合水动力、泥沙和水质过程的EFDC模型作为本课题的研究工具，基于泥沙性质的研究获取了引黄水库特有的底部糙率系数（log law roughness height）、沉降速率、沉降临界切应力、冲刷临界切应力等泥沙变化的主要参数，通过率定获得针对引黄水库模型的主要参数。

采用情景分析的方式，对引水量大（>30万立方米/d）、引水量小（≈25万立方米/d）、不引水三种情形，以及水库进口分别为0、30、60万立方米/d，两个出水口的出水流量23万立方米/d和5万立方米/d，设置了典型的供水情景，分别对水动力和水质状况进行模拟，示例如下：

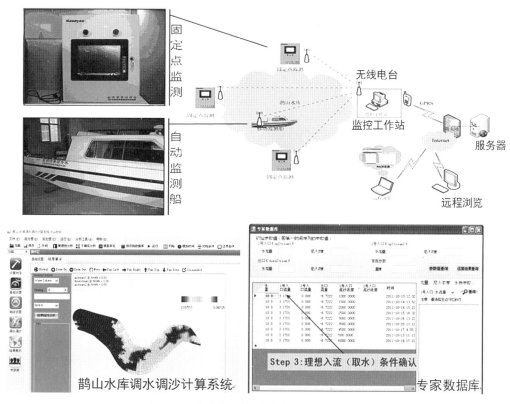

鹊山水库的流场及叶绿素 a 分布图

鹊山水库水质综合管理平台

为实现引黄水库在不同水质情景下的优化取水目标，在鹊山水库构建了自动水质监测数据采集系统。监测系统包括三个固定点和一个移动点，通过无线远程实时采集位置和水质信息。采集指标包括温度、溶解氧、pH值、氨氮、硝酸盐氮、叶绿素a等9项。在监测系统基础上嵌入水质水量联合调控模型，开发了水质综合管理平台，该平台具有数据展示、数据分析、水质模拟、优选方案等功能，能为引黄水库相关管理者提供决策参考。

3.3.3 引黄水库沉沙条渠梯级湿地水源水质净化技术

沉沙条渠是防止水库泥沙淤积的基本单元，泥沙沿水流方向逐渐沉降。由于磷的去除与泥沙沉降表现出较好的一致性，但总氮随泥沙沉降却出现先降后升的趋势，因此在条渠内构建了沉沙条渠水质净化梯级湿地，它主要包含强化除磷自然湿地和强化脱氮人工湿地两个单元。

（1）强化除磷自然湿地单元

该湿地单元由沉沙池和自然湿地两部分构成。

沉沙池的作用是强化泥沙沉降，减少对湿地植物的影响，其位置与容量根据泥沙动态迁移沉降实验确定。监测结果表明，黄河下游来水泥沙主要来源于中游黄土，含沙量的变化范围在0～4kg/m³的范围内，泥沙平均粒径为50μm左右，并以20～30μm粒径的悬移质为主，泥沙颗粒真密度为2.67～2.72g/cm³，由此确定沉沙池长度不少于200m，容量20000m³。

黄河泥沙是条渠内天然湿地的生长基质。泥沙成分及表面结构分析结果表明泥沙表面呈负电性，具有絮凝能力低以及磷的吸附能力强的特点，且泥沙颗粒的微孔表面的空间填充能力较大，是天然优质磷吸附剂和湿地基质；静态实验结果表明泥沙颗粒磷吸附达到平衡的时间为48h，泥沙颗粒的磷吸附容量为0.25mg/g，泥沙对磷的吸附存在吸附-解吸平衡磷浓度（EPC0），为0.038～0.049mg·L⁻¹，最终确定自然强化湿地13hm²，处理能力20～25万立方米/d，负荷最2.1m³/m²·d。

在实地高程勘测和植物调查基础上，筛选具有较强抗淤积能力的本地水生植物15种，包括香蒲、芦苇、水菖蒲、花叶芦竹、再力花、水葱、海寿花、慈姑、千屈菜、茭白、黄菖蒲、荷花、睡莲、水芹菜、芒草，并按照自然高程优化水质净化水生植物配置；采用机械打碎、深度翻耕、晾晒等方式保证水生植物的高效引入及适宜的种植密度。该湿地采用散布石笼消能实现均匀布水，并通过引入EFDC模型进行水质模拟，调节水位水坝实现了水位的优化调控与取水时段优化，解决了黄河泥沙淤积与湿地稳定运行的矛盾，保证了自然湿地在不同进水条件、不同季节下的长效运行。该湿地集泥沙沉沙与水质净化功能为一体，成为引黄水源第一道水质安全屏障。自然湿地对总氮、总磷和COD$_{Mn}$去除率分别达到30%、98%和41%；与沉沙条渠对照组相比，去除率分别高出18%、88%和48%。根据中试工程的试验结果，自然湿地的吨水投资约为25元，每吨水的运行维护成本不超过0.01元。

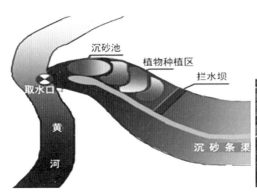

自然湿地示意图

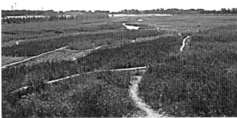

植物种植区

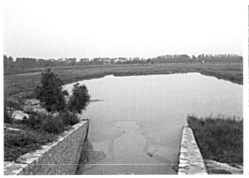

前端沉沙池

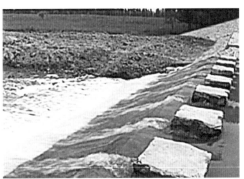

末端挡水坝

强化除磷自然湿地

（2）强化脱氮人工湿地单元

建设在沉沙条渠中的人工湿地以高效脱氮为目标，分别比较了表面流、水平潜流、垂直潜流三种基本形式，粗砂、砾石和黄河沙等三种填料，种植芦苇、茭白等8种水生植物，最终筛选出适合引黄沉沙条渠的"表面流"+"水平潜流"的组合形式。该组合湿地前端表流池能有效沉淀水中的泥沙，后端潜流池能高效的去除总氮。其对总氮的去除率达到20%，总氮去除能力为0.3g/m²·d。总氮去除效果较好植物有再力花、花叶芦竹，总氮去除效果最好的填料为小砾石。

人工湿地共占地1000m²，处理能力500m³/d，植入自主研发的免施工除磷柱。人工湿地由微电脑控制自动配水运行。每年11月份湿地停止进水、排空积水、收割植物、就地覆盖、保温越冬，来年3月份清除表层覆盖物后，绝大部分植物能够正常萌芽。

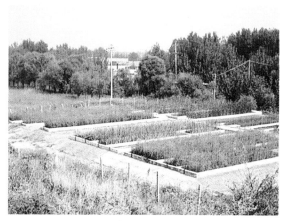

人工湿地全景

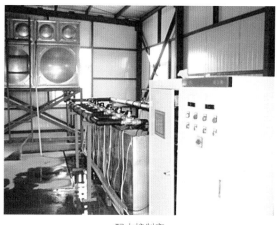

配水控制室

强化脱氮人工湿地

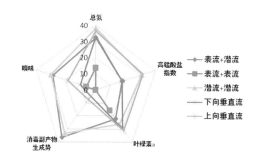

不同形式湿地净化效果分析

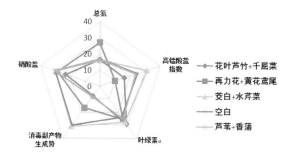

不同种类植物净化效果分析

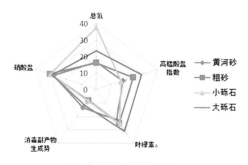

不同类型基质净化效果分析

人工湿地比选试验结果

3.3.4 引黄水库水质保障技术

除受到藻类增殖的影响外，引黄水库内水质则受黄河来水影响不大，表现出时间与空间的稳定性，控藻是保障引黄水库水质稳定的关键技术。水库内藻类及藻类代谢产物MIB的浓度分布表现出很强的空间特异性，峰值出现在水库的入口和出口，因此将其作为关键节点设置控藻单元。

（1）遮光抑藻单元

遮光抑藻单元位于水库入口，它利用颤藻垫层

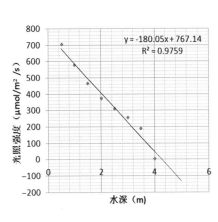

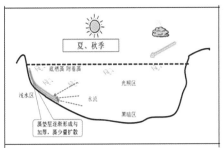

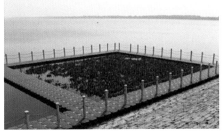

鹊山水库遮光控藻原理及系统图

的增殖与脱落与嗅味值之间良好的相关性，确定垫层的特定生长区域，并采用降低水下光照度来抑制藻类的生长，降低嗅味发生的风险。利用微型球状光量子传感器测定鹊山水库光照强度和水深的关系得到最小遮光宽度为12m。本研究采用的遮光平台由浮筒框架和遮光材料组成，具有灵活移动、抗风浪冲击、结构稳定等特点。遮光平台分为4个遮光单元，每个单元长宽均为20m。采用了遮阳布、大漂、四角菱等3种遮光材料，有效降低了石砌堤坝上颤藻数量，平台下水中嗅味较周边水体降低20%。

（2）原位净化单元

原位净化单元设置在水库出水区，面积2100m^2，包括水体复氧和人工水草两部分。水体复氧部分采用风力曝气和太阳能曝气，底部设置固定人工水草，水面设置浮动人工水草。它将水体混合和复氧技术与微生态强化技术相结合，充分发挥各自优势，协同增效，能够实现水体解层、藻类控制、污染物降解和水体生态修复，改善引黄水源取水口水质。

太阳能水生态修复系统的有效影响半径为40m，半径50~100m为影响过渡区；影响水深为0~7m。太阳能和风力水生态修复系统能够表现出

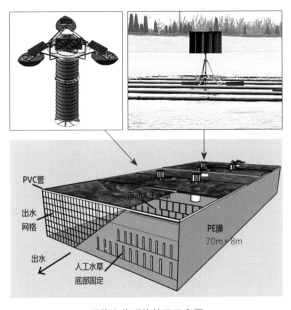

原位净化系统单元示意图

较好的水质混合和复氧效果，对水库水体中藻类的生长表现出一定的抑制作用；该系统结合局部水流循环布置人工水草有利于形成微生态，抑制藻类的生长。

将人工水草放入试验装置，确定最佳水力停留时间不应长于7d。经过自然挂膜，原位净化系统对藻类、总氮和耗氧量的去除率分别达25%、12.5%和15.6%，对氨氮的去除效果不明显。

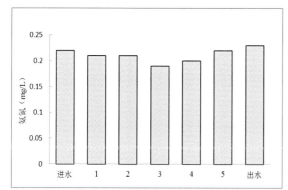

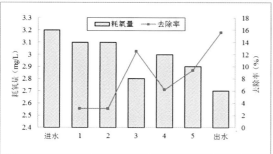

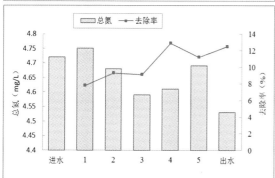

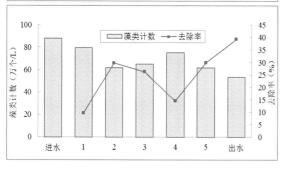

中试区水质净化效果

3.3.5 应急控藻与输水管道水质改善技术

引黄水库开放式沉沙条渠增加了突发污染的风险。水库蓄水过程中，条渠存在藻类暴发的威胁，因此有必要在原水进入水厂之前采取有效的应急措施。

（1）应急控藻技术

生物除藻是利用生物（包括其代谢产物）抑制

或消除水体中的藻类的技术。从引黄水库中分离获得多株溶藻菌株，其中Aeromonassp.可有效抑制颤藻、微囊藻、鱼腥藻、节球藻等有毒有害蓝藻。利用该溶藻菌株在2L、12L、100L、2000L反应器中分别开展除藻小试和中试，控藻率均高于70%。

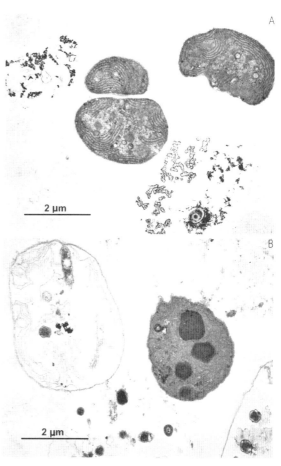

溶藻前后铜绿微囊藻细胞内部变化
A 空白；B 添加胞外分泌物 96h 后

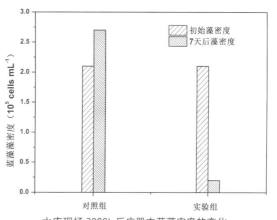

水库现场 2000L 反应器中蓝藻密度的变化

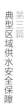

（2）输水管道水质改善技术

输水管道水质改善单元利用输水管道作为药剂的反应场所，在输水的过程中实现了水质的改善。

为确定各种突发污染状况下推荐技术及技术参数，采用投加氧化剂（高锰酸钾、二氧化氯）和吸附剂（粉末活性炭）等方法，通过试验得出药剂的最佳投加量。

根据小试和中试试验结果，结合水厂现有工艺现状和相关经验参数，采用投加氧化剂（高锰酸钾、二氧化氯）和吸附剂（粉末活性炭）等方法，充分利用水库到水厂的输水距离，发挥药剂的氧化和吸附作用，改善原水水质，提高水厂的运行稳定性，形成输水系统水质改善应对预案。

输水系统水质改善应对预案表

污染类型	污染指标 耗氧量mg/L	药剂投加量 高锰酸钾mg/L	二氧化氯mg/L	粉末活性炭mg/L
有机物	3~5	0.1~0.2		
			0.1~0.2	
				5~10
	5~7	0.2~0.5		
			0.2~0.4	
				10~20
	7~10	0.2~0.5		10~20
			0.2~0.4	10~20
	>10	0.5~0.8		20~30
			0.4~0.7	20~30
石油	石油浓度mg/L	高锰酸钾mg/L	二氧化氯mg/L	粉末活性炭mg/L
	0.05~0.1	0.3~0.5		
				3~5
	0.1~0.2			5~10
	0.2~0.4			10~25
	0.4~0.6			25~40
	>0.6			40~80
藻类	叶绿素a μg/L	高锰酸钾mg/L	二氧化氯mg/L	粉末活性炭mg/L
	20~30	0.2~0.4		
			0.2~0.3	
				10~15
	30~40	0.3~0.5		5~10
			0.3~0.6	
	40~50	0.5~0.7		10~20
			0.6~0.9	
	>50		1	10~20

注：氧化剂和吸附剂的投加间隔时间为30min

基于上述研究结果，分别在济南鹊山水库、玉清湖水库等黄河下游地区引黄水库输水管道建立药剂投加口，并建立处理规模为40万立方米/d的移动式应急处理系统，可实现次氯酸钠、高锰酸钾、二氧化氯、酸、碱、粉末活性炭等药剂的自动投加。该系统可通过牵引车或其他交通工具灵活移动，可自备电源，从而有效应对水源突发污染，保障水质安全。原水叶绿素a在2.83～3.15μg/L，在二氧化氯投加量为0.5mg/L的条件下降至1.07～1.12μg/L，去除率为60.4%～66.0%，说明二氧化氯能有效控制水中藻类，可用于应急除藻。

在二氧化氯和粉末活性炭投加量分别为0.5和10mg/L的条件下，二氧化氯+粉末活性炭对叶绿素a和TOC的去除率分别为65.5%和11.4%，说明二氧化氯+粉末活性炭能有效去除水中藻类和有机物。

4 潮汐影响城市水资源承载力分析与取水口优化技术

4.1 研究背景

《钱塘江河口（杭州市）饮用水源地规划与取水口布置》是"十一五"国家水体污染控制与治理科技重大专项课题《潮汐影响城市饮用水安全保障共性技术研究与示范》（课题编号：2009 ZX07424-001）的子课题。浙江大学为课题牵头承担单位，中国城市规划设计研究院为本子课题承担单位。课题执行期为2012～2013年。

杭州是浙江省省会和经济、文化、科教中心，长江三角洲中心城市之一，国家历史文化名城和重要的风景旅游城市。杭州市总面积16596km²，其中市辖区3068km²，包括上城、下城、拱墅、西湖、江干、滨江、萧山、余杭等八个区。

钱塘江是浙江省第一大河，长668km，流域面积55558km²，86.5%在浙江省境内，占浙江省总面积的47.2%。上游分北源新安江和南源兰江。两源在浙江省建德县梅城镇汇合后称富春江，下行至芦茨埠（现已建成富春江水电站），进入受潮汐影响的河口区，经过杭州市区后流入杭州湾，最后汇入东海。

钱塘江河口是典型的强潮河口，咸水入侵是影响河口段用水水质安全的主要制约因素之一。农历每月月初和月中有两个潮汛期，每年农历7～10月为大潮汛时段，咸潮侵袭一般在闻家堰以下江段。钱塘江潮汛期间，氯化物指标非常高，下游七堡断面的氯化物最高可达5000mg/L，受咸潮影响严重时，无法作为饮用水水源取用。此外，杭州取水口

下游建有污水处理厂，又有嘉兴地区化工污染，水质很差，潮汐影响不仅造成钱塘江咸潮，也会使下游污水上涌，使得取水口水质进一步恶化。钱塘江水源易受到钱塘江咸潮的影响，近年来有加重趋势。随着居民生活用水量的日益增加，用水范围不断扩大，咸潮影响将更加突出。由此可见，潮汐作用尤其是咸潮威胁是杭州市饮用水安全的主要隐患。

为抵御咸潮入侵，保障杭州市饮用水供水安全，从而满足杭州市社会经济长期稳定健康发展的用水需求，确定研究任务如下：

（1）综合考虑可供水量、用水水平和河口生态环境需水量等因素，建立钱塘江强潮河口地区（杭州市）水资源、人口、环境、经济和社会相联系的水资源承载力多目标模型，研究不同水平年、不同策略方案下的水资源所能承载的经济、人口规模。提出确保潮汐影响地区（杭州市）饮用水安全并满足社会经济可持续发展需要的水资源承载力的定量评价指标。

（2）根据潮汐河流（钱塘江杭州段）不同径流与潮流组合条件下咸水入侵范围和盐度分布规律，结合潮汐影响城市未来供水需求预测，开展杭州市河口地区饮用水源地中长期规划。同时，以杭州市为例，根据取水规模、方式与河口河道形态及动态演变趋势，进行取水口的位置、数量和取水规模等

优化布置方面的案例研究，为潮汐影响城市饮用水资源的可持续利用提供关键技术支撑。

4.2 研究方案

针对研究目标与任务，制订了如下的研究方案：

（1）开展强潮河流（杭州市）水资源承载力分析。首先，对杭州市的现状进行全面、细致的分析。然后综合考虑可供水量、用水水平和河口生态环境需水量等因素，建立钱塘江强潮河口地区（杭州市）水资源、人口、环境、经济和社会相联系的水资源承载力多目标模型。通过该模型，计算研究不同水平年、不同策略方案下的水资源所能承载的经济、人口规模。在此基础上，总结归纳出确保潮汐影响地区（杭州市）饮用水安全并满足社会经济可持续发展需要的水资源承载力的定量评价指标。

（2）开展杭州市河口地区饮用水源地中长期规划。首先，建立一套潮汐河流取水口优化布置的方法。以杭州市为例，根据潮汐河流（钱塘江杭州段）不同径流与潮流组合条件下咸水入侵范围和盐度分布规律，结合潮汐影响城市未来供水需求预测，开展杭州市河口地区饮用水源地中长期规划，进行水厂布局、取水口布置、水源配置、水源保障等方面的工作。重点根据取水规模、方式与河口河道形态及动态演变趋势，进行取水口的位置、数量和取水规模等优化布置方面的案例研究。

（3）结合杭州市水资源优化配置及取水口优化布置案例研究，提出潮汐河流（钱塘江杭州段）饮用水取引水导则（初稿）。

4.3 强潮河流（杭州市）水资源承载力分析

首先，构建了杭州市区钱塘江流域水资源承载力多目标优化模型。在模型中，将用水部门分为：城镇居民生活、农村居民生活、种植业、畜牧业、渔业、二产和三产。

本文设定优化目标为：1）流域承载人口规模最大化；2）流域经济规模最大化；3）流域污染物排放量最小化。

1）流域承载人口规模最大化 $f_1(x)$: $\max \sum\limits_{j} P_j$
其中，j 表示农村、城市，P 表示人口数量（万人）。

2）流域经济规模最大化 $f_2(x)$: $\max \sum\limits_{i} GDP_i$
其中，GDP_i 为不同行业各情景下的经济规模。

3）流域污染物排放量最小化 $f_3(x)$:

$$Min(\sum\limits_{\text{点源}} COD_{\text{点源}} + \sum\limits_{\text{面源}} COD_{\text{面源}})$$

其中，$COD_{\text{点源}}$ 为各相关行业 $COD_{\text{点源}}$ 排放量，$COD_{\text{面源}}$ 为各相关行业 $COD_{\text{面源}}$ 排放量。

本研究采用加权法将多目标方程转化为单目标方程进行求解。设定总目标如下：

$$MaxF(x) = a_1 \cdot f_1(x) + a_2 \cdot f_2(x) - a_3 \cdot f_3(x)$$

其中，a_i 为各分目标的权重。本研究暂不考虑各分目标之间权重的差异，即假设各目标的权重均为1。后续研究可对权重作进一步的深入探讨。

为了充分考虑不同的规划年下气候条件、经济技术水平以及用水效率的差异对区域水资源承载力的影响，采用情景分析的方法对不同情景进行多目标优化求解，并进行对比分析。气候因素主要考虑

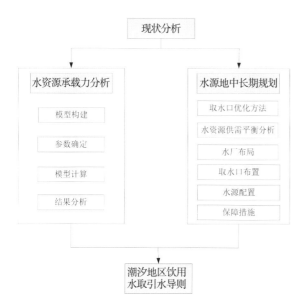

钱塘江河口（杭州市）饮用水源地规划与取水口布置技术路线

根据钱塘江流域历年水资源量，统计获得不同保证率下水资源量变化情况。经济发展主要考虑不同规划年下各行业经济发展趋势的变化情况。用水效率主要考虑各行业节水状况，并将其分为一般节水和强化节水情景。从气候、节水、时间3个不同维度设定12种情景。气候因素，分别考虑50%、75%、95%水资源保证率。节水因素，分别考虑一般节水和强化节水。时间因素，分别考虑2020年和2050年。

采用LINGO 11.0优化求解器，分别对以上设定的12种情景进行优化求解。计算结果分析如下：

（1）水资源可承载的经济规模，主要取决于技术进步和经济发展等因素。同一规划年下，由于气候变化所引起的可利用水资源量的变化将会显著影响可承载的经济规模。加强节约用水能显著缓解气候变化所可能造成的不利影响。各情景下强化节水使得可承载的区域经济规模平均增长约21%，充分表明强化节水措施对于区域经济发展的促进作用和重要意义。

（2）气候变化以及节水程度会显著影响可承载的城市人口规模。以2020年为例，在50%保证率下，节水程度的提高使可承载的城市人口增加约24.9%。而随着水资源保证率的降低，城市可承载的人口规模平均下降约23.1%。因此，为减少未来气候变化对城市发展的影响，更强有力的城市节水政策的实施将变得十分必要。

（3）农村人口规模受气候和节水强度的影响相对较小。水资源保证率下降会使农村人口下降约10.6%左右，节水强化会对农村人口规模带来7%左右的变动。这说明，相比于城市人口规模，农村人口规模对于气候、节水因素变化的敏感度较低，变化较为平稳。

4.4 潮汐河口地区取水口优化布置方法

总结提出了潮汐河口地区取水口优化布置的原则，以及以数学模型计算为基础、以情景分析为手段的取水口优化布置方法。

取水口优化布置总的原则是：统筹安排，实现系统整体最优，兼顾城市近中期发展与长远发展的要求。具体包括以下5个方面：

（1）取水口的水质应符合国家《地表水环境质量标准》GB 3838-2002的相关水质要求。

（2）取水口的设置应尽量避免或降低咸潮的影响，以使供水保证率满足相应的要求。

（3）取水口及输水管线的布置应符合工程、地质的要求，技术上可行。

（4）遵循节能减排的理念，降低取引水工程整体的能耗。

（5）经济性原则，取引水工程造价及运行费用尽可能低。

在潮汐地区，取水口同时受到下游咸潮与水污染的威胁，但抗咸是主要矛盾。咸潮是客观的自然现象，一般来讲只能规避，而难以改变。水污染则是人为造成的，可以通过主观努力来减少污染、改善水质。因此，在取水口规划时应首先保证能够抵御咸潮入侵，满足供水保证率，然后再根据水质状况进行取舍。

总体上，抗咸有两条途径：一是将取水口上移，移到不受或少受咸潮影响的地方；二是取水口位置不变，修建足够容积的蓄淡水库。取水口的上移，一方面加大了引水距离，增加了系统整体的能耗，存在经济性和安全性的问题，另一方面又往往受到上游城市排污的制约，因而不能无限上移。而蓄淡水库的库容，既要考虑经济成本，又要考虑用地的限制因素。因此，需要在取水口上移和蓄淡水库库容之间进行平衡与优化。

在规划实践中，净水厂的布局，以及排水的规模与位置一般是先行确定的，可以作为前提条件。取水口的优化包括取水口的规模、数量与位置三个方面。一般地，取水的总规模是确定的，各取水口的取水规模待定。重点在于取水口位置的合理选取。同时，要对现有取水口是否保留进行评估。取水口优化布置的具体流程如下：

（1）咸潮影响分析。由于取水口的数量与位置未定，因此将取水量全部放在研究区域的最上游（即最不利条件下）。采用情景分析的方法，用盐度模型计算出一定保证率下的咸潮入侵范围、主要节点的最大连续超标时长及累积超标时长，绘制咸潮入侵超标时间曲线，从而确定不受咸潮影响或受咸潮影响较小的"咸潮安全区域"。

（2）水质影响分析。结合排污及河流水质的现状，考察在规划期内能否满足取水口的水质要求。具体做法是，根据现状及相关规划，确定规划期内本地及上游的污染排放和初始水质情景，并将取水量全部放在研究区域的最上游，用水质模型计算分析"咸潮安全区域"内河流水质的时空分布情况，然后根据取水口的水质要求，分析确定适合作为取水口的区域。

（3）取水口初步筛选。基于盐度与水质计算的结果，并结合水量、工程地质等因素，初步筛选提出几个备选的取水口。水量方面应考虑流量的稳定性，确保能够取到足量的水。工程地质方面应考虑河床稳定性、水文泥沙特性等，以保证取水构筑物安全可靠。

（4）方案比选。结合现有取水口、备选取水口，设定几种不同的取水口数量与位置组合的情景，根据咸潮入侵超标时间曲线等，计算备用水源（避咸蓄淡水库）的规模，进行分析、计算、评价、比较。一方面要对咸潮入侵和水质影响进行复核，另一方面还要进行经济、能耗、工程方面的分析。

（5）方案确定。综合方案比选中的咸潮入侵、水质影响、能耗、经济、工程等各方面因素进行评判，最终优化得到水源配置、取水口布置及抗咸调度的方案。

以上方法通过逐步缩小取水口的选择范围，并集中到有限的若干个可行方案中，避免了一般的优化方法在无穷多的方案中进行筛选。虽然最终确定的方案未必是绝对最优，但却是相对最优，能够满足城市供水规划的需求。

4.5　杭州市河口地区饮用水源地中长期规划

（1）水厂布局

到规划远景2050年，随着杭州市城市、人口规模的进一步扩张，用水量增加较多，将会出现用水紧张的局面。需要通过加强水污染防治，提高内河水质，减少环境配水量来加以解决。

由于水源、水厂、管网的建设都需要较长的时间，供水能力适度超前，在水厂规模的确定时将考虑1.1～1.2的供需比。结合城市总体规划的用地布局，充分利用现有设施，近远期结合，并为远景发展预留用地。规划共10座给水厂。

（2）水源配置

水源包括主水源、应急备用水源和战略储备水源三个层次，分别如下：

第一层次：主水源。主水源作为水厂日常的取水水源，主要利用钱塘江作为水源。

第二层次：应急备用水源。应急备用水源主要是在主水源突发饮用水安全事故（包括咸潮入侵）而不能保证正常供水时作为主水源的替代水源。确定珊瑚沙水库、闲林水库、滨江水厂避咸塘、浦沿水厂、白马湖、湘湖备用水源、苍坞水库等为应急备用水源。

第三层次：战略储备水源。在主水源和应急备用水源都无法满足供水需要时，应启用战略储备水源。将千岛湖作为杭州市区远景战略备用水源。

（3）取水口优化布置

首先，进行咸潮入侵的计算。在咸潮的四个影响因素中，上游径流不但受自然降雨影响，而且受人工调控干预，其余3个因素均为自然因素。因此，选定七堡潮差Z的频率为5%（潮差3.9m），江水起始含氯度C的频率为10%（即氯度边界条件为7149mg/L），江道容积C的频率为10%（5.7亿立方米），而上游径流量选用不同的频率（50～1000m³/s）进行。根据规划的公共水厂取水规模，并考虑农灌、环境配水等其他取水需求，确定取水流量为72m³/s。根据排水规划，污水及其他排水流量为13.3m³/s。

动力学方程采用基于无碰撞二维Boltzmann方程。

$$\frac{\partial q}{\partial t}+c_x\frac{\partial q}{\partial x}+c_y\frac{\partial q}{\partial x}+\frac{\partial \phi}{\partial x}\frac{\partial q}{\partial c_x}+\frac{\partial \phi}{\partial y}\frac{\partial q}{\partial c_y}=0$$

式中q为平衡态时分子速度分布函数；c_x、c_y分别为分子在x、y方向的速度；φ为外力作用项，这里考虑非平底引起的重力、阻力、风应力、柯氏力和盐度密度引起的压力等外力。

$$\phi_x=g\left(S_{0x}-S_{fx}\right)-\frac{gh^2}{2\rho}\frac{\partial \rho}{\partial x}+fhv+\frac{W_x}{\rho}+\frac{Q_s}{A}u\cos\beta$$

$$\phi_y=g\left(S_{0y}-S_{fy}\right)-\frac{gh^2}{2\rho}\frac{\partial \rho}{\partial y}-fhu+\frac{W_y}{\rho}+\frac{Q_s}{A}v\sin\beta$$

式中，g为重力加速度；S_{fx}、S_{fy}分别为x、y方向的阻力项；S_{0x}、S_{0y}分别为x、y方向的底坡项；ρ为盐水密度；f为柯氏系数；W_x、W_y分别为x、y方向的风应力；Q_s为取（排）水口的水流流量；β为取（排）水方向与x轴的夹角。

盐度模型的二维推流扩散方程如下：

$$\frac{\partial hC}{\partial t}+\left(\frac{\partial huC}{\partial x}+\frac{\partial hvC}{\partial x}\right)=\frac{\partial}{\partial x}\left(hE_x\frac{\partial C}{\partial x}\right)+\frac{\partial}{\partial y}\left(hE_y\frac{\partial C}{\partial y}\right)+\frac{Q_sC_s}{A}$$

$$\rho=\rho_0(1+\alpha C)$$

式中：C为垂线平均氯度；C_s为取（排）水口的水流氯度；A为取（排）水单元的面积；ρ_0为淡水密度；α为系数；E_x、E_y为扩散系数。

计算钱塘江河口地区15天潮汛内连续最长超标时间和累计超标时间（七堡潮差3.9m）。

其次，进行备选取水口分析。选取了里山、长安沙、三江口、袁浦及鹿山共5个备选取水口，从水质、造价、运行费用及工程可行等方面进行比较。从比选结果来看，里山和长安沙嘴可以作为取水口。两者受咸潮的影响都不大，是可控的。长安沙嘴的水质、能耗及经济性方面均优于里山，但在工程上需要对江岸进行加固，以及由此带来的前期资金投入会高于里山。在实际中，富阳市出于发

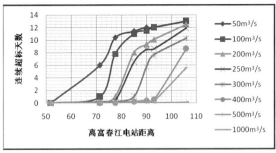

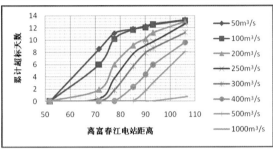

钱塘江河口地区咸潮入侵连续超标天数、累积超标天数模拟结果

展经济的考虑，要求将取水口从里山往下游移。杭州市也对取水口进行了进一步的比选，于2005年12月，杭州市明确同意将原规划拟定富阳里山取水口移位至富阳长安沙嘴取水口。综合理论分析计算与现实的考量，选择长安沙嘴作为推荐的取水口。

最后，确定取水口优化布置方案如下：

（1）2020年前，珊瑚沙水库和闲林水库基本可以满足抗咸的需求，长安沙嘴取水口可以不启用，仍然使用江北地区现有的各取水口。在远景启用长安沙嘴取水口。

（2）修建十里横浦水库作为战略备用水源。对十里横浦水库的用地作预留，对长安沙岛的开发进行严格的控制。

（3）江南地区现有的各取水口，基本可满足咸潮入侵期间的供水需求，因此仍然保留，但需加强对浦阳江的水质管理。

5 常州地区水源水质评估技术

5.1 研究背景

常州市地处江苏省南部、长三角腹地，北靠长江，南临太湖，与上海、南京两大都市等距相望，区位条件优越。2019年末全市常住人口473.6万人，其中城镇人口347万人，城镇化率达到73.3%。

长江水质优良、水量丰富，通常被作为沿江城市的主要饮用水水源，长江常州、无锡段饮用水水源及水厂分布较为集中。由于长江黄金水道船舶通行量大，沿江化工企业、港口码头集聚等原因，常州长江水源潜在的移动和固定污染风险源较多。当水源地发生突发性的水质问题时将导致水厂无法正常供水，甚至对城市正常运行造成威胁。

为更科学地保障城市供水安全和居民饮水安全，降低水源污染风险，本课题开展了城市饮用水水源安全评估指标体系构建与评估方法关键技术的研究。通过水源安全评估有效识别出各水源和应急水源存在的问题、短板及风险，对常州城市饮用水水源保护、应急水源建设、水源配置等提出优化和改善建议，为进一步提高常州城市供水安全保障能力提供重要参考。

5.2 研究思路

根据研究任务和研究重点，制定了本研究的技术路线。首先通过国内外文献调研，收集资料和现场踏勘，对城市现状水源地及供水相关情况开展全面系统的整理分析，在此基础上提出和完善水源地安全评估指标体系；结合常州市水源及供水基本情况梳理，分别对各水源、应急水源的污染风险及用水增长水平、水质安全、水量安全、应急供水能力、监管防范能力进行评估，明

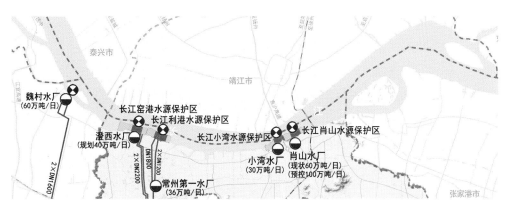

长江常州、无锡段饮用水水源及水厂分布图

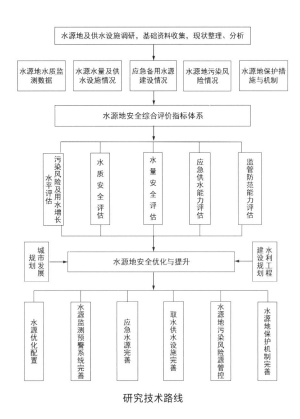

水源地及供水设施调研，基础资料收集，现状整理、分析

水源地水质监测数据	水源水量及供水设施情况	应急备用水源建设情况	水源地污染风险情况	水源地保护措施与机制

水源地安全综合评价指标体系

污染风险及用水增长水平评估	水质安全评估	水量安全评估	应急供水能力评估	监管防范能力评估

城市规划发展 → 水源地安全优化与提升 ← 水利工程建设规划

水源优化配置	水源监测预警系统完善	应急水源完善	取水供水设施完善	水源地污染风险源管控	水源地保护机制完善

研究技术路线

确各水源、应急水源安全存在的主要问题；最后结合城市发展规划及水利工程建设规划，提出常州市水源安全优化与提升建议，包括水源优化配置、应急水源完善、水源地污染风险源管控、水源地保护机制完善等方面。

5.3 水源安全评估方法及指标体系选取

城市饮用水水源安全是由许多影响因素组成的复杂系统，各子系统之间相互联系、相互影响。当前使用较多的水源安全评估方法有层次分析法、模糊数学法、灰色关联法及压力-状态-响应模型等，其中层次分析法可以将定量与定性相结合，在多目标、结构复杂且缺乏必要数据情况下对复杂系统进行评估时具有较强的可操作性和实用性。根据城市水源安全系统多因素、多层次、多目标的特点，采用层次分析法确定水源安全指标及权重，可以实现对城市饮用水水源安全进行比较科学和客观的评估。对反映水源安全的核心关键指标进行研究和筛选，并采用层次分析

法和"压力-状态-响应"模型相结合的方法建立反映城市饮用水水源安全的评估指标体系框架，评估指标分为目标层、准则层、要素层、指标层4个层次，要素层共分为5个维度，共14个指标。为了便于量化评估和对同一水源的各个指标进行对比分析，将每个指标的评估结果由劣到优分别赋值为1～5分；根据不同指标的重要性和关键程度，采用专家打分法确定各指标权重。

城市饮用水水源安全评估指标体系表

目标层	准则层	要素层	指标层	单项指标评分	指标权重	
城市饮用水水源安全状况	压力子系统	污染风险及用水增长水平评估	污染源危害程度	5分	0.05	0.2
			风险种类及数量	5分	0.1	
			用水量增长水平	5分	0.05	
	状态子系统	水质安全评估	一般污染物水平	5分	0.1（0.05）	0.25
			有毒污染物水平	5分	0.15（0.1）	
			富营养化水平（湖泊）	5分	0（0.1）	
		水量安全评估	枯水年来水量保证率	5分	0.1	0.2
			取水、净水设施供水能力	5分	0.05	
			流域/区域水资源配置状况	5分	0.05	
	响应子系统	监管防范能力评估	风险综合防范能力	5分	0.1	0.2
			风险综合处置能力	5分	0.1	
		应急供水能力评估	应急水源供水规模	5分	0.05	0.15
			应急水源水质状况	5分	0.05	
			应急水源运维管理水平	5分	0.05	
合计	—	—	—	—	1	1

注：湖库型水源评估指标权重用括号内数值。

5.4 各准则层评估指标及方法

（1）污染风险及用水增长水平评估

污染风险及用水增长指标反映城市饮用水水源和应急水源受到污染的风险水平，以及城市用水变化情况是否满足要求。分别选取污染风险种类及数量、风险源危害程度、用水增长水平3个指标进行评估，评估结果取值1～5分。

（2）水质安全评估

水质安全指标反映水源水质是否满足饮用水水源水质要求，参照《全国城市饮用水水源地安全状况评估技术细则》相应标准及计算方法，分别对一般污染物水平、有毒污染物水平和湖泊富营养化水平进行评估，评估结果取值1～5分，分别对应从劣到优5个等级。一般污染物水平采用等权重进行评估；有毒污染物水平评估采用单因子法，对最差的项目赋全权；湖库型水源富营养化水平评估采用评分法，将单项浓度值转为评分，再对各项目评分值求均值。

（3）水量安全评估

水量安全指标反映水源水量是否满足城市用水需求，分别选取水源枯水年来水量保证率，取水、净水设施供水能力，以及流域/区域水资源配置状况3个指标进行评估，评估结果取值1～5分。枯水年来水量保证率主要表征地表水水源来水量的变化情况，枯水年来水量保证率 = 现状水平年枯水流量/设计枯水流量×100%；取水、净水设施供水能力主要反映取供水工程的建设规模及运行状况，取水、净水设施供水能力 = 现状综合生活供水量/设计综合生活供水量×100%；流域/区域水资源配置状况主要反映水源所在的流域或区域对水资源利用量的分配是否满足用水量需求，例如流域水资源分配要求、城市"水资源开发利用控制红线"要求等。

（4）监管防范能力评估

监管防范能力指标反映相关部门对城市饮用水水源及应急水源污染风险的监管和防范能力是否满足要求。分别选取污染风险种类及数量、风险源危害程度2个指标进行评估，评估结果取值1～5分。

（5）应急供水能力评估

应急供水能力指标反映应急水源相关因子是否满足城市应急供水要求，参考国家和地方相关部门出台的城市供水安全保障文件要求确定应急供水能力评估等级及标准，分别对应急水源供水规模、应急水源水质状况、应急水源运维管理水平3个指标进行评估，评估结果取值1～5分。各评估指标的第二层级指标采用判别矩阵进行计算评估。

（6）单水源安全评估和城市水源安全综合评估

单水源安全评估：根据以上各评估指标的评分和标准对单个水源和应急水源安全进行评估，其中常规水源对应水质安全、水量安全、污染风险及用水量增长水平、监管防范能力4个维度的11个指标，应急水源对应应急供水能力、污染风险及用水量增长水平、监管防范能力3个维度的8个指标，各指标评估结果取值1～5分。通过同一水源不同指标的对比分析可识别水源存在的突出问题和短板。

城市水源安全综合评估：在单水源评估结果的基础上，根据各水源供水量占比对各指标层评分进行加权求和计算，其中常用水源按照其占城市总供水量比例，应急水源按照应急供水量比例；按照各指标权重，对所有指标评分进行加权求和，评估城市饮用水水源安全状况，评估结果取值1～5分，得分由低到高分别对应"极不安全、不安全、警戒、较安全、安全"5个等级。

5.5 常州市城市水源安全综合评估

基于以上各准则层评估结果，通过综合计算得出常州城市饮用水水源安全评估结果为4.1分，评估等级为"安全"。常州市城市供水安全水平较高，现状水源总体稳定、可靠，城市供水安全可以得到良好保障。在五个评估维度中"污染风险及用水增长水平"相对最为薄弱，水源及应急水源存在较多问题和风险。

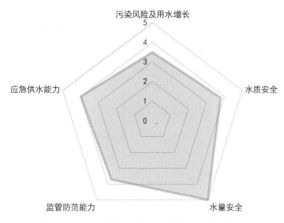

常州城市饮用水水源安全评估结果雷达分析图

5.6 现状水源供水安全优化建议

（1）长江水源

根据评估结果，长江水源的主要问题和薄弱环节为部分有毒污染物超标频次较高，发生水污染事件的风险因素较多、对饮用水源威胁较大。

为进一步提升常州长江水源供水安全保障能力，提出以下建议：完善长江水源在线水质监测系统和水质预警系统，建立流域性的长江饮用水源突发污染信息联网互通机制和预警体系，实时掌握长江水污染情况；强化企业风险监管，定期检查沿江企业环保设施运行情况及应急措施的落实情况；提高船舶污染监控水平，严格监管运输危险品的船舶，加强码头设置和防护措施管理；成立专业水上应急救援队伍，加强水上事故应急处置物资储备，提高长江污染应急处置能力。

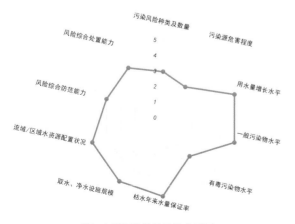

长江水源评估结果雷达分析图

（2）长荡湖水源

根据评估结果，长荡湖水源没有明显的薄弱环节，主要问题是水体处于中度富营养化状态，并且污染风险种类较多。

为进一步提升长荡湖水源供水安全保障能力，提出以下建议：在长荡湖流域内开展河网生态修复工程，疏浚湖底和进出湖河道，整治长荡湖周边禽畜养殖场，加强对湖区船只排污监管，提高河网和水体自净能力，抑制藻类的生长繁殖；加强环境监管，完善水质预警和污染应急处理机制，对长荡湖水质实行定期和不定期监测，研究评估潜在污染事件发展趋势和影响范围，提出相应的应急处理预案。

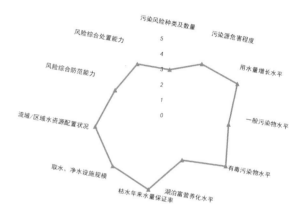

长荡湖水源评估结果雷达分析图

（3）德胜河应急水源

根据评估结果，德胜河应急水源的主要问题及短板为：应急水源难以划定水源保护区导致水源保护管理受限；潜在污染风险种类多数量大，且风险防范能力较弱；德胜河汛期水质波动较大，部分支流水质差，应急供水期间良好水质维持时间可能较短。

为进一步提升德胜河应急供水保障能力，提出以下建议：探索建立应急水源环境保护管理机制，划定德胜河相关"应急水源保护区"并制定保障措施；加强对河道周边企业、码头和河道内机动船只的管理，整治或迁移河道周边企业和码头的污水排放口；完善周围城镇居民的生活污水收集处理系统；对德胜河上游支流进行治理，关注农业面源、城镇雨水径流污染并采取治理措施。

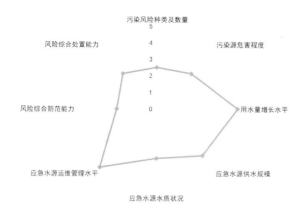

德胜河应急水源评估结果雷达分析图

（4）滆湖应急水源

根据评估结果，滆湖应急水源的主要问题及短板为：现状水质状况不佳且不稳定，超标污染物较多，处于中度富营养化状态；潜在的污染风险种类较多，且污染防治难度很大。

为进一步提升滆湖应急供水保障能力，提出以下建议：加快滆湖流域内生活污水管网建设，提高

生活污水处理率；合理发展水产养殖业，拆除超面积围网，控制和削减湖区网围养殖污染；进行农业种植结构调整，提高灌溉技术，降低农业化肥、农药的使用量；在近岸区域实施生态恢复工程，提高湿地面积，形成自然繁衍的水生植物群落；完善应急水源日常监管制度，加快备用水源管网与城市供水管网的完全连通；加快实施并充分发挥新孟河延伸拓浚工程效益，持续改善滆湖水质。

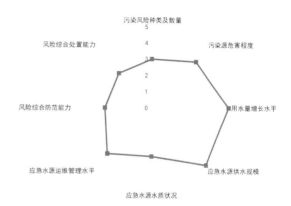

滆湖应急水源评估结果雷达分析图

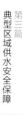

6 舟山海岛水资源利用规划与多渠道开发利用技术

6.1 研究背景

舟山群岛地处我国东南沿海，长江口南侧，杭州湾外缘的东海海域上。舟山群岛是我国最大的岛群，共有岛屿1390个，其中103个常年有人居住，总面积2.22万km²，陆地面积0.14万km²，海岸线长2448km。舟山本岛是舟山群岛中面积最大的岛，东西长45km，南北宽18km，总面积为502.6km²。

2007年舟山市的相关调查显示，舟山区域陆地水域总面积为31.3475km²，年平均径流深471.4mm，全市多年平均降水量1208.6mm，产流约占39.6%。舟山市水资源总量为6.91亿m³，人均占有量大约为691m³，远低于全省1950.6m³/人的平均水平。同时在6.91亿m³的水资源总量中，扣除无法利用的水资源量，实际可开发利用的水资源量仅约3.6亿m³。因此舟山淡水资源非常缺乏，属于资源型缺水地区（舟山市陆地水域调查汇总成果、2007）。

舟山水资源中多年平均地下水资源为1.455亿m³，地下水以山丘基岩裂水为主，平原潜水所占比重较小；大部分为矿化度小于2.0g/L的淡水，局部海滨地区存在少量微咸水或咸水。地下水可开采量为1571.6万m³。

6.2 存在的主要问题

1）供水水源短缺且利用效率低。城市水资源严重不足，且因污水收集处理系统的不完善，造成水污染严重。雨水、再生水、海水淡化等非常规水资源开发利用尚未得到足够的重视。一方面现有的水资源短缺，且污染问题严重；另一方面现有的水资源未能实现合理优化配置，利用效率大打折扣。这样就使得供水水源问题成为制约本地区经济发展的主要因素。

2）供水设施未实现协调统一。现有的供水设施相对独立、分散，且乡镇水厂存在规模小、建设滞后、管理水平不足等问题，缺乏全市范围内的统一调度管理，未能实现市域范围内供水设施的协调统一。

3）供水管网不完善、供水分区不合理。目前整个供水区域内没有形成系统的供水网络，且供水分区不合理，同时存在虹桥水厂供水范围过大和平阳浦水厂制水能力不能够得到充分利用的问题。

4）供水水质难以保证。小型水厂处理工艺简单，水质化验设备简陋，对原水水质变化适应性差。

针对上述问题，在对舟山水资源情况及人口经济发展情况进行广泛调研的基础上，以《浙江省舟山群岛空间发展战略研究》为依据，分析预测舟山市未来城镇水资源供需情况，对本地水资源、大陆引水及非常规水资源（包括再生水、雨水、海水）进行研究，分析其可利用量、水质水量空间分布特征及开发利用的技术；在此基础上，基本原则，研究提出区域水资源优化和高效配置的规划方案，以及不同岛屿地区的水资源优化配置方案和相关区域供水设施的建议方案。

6.3 雨水收集利用

舟山市陆地面积狭窄，且山低谷浅，河流源短流急，独流入海，无建造大型骨干水库条件，属资源型缺水地区。水资源短缺已经极大地影响了舟山市居民生活和工农业生产，特别是随着当地经济的飞速发展与城市化进程的加快，淡水资源匮乏问题更为突出。雨水收集处理系统作为一种成本低廉的节水系统，其推广与普及是解决水资源紧缺的一种有效措施。

城市雨水资源化就是针对城市建设区内的屋顶、道路、庭院、广场和绿地等不同下垫面所产生的降雨径流，采取相应的工程措施，将雨水蓄积起来并作为一种可用水源的过程。舟山市是个群岛城市，不同岛屿降水与径流差异很大，需要针对具体的情况采取相应技术措施。（1）在周边城乡供水一体化难以涉及的小岛，由于屋顶接水系统相对成型，通过屋面雨水收集利用系统达到雨水收集、调蓄和净化，作为当地居民的直接饮用水水源；（2）在本岛及县级岛屿，主要以大陆引水和水库蓄水作为饮用水源，雨水作为辅助水源，主要利用各种人工或自然水体、池塘、湿地或低洼地对雨水径流实施调蓄、净化，作为居民生活杂用水和工农业生产用水的水源。

舟山群岛降水水质受陆源影响较为明显，岛内的酸雨频率为85%以上。初期雨水污染较为严重，需要对现有的屋顶接水系统进行改进，设置成单体建筑分散式系统，系统由雨水汇集区、输水管、截污装置、储存、净化系统和配水系统等几部分组成。

针对现有屋顶接水系统的不足进行改进，增加了初期弃流装置，并在雨水水质较差的季节，适当地在滤池前加入混凝剂，提高处理效果，使出水水

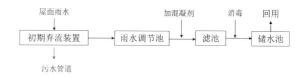

屋面雨水收集与回用的工艺流程图

质可满足回用水水质标准。

1）采用合适的屋顶材料。集水最佳屋顶材料是金属、陶瓦和以混凝土为基面的材料（如瓦片或纤维接合剂）；石棉屋顶材料不适于收集以饮用为目的的水，因为石棉纤维会进入系统中；不允许采用含铅材料（如塑料）作为集水屋顶。

2）应设初期雨水弃流设施（绿化屋面除外），弃流量应按照建筑所在地实测的雨水污染物浓度变化曲线确定。当无资料时，可采用2~3毫米径流厚度作为屋面初期雨水弃流厚度。据此初期弃流厚度与实际的屋面集水面积得出雨水初期弃流装置的体积，当该装置集满雨水后，利用自动控制装置关闭雨水初期弃流装置的进水管，使雨水直接进入雨水调节池。

3）雨水处理工艺应根据收集雨水的水量、水质和回用雨水水质的情况经技术经济比较后确定。采用典型的过滤工艺流程时，如果雨水水质污染较重，应在过滤前投加混凝剂。雨水中主要为溶解COD，直接过滤对COD、SS和色度的去除效果不好，但投加混凝剂后效果可明显提高。

4）根据雨水的来源及水质特点，也可将雨水的收集和处理结合起来同步进行，实行分散式控制。分散控制是指充分利用生态铺砌面（例如路边草坪绿化带、浅草沟等），在雨水汇入管道之前初步去除水中的污染物质。

现状岛内主要是通过屋顶接水系统集水作为生活饮用水水源，地面集流未被很好的利用，雨水利用率低。根据规划雨水利用技术措施，在海岛内增加路面集雨系统和绿地集雨系统，提高雨水收集利用率，实现雨水资源的有效利用。

规划到2015年舟山市雨水利用的集雨面积

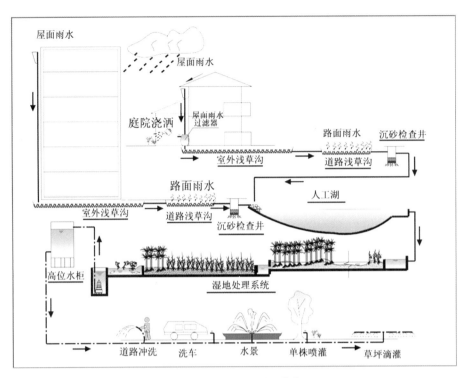

综合雨水系统收集与回用的工艺流程图

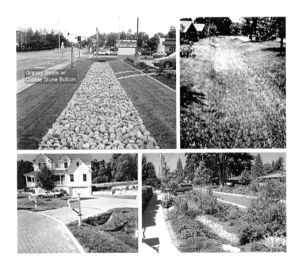

浅草沟应用实例

达到200万m²（相当于舟山市1/3的农村家庭有集雨系统，每户家庭平均有20m²的集雨面积），其中一半为屋面集雨，一半为地面集雨，径流系数分别屋面集雨为0.8，地面集雨为0.6，在降水保证率为95%的水平年降水847.8mm，能蓄集雨水118.6万m³/年。2020年集雨面积在此基础上再增加100万m²，达到300万m²，规划期末能蓄集雨水178万m³/年。

6.4 海水资源综合利用

舟山市岛屿众多，水资源情况各异，因此发展海水淡化应坚持"因岛制宜、合理布局"的原则。

1）对于舟山本岛、金塘岛等经济发达，人口密集，且具有一定本地水资源量和大陆引水水量的岛屿，海水淡化应作为优化水资源结构，缓解缺水压力的重要选择。按照产业联动发展的思路，在布局电源点及大型产业耗水项目时，根据需要和可能配套建设海水淡化工程。规划在舟山本岛北部新建的舟山2×30万kW发电厂配套建设50000t/d的海水淡化项目，在满足电厂自身用水的基础上，向附近的工业园区及居民供水。

2）对于岱山、六横、泗礁岛等具有一定本地水资源，且具有从大陆引水条件的岛屿，应以开发利用本地水资源为基础，将海水淡化和大陆引水经科学论证、比选，择优确定供水策略。

3）对于虾峙、衢山、秀山等不具备从大陆引水条件的岛屿，发展海水淡化将成为解决缺水问题的主要途径。

4）对于边远、分散，面积及人口较少的岛屿，可利用海水淡化船，流动制水供水，以应对季节性缺水问题。

规划方案

1）积极推进海水替代利用，实现水资源优化配置

舟山市的水产养殖场、水产加工厂、冷藏厂等利用海水替代淡水初洗鱼虾等，已经取得了一定的节水成效。舟山应继续在电力、化工、石化等重点行业大力推广海水替代淡水作为工业用水（如冷却水），提高海水在工业用水中所占的比例，置换出淡水资源供城镇居民生活，实现水资源的优化配置。居民生活用水方面，应在新城区、住宅区的建设中考虑增设海水冲厕系统，建设示范工程，增大海水替代利用量。

2）因岛制宜的发展海水淡化工程

由于舟山市岛屿分散，大小不一，人口不等，自然条件各异，经济社会发展水平不同，对淡水的需求也有区别。因此解决水资源供需矛盾，要统筹规划，因岛制宜，在开发利用当地水资源、岛外引水、海水淡化等措施中进行优化比选，确定解决供水问题的最佳方案。

规划新、扩建海水淡化工程总规模18.3万m³/d，其中新建海水淡化工程总规模15.9万m³/d，根据各岛屿供水的日变化系数（本岛1.3，其他岛屿1.6），推算出可利用的海水淡化资源量为3822万m³/a，加上现状的海水淡化资源量214万m³/a，到规划期末海水淡化资源量为4036万m³/a。

3）统筹规划，分期实施

项目建设要考虑满足当前所需，又要适当超前，做到大小并举，因需而建，宜大则大、宜小则小，建设时间上宜近则近、宜远则远。

坚持全面规划、分期实施的原则，处理好近、远期关系，加快建设海水淡化工程，并就近接入市政供水管网。坚持"集中与分散相结合"的原则，因地制宜。合理布局海水淡化工程，解决饮用水困难问题。

6.5 污水再生利用

针对现状舟山市污水再生利用存在的问题，规划着重从以下两方面解决问题：一方面是解决污染的问题，通过加快污水处理及其配套设施的建设减少生活污水对水环境的影响，并促使企业推行清洁生产，加强对工业污染防治力度、实现从末端治理为主向源头治理为主的生产全过程控制的转变，以达到减污增效的双重作用；另一方面是解决利用的问题，明确再生水用途，加强回用设施的建设，达到再生水有的放矢的利用，提高再生水资源利用率。

（1）再生水水质

通常再生水水质要满足以下条件：不产生卫生上问题；没有嗅觉和视觉上的不快感；对管道、卫生设备不产生腐蚀和堵塞等。再生水水质标准（即中水水质标准）因回用对象不同而不同。根据回用对象不同，确定回用水水质标准。其中洗车、绿化、道路冲洗用水水质参照现行国家标准《城市污染水再生城市杂用水水质》GB/T 18920；景观用水水质参照现行国家标准《地表水环境质量标准》GB 3838中的Ⅳ类水（湖、库）水质。

在再生水回收利用的原则上，必须遵循"高质高用，低质低用"。因此，对于再生水回用于舟山市供水项目的应用需要注意以下两点：

①水质标准对再生水利用具有双重的影响。一方面，不同回用项目要符合不同的水质标准；另一方面，如果规定了相应的水质标准，就相应地限制了回用项目。在实际应用过程中，针对不同用途的水质标准实施不同的处理工艺是不现实的，如果扩大回用水的使用范围，须实行较高的、统一的水质标准。

②不能追求便宜而放弃对水质的保证。低质供水不代表使用简单便宜的处理工艺，因为低质水进入建筑内也有可能与人的皮肤接触，或者通过空气与人接触，如果对水中的细菌、病毒指标不严格控制，将会导致传染病的流行。应根据国家标准及相关要求，确定再生水回用水质设计值。

（2）污水再生利用规划

针对以上再生水水质规划，确定污水处理设施在现有污水处理工艺的基础上有针对性地增加1～2道净化工艺，达到再生回用水质标准。通过三方水再生回用可取代自来水用水总量的20%～40%。

再生回用设施的规模由回用水的实际用途来确定。根据舟山市的实际情况，确定再生水利用方式主要有：①冷却用水。主要用于直流式、循环空调冷却系统的冷却用水。②消防用水。③洗车。④绿化。⑤道路清扫。⑥景观环境用水。在小区中应用比较普遍，主要为观赏类景观用水，包括喷泉、瀑布、景观湖泊等。⑦冲洗厕所，是指便器冲洗用水。

规划污水再生回用率到2015年、2020年分别可以达到10%和15%，年回用量分别可以达到387万m³和696万m³。

7 地震灾后重建期饮用水预警监测技术

7.1 研究背景

近年来我国频发的几起重特大地震灾害均对城镇供水系统造成了不同程度的损失，包括水源水质的污染变化、净水构（建）筑物的损毁、输配水管网的损坏等，特别是"5·12"汶川特大地震发生后，如何尽快恢复供水，保障灾区的饮用水供应与水质安全成为震后维持灾区社会稳定，确保救援工作顺利进行以及开展灾后恢复重建工作的一项重要任务与基础条件。

通过对相关地震灾区的调查表明，因地震造成的人员和动植物死亡、工业生产设施损毁、灾后防疫工作需要、山体滑坡等次生地质灾害，将会导致病原微生物、臭味物质、石油类、有机污染物、杀虫剂、消毒剂、泥沙悬浮物以及重金属等各种污染物浓度在灾后出现明显的上升或大幅度上升，对灾区的城镇饮用水水质安全构成了重大威胁。

为保障震后灾区城镇饮用水水质安全，"十一五"国家水体污染控制与治理科技重大专项设立了"山地丘陵城市饮用水安全保障共性技术研究与示范"课题。"震后重建期饮用水预警监测技术研究与示范"（子课题编号：2009 ZX07424-004-04）是"山地丘陵城市饮用水安全保障共性技术研究与示范"课题之子课题。

7.2 主要成果

7.2.1 开展震后饮用水水源地生态环境演变评估

针对地震中动植物死亡、工业污染物泄漏、山体滑坡等次生地质灾害、灾后防疫中使用的杀虫剂和消毒剂在土壤中的积累和释放等问题造成的水源涵养区和径流区水生态环境变化，根据震前、震后饮用水源检测资料等，开展震后饮用水水源地生态环境演变的调查评估，研究分析水源地生态环境变化趋势。

地震是地壳快速释放能量过程中造成振动，其间会产生地震波的一种自然现象。地震常常造成严重的人员伤亡，能引起火灾、水灾、有毒气体泄漏、细菌污染。同时会对包括供水、电力、道路等在内的生活基础设施等造成严重影响。在山区，还可能引起地裂缝和山体滑坡等次生地质灾害，崩塌的山石堵塞江河，在上游形成地震湖。灾后防疫中使用消毒剂在土壤中的积累和释放，都会影响地震灾区城镇供水水源水质。因此研究地震灾区城镇供水水源地水质的变化趋势，对于保障灾区城镇供水安全具有重要意义。

以"5·12汶川地震"和"4·14玉树地震"受影响的典型城镇供水水源地为研究对象，按照不同河流分布，包括嘉陵江、涪江、沱江、岷江等，分别从枯水期和丰水期，对各城镇供水水源的浊度、氨氮和需氧量等指标在震前、震后及地震期间的变化进行对比研究，分析震后重建期水源地水质变化规律，得出需重点监控的关键指标。

7.2.2 开展震后典型污染物预警监测技术研究

开展震后救灾和饮用水源地污染物种类、数量的调查方法和调查原理研究，确定震后可能的典型污染物。针对震后饮用水源的典型污染物（微生物、杀虫剂、重金属等）及水源地特点，研究监测点位优化布置、在线监测仪器选择及预警因子、预警阈值确定；研究突发性水源污染的预警预报技术。

在实地调研和逐一评估的基础上，水质监测能力建设按照分期考虑、统筹安排的原则，应急过渡期以加强微生物污染预警监测、同时考虑震后水环境的复杂形势为重点。

鉴于实验室存在不同层次和不同程度的问题，针对地震毁损后应急监测仪器设备严重不足的问题，监测能力建设宜分为应急过渡期和恢复建设期，根据满足当前应急需要和考虑今后规范建设，统筹安排、分类指导。

应急过渡期，区、县监测工作应以微生物为重点，满足42项常规监测指标要求，以及保有应对突发性水源污染的必要预警监测能力、辐射服务腹地县（区）的能力配置相应的仪器设备。重点加强和确保余氯（二氧化氯余量）、浊度、菌落总数、总大肠菌群、耐热大肠菌群等5项指标的基本监测能力。

恢复建设期，各地按照国务院批复的《全国城市饮用水安全保障规划》的要求，结合城市饮用水水质监测管理的实际需要，满足106项常规监测指标要求，在实验室建设、人员配备、仪器设备购置、检测方法培训、质量控制管理等方面进行综合性建设："具备《生活饮用水卫生标准》全部项目和有关供水水源水质标准规定的基本项目、补充项目、地方确定的特定项目的监测能力，及评估地区重大供水水质事件的能力。基本

建成基于互联网的城市供水水质数据上报和管理信息系统，实现291个地级以上城市的供水水质规范化上报管理。"

7.2.3 编制震后重建期饮用水水质安全保障技术导则

将为今后地震灾区城镇饮用水应急供水保障、水源污染预警与监测、应急净化处理技术选择与应用等方面的工作提供技术指导，为构建地震灾后城镇饮用水水质安全保障技术体系提供基础。导则中所提出的关于震后饮用水水质安全保障目标、相关的集中式供水针对性应急处理技术与临时性应急供水处理技术、水质应急监测技术等均为课题研究单位的阶段性研究成果，仅供各地在今后面对发生地震灾害，进行应急供水保障时参考。各地在具体应用时，还须根据地震灾害对供水系统造成的损失情况和当地实际，因地制宜地选择相关适用的处理技术措施，并通过现场测试试验，在取得良好试验效果并确保供水安全的前提下予以应用。

（1）震后供水设施灾害损失评估

对城镇供水厂核心净化处理设施的灾损评估，以地震灾害对正常供水能力和出水水质影响程度为主要衡量标准，科学评估其损毁程度，确定合理修复方案。

对供水厂内建筑物及附属设施的灾损评估，以因灾受损可能导致的安全隐患为主要衡量标准，实事求是地反映其受损程度，对于确定仍然可以使用或经简单修葺后可供使用的设施，率先利用现有设施迅速投入生产。

充分考虑将灾损评估工作与进一步提高现有供水厂设施的抗震防灾能力、供水厂设施长远规划建设与近期升级改造等工作相结合。

（2）震后饮用水水源污染风险识别

将各不同类别污染源与水源位置的关系，用图示表示出来。根据污染物进入水源地的可能性和调查工作开展的难度情况，污染物调查工作分几个不

同层次开展进行。

针对城市水源地各级保护区，应了解一级、二级和准保护区内的全部工业企业破损、坍塌情况，生活区破坏和人员伤亡情况，畜牧、养殖场破坏情况，农田施肥、喷药情况，车辆漏损、油气管道损坏情况。

对于本行政区划内的水源地上游区域，应了解企业破损、坍塌情况，生活区破坏和人员伤亡情况，畜牧、养殖场破坏情况，农田施肥、喷药情况，车辆漏损、油气管道损坏情况。

对于上游其他城市的主要污染源，应了解大型企业或重要化工企业的破损情况，一般应从水源地取水口上溯50公里，具体情况根据实际需要掌握，除省界附近的城市，一般控制在省界内。

（3）震后灾区集中式供水突发污染应急处理

针对微生物指标安全的应急处理技术。震后针对饮用水中常见的微生物指标超标情况，通常采取临时消毒技术、强化消毒技术及其组合消毒技术等措施，确保水中微生物指标达标安全。

针对突发有机污染应急处理技术。由于氨基甲酸酯类杀虫剂——残杀威极难采用常规手段如混凝沉淀、高锰酸钾预氧化、预氯化及投加粉末活性炭等处理措施去除，只有强氧化剂（臭氧）能达到较为高效的去除效果，因此，建议震后灾区禁止使用"残杀威"这种杀虫剂或者必须使用该类消杀剂地区增设臭氧氧化备用设施；针对地震中可能产生的突发性石油类污染，城镇供水厂常采取吸油棉等吸附拦截处理措施、强化混凝或粉末活性炭吸附等强化常规工艺处理措施进行应对；对于突发的某种有毒有害有机物污染，活性炭较好吸附此种有机物时，可借鉴2005年松花江硝基苯污染成功的处理方法，采用投加粉末活性炭和颗粒活性炭改造滤池方法。

针对嗅味物质应急处理技术。常规水处理工艺对嗅味物质几乎没有去除能力，通常根据水源中嗅味物质种类及含量采用预氧化法、活性炭吸附法等进行去除。硫醇、硫醚等含硫嗅味物质亲水性较

强，不易被活性炭吸附，易被氧化，可采用预氧化—强化混凝方法去除；土臭素、2-MIB等藻类及放线菌的代谢产物，难以被氯、二氧化氯、高锰酸钾氧化，但易被活性炭吸附，可采用粉末活性炭吸附—强化混凝方法去除。

（4）临时性应急供水装置技术要求

临时性应急供水装置产水量参考标准。根据震后用水的不同目的，可以将震后分为救援阶段、应急供水阶段、过渡期保障供水阶段和恢复重建阶段。临时性应急供水装置主要应用于应急供水阶段和过渡期保障供水阶段，及时为受灾群众提供充足、安全的生活用水。

震后不同时期人均用水量

阶段划分	时间范围	人均用水量	水量用途
救援阶段	震后3天内	至少3L/（人·日）	维持生命的最低水量
应急供水阶段	震后1月内	达到40L/（人·日）	饮用、清洁等卫生用水
过渡期保障供水阶段	震后2～5个月	达到60L/（人·日）	尽量满足正常生活用水
恢复重建阶段	震后5个月以后	达到《城市居民生活用水量标准》	满足正常生活用水量

震后应急供水水源的选择。震后水源有可能受到污染，必须对所有水源进行重新检验，确定能否使用；尽量选择距受灾群众聚集点较近的地表水、地下水作为应急供水水源；若受灾群众聚集点附近的水源受到污染，应根据应急供水装置的处理能力选择污染相对较轻的地表水、地下水作为应急供水水源；水源确定之后，必须及时清除水源周围的厕所、粪坑、垃圾堆以及尸体等污染源，并在周边采取隔离防护措施，安排人员监督管理，避免水源受到人为污染，并设置简易导流沟，避免雨水或污水携带大量污染物直接进入水源地及其上游地区而造成二次污染。

移动式净水车技术要求。当供水设施遭到突发事件的破坏，且在较长时间内难以修复时，可选用

移动式净水车作为临时性应急供水装置来保障居民的基本生命和生活需要；移动式净水车可以根据受灾群众对卫生用水和饮用水的不同要求，在短时间内提供自来水或直饮水。移动式净水车主要适用于震后供水系统修复之前的应急供水阶段和过渡期保障供水阶段进行临时性应急供水，可以根据受灾群众数量及人均需水量［40～60L/（人·日）］选择不同产水量、不同数量的移动式净水车；移动式净水车一般由汽车或挂车底盘、净水系统、自动控制系统和辅助设备等部分组成。

（5）震后城镇供水水质应急监测

地震发生以后，城镇供水水质监测机构应能够迅速提供持续、可靠的检测能力，利用应急检测设备迅速取得高质量水质数据，为决策者提供技术支持。为指导震后各级水质实验室做好城镇供水水质应急监测工作，本《导则》将其分为抢险期、过渡期和永久性三个阶段，并针对各阶段水质应急监测工作的特点，搜集、汇总与之相对应的分析方法，制定规范的操作程序。

7.3 成果应用

本研究提出的震后典型污染物预警监测技术，在震后重建期水源—水厂—管网监测预警与应急处理技术集成示范工程（绵阳市三水厂及其水源和输配水管网系统）中应用。

绵阳市第三水厂位于市区北部，市区涪江段的上游，属高水片区，临长虹大道。三水厂自1996年2月投产至今，已运行15年，设计规模10万m³/d，水厂出水水质优于现行国家标准《生活饮用水卫生标准》GB 5749-2006。三水厂以涪江为水源，该河段水体基本符合现行国家标准《地表水环境质量标准》GB 3838-2002中Ⅲ类水域指标，且全年大部分时间除粪大肠杆菌指标外，其余基本符合Ⅱ类水域指标。水厂工艺采用的是两级沉淀加一级过滤的工艺流程，多年运行显示，该设计基本能满足涪江水质要求，出水水质合格。

"5·12"地震后，由于震后水源上游地区不时出现异常，使进厂源水水质出现波动，特别是近几年水质污染事件时有发生，例如锰污染事件、柴油泄漏事件等，以及原水浊度的变化，在水厂原有工艺基础上进行了"针对震后应急示范工程的改造与建设方案"。示范工程主要应对可能发生突发高浊度原水、突发有机物污染、重金属突发污染及其微生物超标等情况，对三水厂进行了相应的技术改造，形成较为完整的应急处理安全保障体系，增强突发污染事件应对能力，确保城市供水安全。

2011年4～9月涪江出现过数次高浊度原水状况，通过启动"突发高浊度原水应急处理系统"，出水浊度均小于0.5NTU，小于国家小于1NTU的要求。

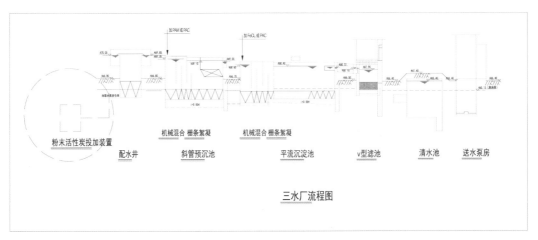

绵阳市三水厂应急处理示意图

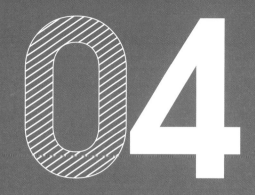

饮用水安全保障技术集成

第四篇

内容

摘要

　　通过对"十一五"以来水专项饮用水技术成果的系统梳理、集成凝练和综合评估，协助饮用水主题专家组集成了饮用水系列化关键技术、成套技术与应用案例，系统构建了"从源头到龙头"全流程饮用水安全保障技术体系，核心技术成果纳入《饮用水安全保障技术导则》《饮用水安全保障技术体系（理论与实践）》，形成饮用水安全保障分类解决方案，为各地饮用水安全保障工作提供借鉴和参考。通过研判未来饮用水安全保障形势与需求，提出构建现代化的饮用水安全保障技术体系的战略目标，制定了"三步走"实施策略，提出现代化饮用水安全评价等6项科技发展重点任务，编制形成《饮用水安全保障中长期科技发展战略》。为了让公众分享我国饮用水领域科技进步新成果，融合了饮用水安全基本知识和最新科技成果，在兼顾普适性和专业性的同时，对最新的饮用水科技进展进行科普设计，编制出版了《饮水知源：饮用水的"黑科技"》。

1 饮用水安全保障技术体系综合集成

围绕构建"从源头到龙头"全流程的饮用水安全保障技术体系的研究目标，对水专项"十一五"以来饮用水主题课题进行梳理，按照饮用水安全保障技术体系框架结果开展技术集成凝练与评估。共梳理形成59项关键/核心技术、19项成套技术、218项支撑技术，技术就绪度由原来的4～6级提升到当前的6～9级；梳理出64个研发平台、27个试验基地、177项示范工程和162个管理平台、18台（套）仪器设备、19个产业化基地；梳理水专项饮用水相关论文2000余篇、政策建议24份、软件专著162项、发明专利655项（其中399项获得授权）、标准规范指南修/制订144项。

在此基础上，按照饮用水安全保障技术体系的框架和内涵，集成构建了饮用水安全保障技术体系，包括19套成套技术、59项关键技术，涵盖饮用水安全保障多级屏障工程技术、多维协同管理技术、供水关键材料设备制造技术等三项技术系统。其中多级屏障工程技术围绕水源污染、消毒副产物超标、管网输配安全风险等问题，形成城市多水源调度与水质调控、低温高氨氮原水协同净化、饮用

水嗅味识别与控制、饮用水消毒副产物控制、供水管网漏损识别与控制等12套成套技术、36项关键技术；多维协同管理技术聚焦城乡统筹、水质监测预警、风险评估等，筛选出全流程水质监测预警、城市供水应急与救援等5套成套技术、17项关键技术；供水关键材料设备制造技术从水质净化、移动检测等方面形成饮用水水质移动检测技术及其装备制造、装配式一体化净水厂制造等方面总结提炼与评估，形成饮用水净化装备与一体化装备等2套成套技术、6项关键技术。

在各技术集中凝练与评估中，分析了水专项实施前本技术面临的现实问题及技术需求，梳理了国内外在相关领域的研究进展与突破，并明确了技术难点、瓶颈等。在上述问题的基础上，梳理了水专项相关课题开展的研究和示范应用，明确关键技术和其他支撑技术在构成成套技术中发挥的作用，明确技术适用条件、范围、场景等。结合典型示范应用案例，介绍技术经济参数以及实施效果，评价技术推广应用的工程化、业务化、产业化、标准化情况。

集成凝练与评估的饮用水成套和关键技术清单

分类	成套技术	关键技术
水源保护与水质调控	1 基于环境风险的饮用水水源保护区划分成套技术	1-1 饮用水水源地污染物识别和污染源解析技术
	2 城市多水源调度与水质调控成套技术	2-1 城市多水源水量水质联合调配技术
		2-2 基于监测预警的调蓄水库水质保障技术
特征污染物处理	3 低温期高氨氮污染原水协同净化成套技术	3-1 受污染水源人工湿地强化净化技术
		3-2 多载体组合强化生物除氨氮技术
	4 藻类及其副产物控制成套技术	4-1 藻类及其副产物预氧化协同处理关键技术
		0-1 高藻原水气浮强化除藻技术
	5 饮用水嗅味识别与控制成套技术	5-1 饮用水复杂嗅味识别与评估技术
		5-2 水源地 MIB 产嗅藻原位控制技术
		5-3 饮用水关键致嗅物质去除技术
	6 饮用水消毒副产物控制成套技术	6-1 含碳和含氮消毒副产物的定量检测和潜能测定技术
		6-2 基于多点加氯的消毒副产物控制技术
地下水处理	0	0-2 地下水氨氮与铁锰复合污染同步去除技术
		0-3 曝气吹脱地下水卤代烃去除技术
		0-4 基于铁锰复合氧化物吸附材料的氧化—吸附除砷技术
		0-5 络合吸附—接触过滤地下水除氟技术
		0-6 地下水诱导结晶硬度去除技术
深度处理	7 臭氧活性炭深度处理次生风险控制成套技术	7-1 臭氧活性炭工艺微型动物风险防控技术
		7-2 臭氧活性炭工艺溴酸盐副产物控制技术
	8 饮用水超滤膜装备及净化成套技术	8-1 饮用水净化用 PVC 超滤膜制造技术
		8-2 饮用水净化用 PVDF 超滤膜制造技术
		8-3 超滤膜净水工艺组合技术
		8-4 饮用水净化超滤膜污染控制技术
		0-7 微污染原水纳滤净化技术
管网输配	9 城市供水管网末梢水质保障成套技术	9-1 供水管网水质监控与模拟技术
		9-2 供水管网优化消毒与水龄调控技术
		9-3 供水管网气水脉冲冲洗技术和冰浆冲洗技术
		0-8 基于厂—网—二次供水联动的龙头水质保障技术
	10 城市二次供水水质保障成套技术	10-1 二次供水水质保障技术
		10-2 二次供水水质监测与消毒技术
	11 水源切换管网"黄水"识别与控制技术	11-1 水源切换条件下管网水质敏感区识别技术
		11-2 水源切换过程调度调配技术

分类	成套技术	关键技术
管网输配	12 供水管网漏损识别与控制成套技术	12-1 基于水量平衡分析与管网运行状态诊断的漏损识别技术
		12-2 基于分区管理的供水管网漏损控制技术
		0-9 供水管网爆管风险评价与识别定位技术
监测预警应急	13 饮用水水质监测与预警成套技术	13-1 饮用水水质监测技术标准化技术
		13-2 供水水质监管业务化平台构建技术
	14 供水应急与救援成套技术	14-1 城市供水应急预案制订技术
		14-2 城市供水应急净化处理技术
		14-3 城市应急供水救援技术
安全管理	15 饮用水水质风险评估及标准制定成套技术	15-1 饮用水水质筛查技术
		15-2 饮用水水质健康风险评估技术
		15-3 基于风险评估的标准制订技术
		0-10 供水系统绩效评估技术
		0-11 水质督察技术
		0-12 HACCP 全过程水质风险管控技术
	16 复杂供水系统空间布局优化成套技术	16-1 供水系统风险识别评估技术
		16-2 水源供需平衡与优化配置技术
		16-3 供水系统布局模式与优化技术
产业化	17 饮用水移动检测技术及其装备制造成套技术	17-1 车载 ICP-MS 制造技术
		17-2 便携式 GC-MS 制造技术
		17-3 移动式饮用水水质检测实验室功能整合技术
	18 装配式一体化水厂制造成套技术	18-1 常规工艺一体化净水设备研发制造技术
		18-2 以膜处理为核心的一体化设备研发制造技术
		0-12 饮用水深度处理用大型臭氧发生器制造技术
	19 城乡统筹饮用水安全保障成套技术	19-1 水源优化布局、供水设施集约共享的城乡统筹区域供水规划技术
		19-2 城乡统筹供水镇村管网水质水量安全保障技术
		19-3 城乡统筹供水全流程一体化水质预警与安全智慧监管技术

2 城镇供水设施建设与改造技术指南

针对我国城镇供水水源污染、供水设施不完善、水质监测能力弱、突发污染事故频发、安全保障能力不足等突出问题，围绕现行国家标准《生活饮用水卫生标准》GB 5749-2006和《全国城市饮用水安全保障规划（2006-2020）》全面实施的迫切要求，水专项饮用水安全保障"十一五"期间，开展技术研发、技术集成和工程示范，初步建立了"从源头到龙头"全流程的饮用水安全保障技术体系，为全面提升我国饮用水安全保障能力提供了科技支撑。

与此同时，为适应我国城镇化健康快速发展，供水设施面临升级改造和扩大规模的迫切需求，住房和城乡建设部、国家发展和改革委员会也在"十一五"期间启动了有关规划的编制工作，并于2012年5月25日以建城〔2012〕82号文发布了《全国城镇供水设施改造与建设"十二五"规划及2020年远景目标》（以下简称《规划》）。为配合《规划》实施，饮用水主题专家组按照住房和城乡建设部水专项管理办公室的部署和要求，系统总结、凝练和吸纳了"十一五"期间取得的主要技术成果和示范工程实践经验，在《城镇供水设施改造技术指南（试行）》（建科〔2009〕149号）的基础上，组织编制了《城镇供水设施建设与改造技术指南》（以下简称《指南》）。主要编写单位有中国城市规划设计研究院、深圳市水务（集团）有限公司、清华大学、中国城镇供水排水协会、北京市市政工程设计研究总院、中国科学院生态环境研究中心和北京首创股份有限公司。

本指南适用于全国各城镇供水设施建设与改造的规划设计和设施的运行管理，涵盖城镇供水系统从"源头到龙头"的各主要环节，内容包括总则、技术对策、原水系统、净水工艺、特殊水处理、应急处理、供水管网、二次供水和水质监控等9章共129条。针对我国城镇供水设施现状和存在问题，《指南》提出了系统、全面、可行的技术对策和措施，对《规划》的科学实施和行业技术水平的整体提升具有重要的支撑作用。

3 饮用水安全保障技术导则

为促进我国供水行业高质量发展和保障能力现代化，加快水专项科技成果转化，充分发挥饮用水安全保障技术体系的引领作用，支撑城市供水设施更新改造行动，饮用水主题专家组按照住房和城乡建设部水专项管理办公室的部署和要求，依托水专项饮用水安全保障技术体系综合集成课题，在《城镇供水设施建设与改造技术指南》（建科〔2012〕156号）的基础上，系统总结、凝练和吸纳了水专项饮用水主题"三个五年"取得的重要技术成果和示范工程实践经验，组织编制了《饮用水安全保障技术导则》（以下简称《导则》），作为"十三五"水专项重点图书由中国建筑工业出版社出版。

《导则》针对我国供水现状问题、目标需求和发展趋势，涵盖供水系统从"源头到龙头"全流程的各主要环节，提出了系统、全面、可行的技术对策和措施，适用于指导全国各地供水系统规划设计、建设改造、运行管理和安全监管等工作。《导则》在梳理我国现行饮用水标准、技术规范、指南等基础上，遵循饮用水安全保障技术体系的框架，对水专项技术成果，进行了系统的深化提升和补充完善，是对我国现行饮用水技术标准体系的进一步发展丰富，对我国今后相当长时期内供水行业技术水平的整体提升具有重要的指引作用。

《导则》编写分为"上篇　饮用水安全多级屏障工程技术"和"下篇　饮用水安全多级协同管理技术"，包括总则、供水系统规划、水源调控与修复、水厂水质净化处理、供水安全输配、水质监测预警、供水应急保障、供水安全监管、供水系统管理和城乡统筹区域供水等10章。《导则》共设置378条正文条文，58个案例。其中，条文内容侧重引导性，针对共性或典型问题，给出技术对策和措施，为实际技术选择提供方向性指引；案例是水专项关键技术示范应用案例或技术补充说明，提供了技术应用场景、技术内容和实际应用成效，体现示范性和参考性。

4 饮用水安全保障理论与技术研究进展

《饮用水安全保障理论与技术研究进展》是"十二五"水专项重点图书，由中国建筑工业出版社出版。本书结合"十一五"和"十二五"前期水专项饮用水安全保障主题的研究和应用示范成果，针对我国典型区域水源污染和供水系统的特征，以保障用户龙头水饮用水稳定达标为目标，设置五篇十五章内容，系统介绍了水专项饮用水安全保障理论与技术体系的研究进展。

第一篇介绍了水专项饮用水安全保障技术体系总体框架与研发思路。首先系统回顾了研究背景与科技需求，包括面临的主要问题与挑战、当时技术发展状况、国家和社会对饮用水的科技需求，提出水专项饮用水安全保障技术研究的总体框架设计，包括总体目标与阶段目标、体系框架与技术路线、总体布局与阶段任务。

第二篇介绍了饮用水安全保障工程技术的最新进展，包括水源保护与修复技术、原水预处理和常规强化技术、深度处理工艺优化调控技术、膜法净水组合技术、特殊污染物（铁锰砷氟）水处理技术、供水管网水质维持与调控技术，内容涵盖技术

主要内容、创新点和应用案例。同时，介绍了太湖流域、黄河下游地区、珠江下游地区等流域和区域性饮用水安全保障的技术集成与综合应用示范。

第三篇以支撑供水安全管理的业务化需求为目标，介绍了饮用水安全保障管理技术进展，包括供水系统风险评估与监管技术、突发污染应急保障技术、饮用水水质监控预警技术集成与平台建设等，内容涵盖技术要点、示范案例，侧重介绍对供水安全管理业务化工作的支撑。

第四篇介绍饮用水安全保障材料与设备产业化进展，包括供水水质检测标准物质、台式和在线颗粒物计数仪、生物毒性监测设备、多参数水质在线监测设备等水质监测材料与设备，大型臭氧发生器、净水用超滤膜组件及装备、小型一体化水质净化设备、供水管网漏损监测设备、新型二次供水设备等产业化成果。

第五篇是总结与展望，总结凝练了饮用水安全保障标志性成果阶段进展与实施成效，展望提出"十三五"水专项饮用水安全保障技术研发的总体思路、任务部署和预期成果。

5 饮用水安全保障中长期科技发展战略

依靠科技进步，保障供水安全。1993年和2005年，原建设部先后组织编制了城市供水行业2000年和2010年技术进步发展规划，针对不同时期我国供水行业技术状况、存在问题和发展趋势，围绕提高城市供水质量，总结国内供水生产实践经验，吸收国际供水先进技术，规划了技术发展的方向和重点，使我国供水技术不断提高到新的水平，形成新的生产力，充分发挥了科技支撑和引领作用，极大地推动了我国供水事业快速健康发展。"十一五"以来，国家设立并实施水体污染控制与治理科技重大专项（简称水专项），系统破解了饮用水源污染、供水系统脆弱、管理能力不足等导致的安全供水技术难题，构建了"从源头到龙头"全流程的饮用水安全保障技术体系，在太湖流域、京津冀、南水北调受水区、粤港澳大湾区等重点地区进行了应用示范，直接受益人口1亿多，支撑了北京、上海、深圳等国际大都市的供水安全保障，通过标准规范等成果的技术引导和推广应用，推动了供水行业的技术进步，整体提升我国饮用水质量与标准，增强了人民群众的获得感和幸福感。通过水专项科技攻关和示范应用，引领带动供水行业快速发展，我国供水行业已迈入高质量发展的新时代。

当今世界正经历百年未有之大变局，我国发展面临的国内外环境发生深刻复杂变化，未来发展对加快科技创新提出了更为迫切的要求。当前我国已转向高质量发展阶段，社会主要矛盾已经转化为人民日益增长的美好生活需要和不平衡不充分的发展之间的矛盾。饮用水安全是人民群众所想、所盼、所急的民生优先领域，人民对美好生活的向往必将对饮用水品质提出更高需求。与此同时，全球气候变化将会对饮用水安全带来更多不确定性挑战，新一轮科技革命和产业变革深入发展也为饮用水科技发展带来新机遇。

为了更好地迎接新挑战、把握新机遇，未来更加需要依靠科技创新，持续推进饮用水科技发展。面向未来发展新需求，当前我国饮用水科技在基础研究、应用研究和产业化研究方面仍存在短板约束，亟须加强科技创新，加快与新兴科技融合发展，构建现代化的饮用水安全保障技术体系，支撑建设智能高效、绿色低耗、韧性可靠的全流程供水系统，推进我国饮用水安全保障治理体系和治理能力现代化，实现更加安全优质饮用水供给。

为准确把握饮用水科技的发展趋势，研判未来饮用水发展新需求，不断完善符合我国发展需求的饮用水科技创新体系，水专项"饮用水安全保障技术体系综合集成和实施战略"课题组在梳理总结当前饮用水科技进展的基础上，通过文献调研、专家咨询和会议研讨等方式，对面向2035年的饮用水安全保障技术发展趋势进行前瞻判断，选择关系全局和长远发展的重点方向、重点任务进行研究，经反复研讨和修改，形成饮用水安全保障中长期科技发展战略研究报告，提出面向2035年的战略目标、基本思路和技术发展路线，提出面向基础研究、应用研究、产业发展和行业发展四个领域的总体布局，明确了重点任务和研究内容，提出科技发展政策措施建议。

　　课题研究提出以构建现代化的饮用水安全保障技术体系为战略目标，制定了"三步走"实施策略：第一阶段，到2025年实现饮用水安全保障技术体系的标准化、绿色化和数字化；第二阶段，到2030年实现饮用水安全保障技术体系的智能化和设备材料国产化；第三阶段，到2035年构建智能高效、绿色

低碳、韧性可靠的饮用水安全保障技术体系，基本实现饮用水安全保障技术体系的现代化。课题研究提出将"标准化、智能化、绿色化、韧性化"作为未来我国饮用水安全保障科技的重点发展方向，提出现代化饮用水安全评价、水源水质监测预警、高效绿色水质净化、智能低耗管网安全输配、供水全过程精准监控、韧性供水系统构建六项科技发展重点任务，提出了创新政策机制、加强能力建设和加速成果转化三个方面的政策保障措施。

6 饮用水安全保障整体解决方案

　　饮用水安全保障技术体系为破解我国饮用水系统性问题提供技术指引，解决了困扰我国重点发展区域饮用水难以稳定达标的技术难题，通过技术的综合示范和推广应用，整体提升了饮用水安全保障能力，显著改善了示范区和上海、北京、深圳、苏州等国际化大城市的饮用水质量，直接受益人口超过1亿，惠及人口超过5亿。其中，北京、上海示范区分别实现1000万人口龙头水达标，江苏省实现城乡统筹供水、深度净化处理和二次供水全覆盖，惠及城乡人口7500万。

　　在系统梳理、总结凝练和跟踪评估水专项饮用水安全保障技术成果与典型示范应用案例的基础上，结合城市饮用水安全保障先进经验与成熟做法调研，基于我国重点流域和典型地区饮用水水源特征，针对不同类型饮用水安全问题，综合考虑不同地区饮用水安全保障需求，按照技术可行、经济合理、因地制宜的原则，水专项饮用水安全保障技术体系综合集成与实施战略课题开展系统研究和综合集成，编制形成饮用水安全保障分类解决方案研究报告，以期为各地饮用水安全保障工作提供借鉴和参考。

　　本报告分为重点流域和典型地区的饮用水安全保障整体解决方案与管网安全输配整体解决方案两类。其中，重点流域和典型地区的饮用水安全保障整体解决方案包括针对太湖高藻湖泊水源、感潮河段水源、平原河网水源、南水北调中线受水区水源、南水北调东线受水区水源、珠江下游地区河库型水源、季节性水质波动水库水源、铁锰氨氮复合污染地下水水源、高氟地下水水源、高砷地下水水源、高硬度地下水水源以及农村地区特征和问题的多个解决方案；管网安全输配整体解决方案包括针对管网漏损爆管、管网水质保持、水源切换管网黄水等问题，以及针对二次供水和供水管网科学管理与智能化运行等情景下的多个解决方案。

7 饮水知源——饮用水的"黑科技"

水是生命之源。打开水龙头，流出清澈透明的饮用水，对于每个人来说再熟悉不过。然而，对于饮用水的来源、生产过程、质量保障，大多数人并不十分清楚。与此同时，人们对饮用水中的嗅味、"黄水"以及烧水之后产生的水垢等现象疑惑不解，对于自来水到底能不能直接喝，持有怀疑态度。这些都反映出社会公众缺少饮用水的相关知识。

事实上，饮用水在进入千家万户之前，要经过一套复杂的工序流程，包括水源的选择与保护、原水的输送、水厂的净化处理、市政管网的输配，以及建筑物内的储存或加压，同时，还需进行全过程的监测预警、应急保障和安全管理。饮用水从来都来之不易。

为保障饮用水安全，2007年国家启动实施的"水体污染控制与治理科技重大专项"（简称"水专项"），设立了"饮用水安全保障技术研究与示范"主题（简称"饮用水主题"），组织全国数百家科研单位、供水企业和近万名科技工作者，以"政产学研用"相结合的模式，打响了"让老百姓喝上放心水"的科技攻坚战。经过15年的艰辛探索和协同攻关，构建了"从源头到龙头"全流程饮用水安全保障技术体系，大幅提升了我国饮用水领域的科技水平。得益于水专项成果，我国饮用水安全保障能力不断增强，城乡供水水质显著改善，老百姓饮水安全得到有效保障。

为了让更多的人正确认识饮用水相关知识，分享我国饮用水领域科技进步新成果，水专项"饮用水安全保障技术体系综合集成与实施战略"课题组织数十位专家、学者和水专项饮用水科技工作者，联合上海《净水技术》杂志社、上海市净水技术学会对最新的饮用水科技进展进行科普设计，历时两年，编著了本书。本书融合了饮用水安全基本知识和最新科技成果，兼顾普适性和专业性的同时，力求全方位地丰富读者的饮用水安全知识，形象地展示水专项饮用水科技成果。

本书分为两部分。第一部分围绕老百姓常见的饮用水水质问题及潜在的水质风险，进行知识普及。通过问答的方式，解析问题成因与风险来源，介绍饮用水安全保障的应对措施。第二部分围绕水专项重要科技成果产出，展现水质净化处理、管网安全输配、供水安全监管等系列科技成果。为了更贴合社会大众的阅读需求，让学术内容更"接地气"，本书对专业知识、科技成果，进行"加工"和"翻译"，通过通俗易懂、生动活泼的图文，努力提高本书的可读性。

8 政策建议

（1）我国城市水安全现状问题战略思路与对策建议

系统梳理和高度总结了我国城市水安全现状问题、战略思路，提出了相应的对策建议情况。以下为主要内容节选与概括：

城市是人口高度集中、经济高度集聚的地区，资源消耗大、污染强度高，水资源供需矛盾突出、水环境脆弱，水安全压力大。城市水安全事关广大城镇居民的切身福祉，党中央、国务院历来高度重视。近年来，先后出台了《国务院办公厅关于加强饮用水安全保障工作的通知》（国办发〔2005〕45号）、《国务院办公厅关于做好城市排水防涝设施建设工作的通知》（国办发〔2013〕23号）、《国务院关于加强城市基础设施建设的意见》（国发〔2013〕36号）、《城镇排水与污水处理条例》（国务院令第641号）等法规文件，以及《全国城镇供水设施改造与建设"十二五"规划及2020年远景目标》《"十二五"全国城镇污水处理及再生利用设施建设规划》等规划，并设立了国家"水体污染控制与治理"重大科技专项（以下简称"水专项"），为做好城市水安全工作提供了重要的法规保障、政策指导和技术支撑。

城市水安全是城市安全的重要内容，包括充足的水量、合格的水质、持续的供给、通畅的排水和有效的治污等诸多内涵，保障城市水安全需要战略指导，多措并举，综合施策。近年来，我国加大了对城市供排水设施的投入力度，城市水安全的保障能力显著提高。然而，水环境恶化的趋势还没有得到根本好转，供水水质不达标的问题仍然突出，污水处理能力还比较薄弱，很多城市逢雨必涝，城市水安全仍面临诸多的问题与挑战。

总体上看，我国城市水安全保障能力得到了明显提升，但城市水安全形势依然严峻，与我国建设社会主义生态文明和美丽中国的要求还有较大的差距。从局部来看，城市水安全问题主要在于投入不足和管理不到位；从全局来看，水安全问题在于技术、经济、市场政策不完善、政府监管责任缺失、城市水安全管理体制不顺等，保障城市水安全任重道远。

针对我国城市水安全面临的突出问题，立足于我国新型城镇化建设的历史时期，秉承顺应自然、科学发展、人水和谐的基本思想，提出将"节流优先，治污为本，科学开源，保障安全"作为城市水资源开发利用和饮用水安全保障的总体战略，利用科技创新，改变传统思维方式，适应新形势、迎接新挑战。通过深化改革，规范市场秩序、理顺体制机制、完善政策法规等，强化政府引领和行业监管作用，尊重市场在资源配置中的决定性作用，提高城市水生态文明水平和水安全保障能力。

（2）国家饮用水安全保障技术创新中心建设方案

通过依托现有的优势资源，整合水专项技术平台、重要成果和核心能力，以饮用水安全保障技术成果转化和持续创新为主要目标，以实现监管业务化、装备产业化、技术标准化为主要突破点，经过深入的调研和研究论证，形成了国家饮用水安全保障技术创新中心组建方案，并编制完成《国家饮用水安全保障技术创新中心项目建议书（申报稿）》及相关申报材料。

创新中心瞄准国家可持续发展重大需求和工程技术国际发展前沿，以国家饮用水安全保障重大战略和需求为导向，集聚全国具有国际竞争力的科研力量和水专项科技创新资源，针对饮用水安全保障技术领域的共性和关键问题，重点突破"卡脖子"技术难题，创新性地开展饮用水安全保障领域的技术工艺研发、成果转化推广、政策标准研究、设备材料测试评估，努力建设成为一流的饮用水安全保障技术创新研发平台、国际合作与技术交流中心和高层次创新人才培养基地，为我国饮用水安全保障提升提供可持续技术支撑。

本中心的建设领域是饮用水安全保障领域。本领域以保证向用户提供清洁、安全、可靠的饮用水为核心目标，综合采用工程应用技术和安全监管技术，围绕从水源、净水、管网输配、二次供水到用户的全过程的供水系统，以及保证系统稳定运行的安全监管体系，开展相关的技术研发、设备材料评估验证及安全监管等方面的工作。

创新中心充分利用现有资源，依托领域优势单位，优化整合水专项形成的技术平台基地，积淀水专项重要科技成果和核心能力，以增量投入带动原有资源，创建"一中心、一平台、多基地"构架的国家饮用水安全保障技术创新中心。围绕供水系统风险评估与综合调控技术、饮用水安全多级屏障技术与工艺、全过程供水安全监管技术、供水关键设备与材料评估四个研发方向，重点建设综合研发实验室和成果转化平台、供水设备材料评估测试系统。建设架构是"一中心、一平台、多基地"，即综合管理与监管中心、系统研发平台和分类专业基地。

国家饮用水安全保障技术创新中心拟采取多单位联合组建的模式，联合单位应发挥各自的技术优势，通过资源整合、优化和提升，最终形成"1+6+X"的技术创新中心组织架构：即1个关键核心技术研发中心（技术转化平台）；6个技术研发、技术验证、工程试验基地（基础研究实验基地、水源改善实验基地、净水处理研发基地、管网输配研发基地、供水应急救援基地和雄安新区研发基地等）；以及若干个产业化基地、工程化应用基地、业务化运行平台。

（3）向行业部门提交了供水技术进步发展规划建议

通过系统梳理国内外饮用水安全保障科技进展，分析我国饮用水安全保障问题与发展需求，研判未来发展趋势，并充分咨询和吸纳多位国内外知名专家意见和建议，编制形成了《国家饮用水安全保障中长期科技发展战略研究报告》（以下简称《战略报告》），并提交给住房城乡建设主管部门。《战略报告》明确了涵盖设施、技术、管理等方面的饮用水安全保障科技需求，制定了我国饮用水安全保障中长期科技发展目标，提出了总体思路和实施路径，形成了引领未来我国饮用水安全保障技术发展的六项重点战略任务。

另外，结合我国城镇供水行业发展状况和趋势，按照中国水协讨论确定的供水行业发展目标，编制了《中国城镇供水行业2035年技术进步发展规划建议》（以下简称《规划建议》），制订了涵盖供水设施、技术、管理和服务等方面的行业技术进步目标和指标，提出了供水行业发展重点任务、技术发展任务，以及规划实施保障措施。《规划建议》提交给中国城镇供水排水协会，为编制《城镇水务2035年行业发展规划纲要》供水安全保障相关内容提供了有力支撑和参考。

部分项目
成果简介

1 饮用水水质监控预警及应急技术研究与示范

1.1 总体情况

"饮用水水质监控预警及应急技术研究与示范"（2008ZX07420）是国家水体污染控制与治理科技重大专项饮用水主题"十一五"实施项目，下设"水质监测关键技术及标准化研究与示范"等8个课题。中国城市规划设计研究院为项目承担单位，课题承担和参与单位有住房和城乡建设部信息中心、清华大学、浙江大学等28个单位。

"饮用水水质监控预警及应急技术研究与示范"项目设置情况

类别	名称	承担单位
项目	饮用水水质监控预警及应急技术研究与示范	中国城市规划设计研究院
课题	水质监测关键技术及标准化研究与示范	中国城市规划设计研究院
	三级水质监控网络构建关键技术研究与示范	中国城市规划设计研究院
	水质信息管理系统及可视化平台关键技术研发与示范	住房和城乡建设部信息中心
	水质安全评价及预警关键技术研发与应用示范	清华大学
	自来水厂应急净化处理技术及工艺体系研究与示范	浙江大学
	城市供水系统规划调控技术研究与示范	中国城市规划设计研究院
	城市饮用水水质督察技术体系构建与应用示范	中国城市规划设计研究院
	水质监测材料设备研发与国产化	中国城市规划设计研究院

参与单位：济南市供排水监测中心、东莞市水质监测中心、郑州市自来水总公司、上海市供水调度监测中心、深圳市水务（集团）有限公司、天津市自来水集团有限公司、哈尔滨供排水集团有限责任公司、北京市自来水集团有限责任公司、成都市自来水有限责任公司、广州市自来水公司、东莞市东江水务有限公司、无锡市自来水总公司、北京市市政工程设计研究总院、中国科学院生态环境研究中心、中国地质大学（武汉）、重庆大学、哈尔滨工业大学、同济大学、北京工业大学、杭州绿洁水务科技有限公司、浙江中控技术股份有限公司、天津博纳艾杰尔科技有限公司、中国计量科学研究院、杭州聚光环保科技有限公司、河北先河环保科技股份有限公司

项目针对我国饮用水水质监测技术发展滞后、监管体系不够健全、缺乏风险预警和应急处理技术体系等问题，结合《全国城市饮用水安全保障规划（2006-2020年）》任务要求，以支撑全面实施现行国家标准《生活饮用水卫生标准》GB 5749为导向，开展水质监测、水质预警、规划调控和应急处理等8项关键技术研究，集成了水质实验室检测方法标准化及水质在线监测规范化、国家/省/市三级城市供水水质监测预警系统平台构建、水质监测材料设备国产化等4项集成技术，形成"城市供水应急处理技术体系"和"城市供水水质监测预警系统技术平台"两项标志性成果，初步构建了饮用水水质监测预警及应急技术体系，提升了我国水质监测预警及应急的整体技术能力，为各级政府加强水质安全监管、提高供水监控预警能力提供了有力的技术支撑。

1.2 主要成果

1.2.1 关键技术及知识产权

对水质监测关键技术及标准化、三级水质监测

网络构建、水质信息管理系统及可视化、水质安全评价及预警、水厂应急净化技术及工程化、供水系统规划调控、水质督察支撑、水质监测材料设备国产化等8项关键技术实现了重点突破，获批"一种用于近红外光谱分析的快速样品前处理方法""一种土臭素的合成方法"等技术专利43项，获得"全国城市供水管理信息系统""城市供水水质上报系统""基于支持向量机和神经网络的水质预测监控软件"等软件著作权35项，出版《饮用水水质监测与预警技术》等专著2部，在材料设备制备相关技术领域填补多项国内技术空白，显著提升了我国饮用水水质监测预警及应急技术的整体科技水平。

1.2.2 应用技术集成体系

在8项关键技术基础上，集成了水质实验室检测方法标准化及水质在线监测规范化、国家/省/市三级城市供水水质监测预警系统技术平台构建、城市供水应急处理综合技术方案和水质监测材料设备国产化等4项重大集成技术，并产出两项标志性成果，初步形成了饮用水水质监测预警及应急技术体系。

1.2.3 标准规范和技术指南

编制《城市供水水质检验方法标准》《城市供水水质在线监测技术规程》《城镇供水管理信息系统第1部分：基础信息分类与编码规则》等行业标准10部、地方标准1部、技术指南7部，完善了针对现行国家标准《生活饮用水卫生标准》GB 5749-2006的106项标准化检测方法，满足了饮用水安全管理中的急迫需要。其中《城市供水水质检验方法标准》整体技术内容将为相关国家标准吸纳。

1.2.4 两项标志性成果

2013年12月，项目顺利通过国家水专项办组织的项目验收。在提交验收材料《水体污染控制与治理科技重大专项项目重大建议专报》"推动监控预警平台应用，提高城市供水应急能力"中汇报，并经验收意见书面确定的项目两项标志性成果为：

1. 城市供水应急技术体系

该技术体系建立了应急能力综合评估指标，提出了以规划调控消减事故风险、以优化水源配置和优化供水设施建设提高城市应急供水能力的规划指标和规划方法；建立了针对苯、三氯甲烷等40多种污染物的快速筛查及针对30种污染物40分钟内完成监测的应急监测方法。进一步完善了覆盖饮用水标准的115种污染物的水厂应急净化处理技术，并初步实现了应急处理设施的标准化设计。研发了用于指导自来水厂应用应急处理工艺的移动式应急处理导试水厂、服务于中小水厂的移动式应急药剂投加系统。结合《全国城镇供水设施改造与建设"十二五"规划及2020年远景目标》确定的"国家救灾应急供水能力建设"项目的实施，城市供水应急技术体系基本形成。

2. 城市供水水质监测预警系统技术平台

该平台以三级水质监测网络构建、水质信息管理系统及可视化、水质安全评价及预警等3项关键技术为核心，集成污染物快速筛选及应急监测技术、水质督察现场快速检测技术、水厂应急净水关键技术、应急净水材料设备储备信息、城市供水应急案例库等信息支持资源，以及水质监测网络、数据处理中心、专业技术队伍等平台实体和现代IT技术、物联网技术等应用技术。平台已经具备如下5项基本功能：

（1）全面整合水质信息。采用网络化采集技术，建立了对供水系统水源水、出厂水、管网水、二次供水、龙头水全流程的水质监测体系，实现了对来自于在线监测设备、水质实验室、移动监测设备的水质信息的全面整合。从示范地的应用情况看，平台还促进了政企之间和部门之间的信息共享。

（2）信息分级安全传输。采用数据加密技术、身份认证技术和其他安全技术，为数据安全和传输安全提供了安全保障。结合各级政府供水安全管理职能，在常态下实行城市—省—国家逐级传输数据的同时，还针对应急、抽检等特殊需要设置了越级直接传输数据的通信通道，支持特殊需要时的"扁平化管理"。

（3）水质预警预报。综合利用水质监测信息、在线监测技术和信息管理职能化手段，平台能够对水源突发污染、供水系统运行事故进行预警报警。根据济南、杭州、东莞三个示范地的需求，目前针对的预警报警水质指标（参数）已经包括藻类、COD_{Mn}、氨氮、石油类、综合毒性等23项。

（4）应急处理技术支持。平台集成有关成果形成应急支持信息库，提供了900多个应急案例、应对115种污染物的应急净化技术、针对40多种污染物的应急监测方法，以及应急物资储备信息和专家库、事故情景仿真模拟系统等，能够为应急处理提供远程会商、信息支持和决策辅助。

（5）水质信息业务处理。根据行业管理的需要，可以制作统计报表、分析图件，提炼重要信息，查阅当期和历史供水数据，抽检供水水质实时信息。

1.3 成果应用

（1）行业标准、规范和技术指南已发布施行，成为具有法律效力的技术法规文件。

（2）建成北京市自来水公司"龙背村取水口应急药剂投加系统"、无锡市自来水公司"太湖水源水厂应急处理工程"等6个应急示范工程，总计应急净化处理能力618万m^3/日。

（3）建成城市供水水质监测预警系统技术平台，成为全国城市供水水质督察、36个重点城市（直辖市、计划单列市、省会城市）的水质公报和相关水质管理工作的技术平台。同时，在山东省/济南市、杭州市、东莞市也示范应用了"城市供水水质监测预警系统技术平台"，对当地城市供水安全管理发挥了重要作用。

截至目前，项目相关技术已经获得华夏建设科学技术一等奖2个、浙江省科学技术进步奖1个，项目的两个示范工程——济南市城市供水水质监测预警系统技术平台、东莞市"十一五"城市供水水质监测网络构建示范工程，分别获华夏建设科学技术二等奖、东莞市优秀金桥工程科技成果一等奖。

（执笔人：中国城市规划设计研究院　宋兰合）

2 水质监测关键技术及标准化研究与示范

2.1 总体情况

《水质监测关键技术及标准化研究与示范》是"十一五"国家水体污染控制与治理科技重大专项课题（课题编号：2008 ZX07420-001）。中国城市规划设计研究院为课题牵头承担单位，参与单位包括上海市供水调度监测中心、北京市自来水集团有限责任公司、山东省城市供排水水质监测中心、哈尔滨供水集团有限责任公司、深圳市水务（集团）有限公司、中国科学院生态环境研究中心和郑州自来水投资控股有限公司。

为保障现行国家标准《生活饮用水卫生标准》

GB 5749的实施，课题通过研发实验室、在线和应急监测关键技术，建立了从"源头到龙头"的供水系统全流程监测方法标准体系，编制了《城镇供水水质标准检验方法》CJ/T 141-2018和《城镇供水水质在线监测技术标准》CJJ 271-2017两项行业标准，编制了《城市供水水质应急监测方法指南》和《城市供水特征污染物应急监测技术指南》两项技术指南，全面提升了"从源头到龙头"城镇供水全流程水质监测能力，提高了城镇供水行业水质监测的技术水平，为城市饮用水水质安全监管和预警技术体系提供了技术基础支撑。

2.2 主要成果

2.2.1 编制了城市供水水质检验方法行业标准

针对现行国家标准《生活饮用水标准检验方法》GB/T 5750-2006国标中部分方法检测成本较高、检测限达不到要求、对国产仪器设备考虑不足，以及缺乏新型仪器配套方法等问题，课题从样品采集与保存、样品前处理、仪器条件选择与优化、样品检测及质量控制、干扰与消除等方面对62项水质指标的32个检测方法进行了研究，在31个城市34家实验室进行了方法的适用性验证，修订了《城市供水水质检验方法标准》：

1. 新开发了18项水质指标的9种标准检测方法

针对"两虫"国标推荐方法样品前处理步骤繁琐、检测成本高昂（6000元/样品，占106项检测总费用的1/3）等问题，研发了基于滤膜过滤—密度梯度分离的荧光抗体法，利用滤膜过滤替代一次性滤囊浓缩，普通过滤器替代滤囊/滤筒专用淘洗设备，密度梯度分离替代专用磁珠分离。该方法检测回收率与EPA方法无显著差异，成本降低约80%。

针对液相色谱—串联质谱仪等新型检测设备，开发了丙烯酰胺、微囊藻毒素、卤乙酸以及农药等的液相色谱—串联质谱法，将原国标需要几个方法才能完成的检测，通过高通量水质检测方法的开发，将农药的检测时间从20个小时缩短到15分钟。

基于实验室普遍配置的设备，开发了卤乙酸、草甘膦的离子色谱法，既减少了特殊设备的投入，同时简化了样品检测步骤。针对我国湖泊水库富营养化藻类主要代谢产物土臭素和二甲基异坎醇等，开发了顶空固相微萃取—气相色谱质谱法，填补了我国致嗅物质检测方法标准的空白。

2. 优化了15项水质指标的9种水质检测方法

针对现行国家标准《生活饮用水标准检验方法》GB 5750-2006中嗅味检测方法可靠性差的问题，课题开发了层次分析法进行嗅味检测，将主观的定性分析方法改为相对客观的半定量分析法。现行国家标准GB 5750-2006检验方法中环氧氯丙烷检出限高于国标限值，课题对已有方法进行了优化，建立了液液萃取/气相色谱质谱法，满足了饮用水检测的要求。以国产试剂替代进口试剂，对现行国家标准GB 5750-2006原方法中二氧化氯的检测条件进行优化，开发了DPD比色—现场测定法。针对吹扫捕集进样器和顶空进样器等仪器设备已经在供水行业得到普及应用的现状，本课题通过扩展样品前处理方式，对样品前处理条件和检测条件进行优化，建立了氯苯类、灭草松、七氯和毒死蜱等指标的检测方法，满足了城市供水行业对水质监测的要求。

3. 对29项水质指标的12种"非标方法"进行了标准化研究

现行国家标准《生活饮用水标准检验方法》GB 5750-2006中，卤代烃、苯系物以及氯苯类等挥发性有机物的气相色谱—质谱法作为非标方法列入附录中，课题对其检测条件进行了优化，通过在全国供水行业中的方法验证，将非标方法转为标准方法。国标方法中氰化物、挥发酚、阴离子合成洗涤剂、硫化物的检测采用化学法，操作繁琐，分析速度慢，误差大，试剂用量及毒性大，而流动注射仪在城市供水行业已经得到普遍应用，课题将氰化物、挥发酚、硫化物和阴离子合成洗涤剂等4项指标的流动分析法进行了标准化，实现了手工检测的自动化，使单样的检测时间从2小时缩短至3分钟。

现行行业标准《城镇供水水标准质检验方法》CJ/T 141-2018已于2018年12月1日实施。该标准编制过程中充分考虑了与现行国家标准《生活饮用水标准检验方法》GB/T 5750-2006的衔接，实现了对国家标准的补充和完善，为现行国家标准《生活饮用水卫生标准》GB 5749-2006的全面实施提供了检测技术基础。

2.2.2 首次制定了城市供水水质在线监测技术行业标准

针对饮用水在线监测缺乏应用标准，数据质量难以保证等问题，课题通过大量的现场试验和实地应用验证，在上海、济南等10多个城市开展了现场评估验证、数据分析和质量控制等研究，对浑浊度、余氯、耗氧量等13项在线监测指标，提出了仪器性能、校验方法、比对误差、运行维护等技术要求，对供水全流程监测数据质量管理相关技术进行了规范，首次制订了我国城镇供水的行业标准《城镇供水水质在线监测技术标准》CJJ/T 271。

通过对城市供水全流程在线监测关键水质指标及在线监测方法体系研究，建立了从水源到水厂、管网的全流程供水水质在线监测技术体系，从系统的角度规范化了供水水质在线监测系统的应用；对浊度、余氯等13项水质在线监测仪的运行维护从维护内容和维护周期方面提出了规范化要求；提出了供水水质在线监测仪安装验收流程和数据采集标准，保障了在线监测仪运行的可靠性以及数据采集的有效性。

《城市供水水质在线监测技术标准》CJJ/T 271已于2018年6月1日正式实施，填补我国城镇供水行业在线监测方法的空白。该标准的实施，指导了我国城镇供水行业水质在线监测的布点、设备安装与验收、运行维护与管理，提高了我国供水行业水质在线监测建设和运行管理水平，增强了我国城镇供水水质预警能力。

2.2.3 建立了城市供水水质应急监测方法与技术

课题对我国近千例城市供水水质污染事故案例进行了分析，结果表明城市供水水质污染事故发生的主要环节是水源和管网，水源污染的主要原因是工业排污和交通事故；我国城市供水水质污染事故特征污染物越来越复杂多样，不明污染物发生的频率逐年增加。根据研究，课题首次提出了约200种我国城市供水特征污染物清单，编制了《城市供水水质应急监测方法指南》和《城市供水特征污染物监测技术指南》两项技术指南，开发了基于特征向量聚类分析的饮用水未知污染物快速筛查方法：

1. 针对特征污染物明确的供水水质污染事故，基于免疫荧光和酶联免疫（ELISA）原理，课题开发了微囊藻毒素-LR、2, 4-滴、二硝基苯、莠去津、双酚A、汞、苯并（a）芘、大肠菌群等8种特征污染物的现场应急检测方法和实验室应急监测方法。通过应急监测方法的研究，将水样检测时间从国标方法的1～5小时缩短至5～40分钟，方法的检出限能够满足饮用水应急监测的要求。

2. 针对污染物不明的供水水质事故，课题以我国城市供水特征污染物为研究对象，选择了包括苯酚、腐殖酸、微囊藻毒素等约40种具有典型

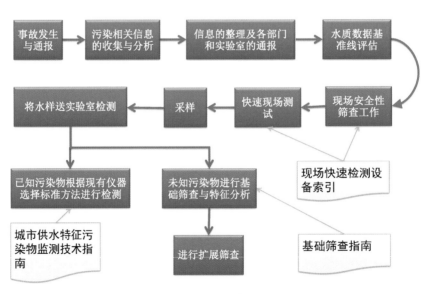

城市供水水质应急监测流程图

化学结构的城市供水特征污染物的参照物质，建立了紫外、近红外及三维荧光的标准图谱。提取上述参照物质的光谱特征信息，进行主成分分析和聚类分析，开发了基于特征向量聚类分析的光谱识别技术，可用于饮用水中未知污染物的快速筛查。

2.3 成果应用

课题创建了"实验室—在线—移动"互补协同的监测标准方法体系，制定的CJ/T 141、CJJ/T 271等行业标准，通过技术合作研发、参与验证、标准宣贯、技术研讨、行业培训等多种形式，在全国城镇供水行业得到全面推广应用。其中，CJ/T 141在国家城市供水水质监测网北京、上海、深圳等44家国家站及近200家地方站使用，仅嗅味检测方法全国城镇供水行业就有约1500人次参加过培训。课题成果的应用，全面促进了城镇供水行业的技术进步，提高了城镇供水全流程水质监测能力，提升了城镇供水全过程的监管能力，为"让人民群众喝上放心水"提供了科技支撑。

（执笔人：中国城市规划设计研究院　何琴）

3 三级水质监控网络构建关键技术研究与示范

3.1 总体情况

《三级水质监控网络构建关键技术研究与示范》是"十一五"国家水体污染控制与治理科技重大专项课题（课题编号：2008ZX07420 002）。中国城市规划设计研究院为课题牵头承担单位，参与单位包括济南市供排水监测中心、浙江大学、东莞市水务局水质中心、住房和城乡建设部信息中心。

课题针对现有城市供水水质在线监测数据仅停留在为供水企业生产服务，尚未打通政府部门获取信息的通道；在突发水污染事件时缺乏应急监测数据上报通道；地方监测网目前尚未打通与国家网的信息通道等问题，以提高各级政府部门对供水水质的监控能力为目的，初步构建了分布式、网络化、多信源的国家、省、市三级供水水质监控网络框架，为国家、地方和供水企业实施水质监管提供技术支撑，为政府提升城市供水水质安全管理水平奠定了基础。

3.2 主要成果

3.2.1 构建了分布式、网络化、多信源三级城市供水水质监控网络框架

加强顶层设计引导，通过应用城市供水水质安全专业知识、计算机软硬件、网络组网与安全、城市供水水质在线监测设备及站点建设、工业中控用的实时数据库和设备控制等技术，研究构建了分布式、网络化、多信源的国家、省、市三级供水水质监控网络框架，建成国家级、1个示范省（山东省）、3个示范市（济南、东莞和杭州）的城市供水水质监控网络框架应用示范工程，实现城市供水水质从"取水、净水到配水"的水质数据采集、传输与数据入库，并探索了城市供水水质在线监测信息的共享机制，研发的城市供水管理信息系统具有可移植性。

3.2.2 突破了城市供水水质监控网络构建技术

开展城市供水水质在线监测信息采集与传输、实验室检测数据可定制自动导出导入、应急监测数据采集与传输、三级城市供水水质监控中心通信平台构建四项关键技术研究，创新建立了城市供水管理信息系统的管理指标体系；采用WEB service技术，建立统一的身份认证体系及数据交换接口；针对城市供水水质在线监控的特点，初步建立城市供水水质在线监测设备数采仪通讯协议。

3.2.3 形成了城市供水水质监测网络建设规划及构建运行指南和规范标准

为保障城市供水水质监控网络的有序发展，编制形成了《城市供水水质监控网络的建设发展规划建议》和规范化建设的建议性文件《三级城市供水水质监控网络构建技术和运维指南》，为"十二五"供水规划提供参考。

课题成果凝练转化为行业标准《城镇供水管理信息系统 供水水质指标分类与编码》CJ/T 474-2015、《城镇供水管理信息系统 基础信息分类与编码规则》CJ/T 541-2019、《城镇供水管理信息系统 数据交换格式与传输要求》（报批稿），为全面建设国家、省、市三级城市供水水质监控网络，实现城市供水水质从"源头到龙头"信息化监管打下了基础。3部标准的推广应用不仅填补了供水行业信息化建设标准化的空白，而且以增设供水安全信息化板块的方式促进了行业标准体系更加完善。

3.3 成果应用

3.3.1 成果在国家层面的行业服务应用情况

本项目的实施建立了国家、省、市三级供水水质监控网络框架，为城市供水水质预警提供基础数据，为可视化平台提供统计分析的基础数据，进而为项目层面建立从中央到地方多层级水质监管，从"源头"到"龙头"全流程水质监控，提供信息基础，推动全国覆盖到县城的城市供水水质管理信息化建设，也可以指导地方自建系统的建设，并纳入国家系统，建成一个可扩充的、可持续发展的城市供水水质三级监控网络。

城市供水管理信息系统指标体系，在全国城市供水管理信息系统研发中，将城市供水管理信息系统指标体系用于各级基础信息采集页面、水质与水量的动态信息采集；三级城市供水水质监控网络用户体系，在全国城市供水管理信息系统的用户系统中，建立了覆盖全国城市（至县城）的三级监管用

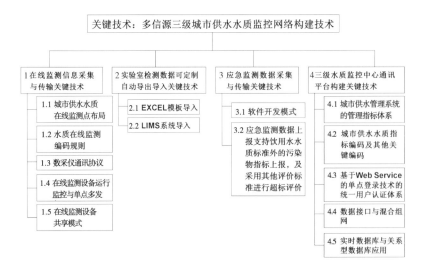

多信源三级城市供水水质监测网络构建技术构成图

户体系，可以实现国家级、省级、城市级行政管理权限的各类信息查询，进而实施监管；建立了在城市层面上的三级信息采集用户体系，可以实现城市级、水司级和水厂级的城市供水管理相关信息的上报；统一用户认证体系的应用，在国家城市供水水质监控平台以全国城市供水管理信息系统为用户认证服务器为主站，国家城市供水水质在线监测信息管理平台、城市供水水质监测点空间信息采集系统、城市供水水质在线/便携监测设备信息共享平台等信息系统均为一个分站。当用户访问辅助软件，其用户权限验证是通过在用户认证服务器（主站）实现；城市供水水质实验室LIMS系统接口的应用，国家城市供水水质监测网珠海站已成功地应用LIMS数据接口软件进行上报；模板导入的应用，根据城市供水水质上报的水样类型，模板导入技术应用与地表水源水常规项、非常规项、地下水源水、出厂水与管网水生活饮用水卫生标准的常规项、非常规项的数据导入模板；异构系统的数据接口，实现与江苏省自研发省级城市供水水质管理信息系统的数据对接。

3.3.2　成果在山东省的应用情况

在山东省及济南市的省市两级城市供水水质监控网络建设中，应用了课题下列研究成果：

（1）与关联课题共同集成城市供水水质监测预警系统技术平台

课题研发的全国城市供水管理信息系统的数据采集模块和数据上报状况查询模块与关联课题"可视化平台""预警系统"共同集成为山东省城市供水水质监测预警系统技术平台。

（2）在线监测点布局

基于课题对济南市城市供水水质安全隐患的分析，完成了济南市水源水、出厂水和管网水水质在线监测点的点位选择、在线监测项目的选择。

（3）在线监测网络建设的集成

山东省在线监测网络的建设，集成了在线监测设备、数采仪和数据通信管理平台。其中数据管理通

讯平台应用了浙江中控集团的实时数据库，实现快速地存储数据，相对于关系型数据库减少了存储空间。

（4）数据接口

数据接口主要应用如下：

①山东省省级城市供水水质监测预警技术平台与国家级城市供水水质监控平台的数据库为同构系统，应用接口软件实现了省级数据中心项国家级数据中心的数据传输。

②在山东省城市供水水质监测预警系统技术平台应用了水质数据导入模板、水质日报与水量月报导入模板。

③水质在线实时监测数据在省级平台与水质中心使用的国家城市供水水质在线监测数据通信管理平台为同构系统，两平台通过VPN虚拟专网实现了实时数据库之间的数据传输。

课题成果在山东省、济南市的应用，有效提升了山东省城市供水从"源头"到"龙头"的全流程保障水平。为山东省供水信息化可持续发展打下良好基础。

目前，在山东省城市供水监控网在初建规模下继续推广应用，实验室监数据上报已覆盖全省各地市主力供水企业，水质在线监测已覆盖山东省9地市，水质在线监测点由原来的58个增长到117个，服务人口1000万人，对保障山东省供水安全发挥了重要作用。

3.3.3　成果在东莞市的应用情况

在东莞市城市供水水质监控网络建设中，应用了课题下列研究成果：

（1）与相关课题共同集成城市供水水质监测预警系统技术平台

课题研发的全国城市供水管理信息系统的数据采集模块和数据上报状况查询模块与项目的"可视化平台"课题、"预警系统"课题共同集成为东莞市城市供水水质监测预警系统技术平台。

（2）在线监测网络信息共享

通过在城市供水企业已建在线监测点接入数采

仪的方式，实现企业与政府监管的信息共享。

（3）数据接口

数据接口主要应用如下：

①东莞市城市供水水质监测预警技术平台与国家级城市供水水质监控平台的数据库为同构系统，应用接口软件实现了市级非实时数据向国家级数据中心的数据传输。

②在东莞市级城市供水水质监测预警系统技术平台应用了水质数据导入模板、水质日报与水量月报导入模板。

③水质在线实时监测数据在市级平台通过应用国家城市供水水质在线监测数据通信管理平台软件开发方提供的接口软件，实现了市级平台关系型数据库向国家级平台实时型数据库的同步传输。

总体上，东莞市示范地的系统建设，最突出特点是为东莞市全面推进"放心水"工程建设提供相关支撑。2011年8月31日，中共东莞市委、东莞市人民政府发布"关于进一步加快我市水务改革发展的决定"，决定之一为：全面推进"放心水"工程建设。内容包括建设千点水质监测网络，加强水质监测能力建设，建立覆盖全市的水源水、出厂水、管网水、二次供水的水质监测网络，完善水质监管体系，逐步推行城乡供水水质公报制度。2011年10月31日，东莞市水务局发出"关于整合我市供水行业水质监测信息的通知"。由此，东莞市的城市供水水质在线监测网的建设进入有序发展。目前，水质在线监测点现有77个，其中9个原水、33个出厂水和35个管网水，服务人口1046万人，对保障东莞市供水安全发挥了重要作用，特别在珠江咸潮中为上下游及时预警做出了贡献。

3.3.4 成果在杭州市的应用情况

项目成果在杭州市的应用得到了杭州市政府的

大力支持，在杭州市城市供水水质监控网络建设中，应用了课题下列研究成果：

（1）与下游课题共同集成城市供水水质监测预警系统技术平台

课题研发的全国城市供水管理信息系统的数据采集模块和数据上报状况查询模块与下游课题"可视化平台""预警系统"共同集成为杭州市城市供水水质监测预警系统技术平台。

（2）在线监测网络信息共享

通过在已纳入政务外网的林水局、环保局机房建立前置服务器（双网卡），实现信息共享；通过从政务外网向水业集团布置专线，建立在线监测数据共享通道（可从水业集团数据库获取信息），实现与城市供水企业间的信息共享。

（3）数据接口

数据接口主要应用如下：

①杭州市城市供水水质监测预警技术平台与国家级城市供水水质监控平台的数据库为同构系统，应用接口软件实现了市级非实时数据向国家级数据中心的数据传输。

②在杭州市级城市供水水质监测预警系统技术平台应用了水质数据导入模板、水质日报与水量月报导入模板。

③水质在线实时监测数据在市级平台为通过应用国家城市供水水质在线监测数据通讯管理平台软件开发方提供的接口软件，实现了向国家级平台实时传输。

杭州市示范地的系统建设，最突出特点是实现了多部门的信息共享。信息共享降低了水质在线监测网络的建设成本。

（执笔人：中国城市规划设计研究院

边际　牛晗）

4 城市饮用水水质督察技术体系构建与应用示范

4.1 总体情况

《城市饮用水水质督察技术体系构建与应用示范》是"十一五"国家水体污染控制与治理科技重大专项课题（课题编号：2008 ZX07420-007）。中国城市规划设计研究院为课题牵头承担单位，参与单位包括北京市自来水集团有限责任公司、济南市供排水监测中心、郑州市自来水投资控股有限公司、上海市供水调度监测中心、深圳市水务（集团）有限公司、哈尔滨供排水集团有限责任公司、东莞市水质监测中心。

为解决城市供水水质督察实施缺乏规范化技术和规范化程序的科技难题，课题开展了供水系统规范化检查技术、现场快速检测技术、监测技术资源优化技术、督察运行机制的研究，建立了适合我国水质监管特点的城市供水水质督察技术体系和实施保障制度，为各级政府加强城市供水水质监管提供技术支撑，提升了供水水质监管技术水平，实现了对供水水质的全流程监管，在为科学制定行业规划政策提供依据、促进供水行业水质监测能力建设、提高水质督察工作的社会公信力、保障供水安全等方面意义重大。

4.2 主要成果

4.2.1 明确国家、省、市三级城市供水水质督察任务

通过基础支撑条件分析，确定了基于权责的国家、省、市三级水质督察任务，提出了各级政府城市供水主管部门开展水质督察的对象、范围、内容、频率等。

4.2.2 构建城市供水水质督察技术体系

课题研究构建水质督察技术体系，创新点一是成果高度集成，依照顶层设计集成了一系列研究成果，涉及管理科学、市政工程、检测技术、信息技术等学科和技术，构建形成了由督察理论体系、技术体系和管理制度构成的城市供水水质督察体系，提供了水质督察系统性整体方案，促进了我国市政公用事业监管制度建设工作；二是关键技术系统性强，突破督察实施规范化、检测标准化、资源配置最优化等关键技术，在水质督察任务、流程、方法和检测数据质量保障方面填补了技术空白并形成联系紧密的技术体系，为城市供水水质督察提供了技术保障。

1. 供水系统全流程检查技术。课题研究确定了供水系统的18个关键控制点，结合国家和地方近年来水质督察和行业管理的实践经验，系统研究水质检查、水质安全管理检查的技术要求，并针对管网点布设、样品保存方法、督察结果评价方法等技术难点开展重点专题研究，提出了水质检查中督察样品采集、保存运输、现场检测、质量控制等环节的检查技术要求，并提出了从水源到龙头的供水系统水质安全管理检查的要素和评定标准，建立了由水质检查结果评价、水质安全管理检查结果评价为基本单元的多层级督察结果评价方法，从技术上规范了水质督察实施的全过程，编制了《城市供水水质督察技术指南》。

2. 水质督察现场快速检测技术。针对当前标准方法中无有机物现场检测方法的问题，以水质督察现场快速、精确测定为目标，构建供水水质监测移动实验室车载系统集成技术平台并引入车载GC-MS检测设备，开发用于水质督察的22种挥发性有机物车载GC-MS现场快速检测方法，实现了在移动实验室系统集成平台上对挥发性有机物的现场快速定量检测。针对水质督察中现场环境条件复杂、检测操作不规范、检测结果不稳定等问题，研

究制定了游离余氯、二氧化氯、总氯、臭氧、总大肠菌群、大肠埃氏菌、氨氮等7项水质指标的现场快速检测技术规程，对各指标测定过程中的现场仪器校正、样品前处理、仪器参数设定、分析步骤、环境影响及干扰消除等进行了规范。

3．水质监测机构资源优化和质量控制技术。针对我国城市供水水质监测机构布局不合理的问题，基于监测机构承检能力、检测能力辐射半径测算确定全国水质监测机构的数量，并在综合考虑检测能力现状、城市经济发展水平、区域内水厂数量等因素的基础上确定了水质监测机构的布局，同时提出了具备生活饮用水常规指标和全项指标检测能力的监测机构、供水厂化验室的能力建设技术要求，编制《城市供水水质监测机构发展规划》。建立了完善的质控考核组织实施程序，构建了由90个指标组成考核指标体系的质控考核方法，提出了考核样品制备的要求，确定了质控考核结果的评价方法，编制《城市供水水质监测机构质控考核办法》。

4.2.3 形成城市供水水质督察实施机制

课题针对我国政府主管部门监管职能对水质督察的需求，提出了适用于现行管理体制下水质督察实施模式和公众参与机制，制定了水质督察工作程序和通报制度。建立适合于我国水质监管特点及与社会经济发展水平的水质督察实施模式，在国家层面确立"由主管部门组织，委托第三方技术支持机构实施、有资质的水质监测机构检测"的模式，在地方层面采取"督察管理系统与监测系统分离，政府通过招标选择监测机构对供水企业实施督察"等4种督察实施模式。借鉴国外在法制建设、机构体系、公众参与机制及运行经费等方面的经验，结合中国国情和督察工作实际，提出我国水质督察的立法、机构设置、公众监督、资金保障的建议。

4.3 成果应用

课题研究紧密结合城市供水主管部门水质监管工作，产出的各项成果在国务院住房城乡建设主管部门和地方城市供水主管部门的工作中广泛应用并得到了充分肯定，为主管部门开展水质督察提供了技术支撑，增强了水质督察的规范性、科学性，从根本上保障了督察工作的权威性和公信力。

课题形成了7项技术指南、规划、管理办法，其中，《城市供水水质督察技术指南》支撑了住房城乡建设部2009年以来开展的全国城市供水水质督察工作，首次查清了我国县城以上公共供水厂的基本情况，其水质安全管理主要内容纳入了《城镇供水规范化管理考核办法（试行）》（建城〔2013〕48号），自2014年依据该办法组织的全国供水规范化管理考核工作，累计对300余个市县的供水管理情况进行了检查，对支撑各级政府水质监管工作和推动行业技术进步作用显著。《城市供水水质监测机构发展规划》，纳入了住房和城乡建设部、国家发展改革委发布的《全国城镇供水设施改造与建设"十二五"规划及2020年远景目标》（建城〔2012〕82号），成为我国"十二五"期间监测机构发展和能力建设的纲领性文件，在"十二五"期间指导我国城市供水水质监测体系建

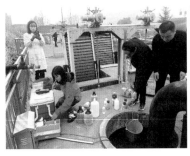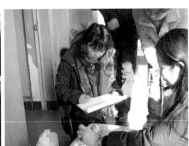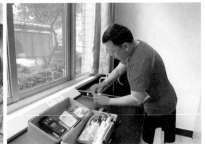

城市供水水质督察现场

设。《规划》中的能力建设技术要求纳入《城镇供水厂和污水处理厂化验室技术规范》（供水部分），提出城市供水水质监测机构能力建设技术规定，有力提升行业水质监测机构的整体水平。《城市供水水质监测机构质控考核办法》用于指导全国城市供水水质监测机构质控考核工作，参加质控考核的水质实验室覆盖30个省、自治区、直辖市。《济南市供排水水质督察管理办法》（济政公字〔2009〕234号）、《郑州市城市供水水质督察管理办法》（郑城管〔2011〕598号）、《东莞市水务局城市供水水质管理办法》（东水务〔2012〕2号）作为地方规范性文件发布实施，成为当地供水主管部门水质督察工作的政策保障。车载GC-MS检测方法及现行山东省地方标准《城镇供水水质现场快速检测技术规程》DB37/T 5039在四川庐山震后应急水质监测中应用，为水质安全保障与当地供水主管部门科学决策提供有力的技术支持。

（执笔人：中国城市规划设计研究院
李琳　顾薇娜）

5 水质监测材料设备研发与国产化

5.1　总体情况

《水质监测材料设备研发与国产化》是"十一五"国家水体污染控制与治理科技重大专项课题（课题编号：2009 ZX07420-008）。中国城市规划设计研究院为课题牵头承担单位，参与单位包括天津博纳艾杰尔科技有限公司、中国计量科学研究院、杭州绿洁水务科技有限公司、杭州聚光环保科技有限公司、河北先河环保科技股份有限公司。

当前我国城市供水水质监测机构的检测能力相对薄弱，水质检测设备、材料是影响水质检测能力发展的重要因素之一。课题通过引进、消化、吸收和再创新，研制开发具有自主知识产权和国际竞争力的固相萃取吸附剂、水质检测标准物质、颗粒物计数仪、智能化多参数水质在线监测仪、免化学试剂水质在线监测仪等，并形成规模化生产能力。

5.2　主要成果

5.2.1　固相萃取吸附剂及固相萃取装置

针对国内固相萃取吸附剂产品性能相对单一等问题，开展材料制备关键技术研发，研制了聚合物交联微球材料、聚合物包覆型硅胶材料和表面键合C18硅胶材料等三种材料，实现了千克级/批的材料制备能力；研发了半自动固相萃取装置可承担12个样品同时并行处理，全自动固相萃取装置可连续处理24个样，对特征污染物回收率达到80%以上。

聚合物交联微球材料。材料颗粒主要为规则球形，粒径分布较均匀，介于30~60μm，该材料具有高比表面积、较宽的pH值范围1~14。

聚合物包覆型硅胶材料。材料颗粒主要为片状材料，形状不规则，粒径分布较均匀，介于30~70μm，该材料针对水质中的中极性有机污染物，具有树脂材料的较宽pH值范围，同时兼备硅胶的较强刚性。

表面键合C18硅胶材料。材料颗粒主要为片状材料，形状不规则，粒径分布较均匀，介于30~70μm。材料针对于水中非极性有机污染物，具有较高键合密度、致密封端、低流失、高回收率。

大体积固相萃取装置（SPE-09）。最多可承担12个样品同时并行处理；单个样位可实现手动流速控制，流速控制范围0～10mL/min，内设12L的残液储存缸体，预留溢流口；驱动模式为负压，真空度可达5kPa。

全自动固相萃取仪（SPE-40）。4个通道并行处理；每个通道具有独立泵，可兼容1～30mL规格范围的固相萃取柱，上样体积最大可拓展至5000mL，可进行5种不同溶剂及空气吹扫，可连续处理24个样品。

5.2.2 饮用水水质检测标准样品

针对国内现有水质检测用标准物质品种不全等问题，从重点有机污染物入手，通过技术攻关，主要解决了微囊藻毒素-LR、土臭素、2-甲基异莰醇、氯乙烯等核心物质合成纯化关键技术与规模化，并研制了包括纯品、单组分溶液和多组分混合溶液标准物质21种，包含58个特性量。土臭素制备能力达到100mg级/批，微囊藻毒素-LR制备能力达到mg级/批，2-甲基异莰醇、氯乙烯、草甘膦、灭草松、呋喃丹、卤乙酸、环氧氯丙烷等标准物质的制备能力达到g级/批以上；土臭素、2-甲基异莰醇、氯乙烯、草甘膦、灭草松、呋喃丹、卤乙酸、环氧氯丙烷等纯度≥98%，不确定度≤2%，微囊藻毒素-LR纯度≥95%，不确定度≤3%；有机氯农药、挥发性卤代烃、酚系物和苯系物等四个系列、八种混合溶液、43个特性量的溶液标准物质，不确定度小于5%，经国家级实验室比对试验标准偏差小于5%。

21种标准物质信息简表

序号	标准物质名称	组分数
1	土臭素溶液标准物质	1种
2	2-甲基异莰醇溶液标准物质	1种
3	土臭素和2-甲基异莰醇混合溶液标准物质	2种
4	二氯乙酸纯度标准物质	1种
5	三氯乙酸纯度标准物质	1种

序号	标准物质名称	组分数
6	二氯乙酸和三氯乙酸混合溶液标准物质	2种
7	氯乙烯溶液标准物质	1种
8	草甘膦纯度标准物质	1种
9	灭草松纯度标准物质	1种
10	呋喃丹纯度标准物质	1种
11	环氧氯丙烷纯度标准物质	1种
12	环氧氯丙烷溶液标准物质	1种
13	甲醇中8种有机氯混合溶液标准物质	8种
14	异辛烷中8种有机氯混合溶液标准物质	8种
15	三卤甲烷混合溶液标准物质	4种
16	五种卤代烃混合溶液标准物质	5种
17	两种卤代烃混合溶液标准物质	2种
18	六种酚系物混合溶液标准物质	6种
19	三种酚系物混合溶液标准物质	3种
20	七种苯系物混合溶液标准物质	7种
21	微囊藻毒素-LR溶液标准物质	1种

5.2.3 颗粒物计数仪

针对"两虫"风险控制等要求，通过系统软硬件的设计、激光传感器的研制、流量控制/数据采集/数据传输等模块的开发，采用低偶光机设计技术和高信噪比信号放大技术等，研发了能定量表征水中颗粒物粒径大小和分布的在线和台式颗粒物计数仪，整机国产化率达90%以上。

在线颗粒物计数仪。采用特殊堰管装置，稳定流量，去除气泡；全封闭密闭结构设计，有效防潮；外置激光传感器，便于清洁维护；大屏幕显示全部颗粒物数据和流量；丰富的通信资源：RS232/RS485、ModBus通信协议4-20mA通信；分辨率达2μm以下，8通道可编程粒径范围。

台式激光颗粒物计数仪。采用在线颗粒物计数仪相类似的架构，通过无刷电机精密控制流量，噪声干扰小，系统工作稳定；水路、电路完全隔开，有效增强仪器使用寿命；大屏幕显示全部颗粒物数据和流量；4200mAh容量锂电池辅助供电，便于野外长时间连续工作；分辨率达2μm以下，8通道可编程粒径范围。

5.2.4 智能化多参数水质在线监测仪

针对常规理化监测系统以温度、pH、溶解氧、电导率和浊度监测为主，欠缺毒性物质及综合毒性监测能力等问题，研发集成生物毒性和理化参数的智能化多参数水质在线监测系统，该系统可同时在线测量17种以上的污染物质或污染指标，实现了多种理化参数和生物综合毒性预警，可有效进行饮用水水质综合判断和预警报警，并判断污染度种类和预测影响范围。

智能化多参数水质在线监测系统可选配的监测模块

仪器名称	仪表类型	监测原理	配置方式
pH在线分析仪	常规五参数（理化因子）	电极法	必配
电导率在线分析仪		电极法	
溶解氧在线分析仪		膜电极法	
浊度/悬浮物在线分析仪		红外光透射与散射法	
温度在线监测仪			
生物毒性早期预警系统	综合毒性参数（生物因子）	鱼法	选配
有机物在线分析仪	特征污染参数（理化因子）	紫外全谱法	
硝酸盐氮在线分析仪		紫外全谱法	
氨氮在线分析仪		水杨酸比色法	

续表

仪器名称	仪表类型	监测原理	配置方式
挥发酚在线分析仪	特征污染参数（理化因子）	4-氨基安替比林法	选配
氰化物在线分析仪		异烟酸-巴比妥酸法	
亚硝酸盐氮在线分析仪		紫外光度法	
金属离子在线分析仪		阳极溶出法	
藻类在线分析仪		荧光法	
有机磷农药在线分析仪		酶抑制法	

5.2.5 免化学试剂在线水质检测系统

针对固定式在线监测仪器采用湿化学方法，消耗的有毒有害化学试剂存在二次污染风险等问题，研发了紫外可见扫描式多参数在线分析仪、紫外吸收在线分析仪、硝酸盐氮在线分析仪、重金属检测装置、藻类生长状态自动分析仪等11种免试剂在线自动分析仪，开发了集成式免试剂水质监测预警系统，建立了从原理研究、技术设计到工艺研究、产品定型及产业化的水质监测仪器研发平台。

4种基于光吸收法的多参数在线分析仪：紫外吸收（UV）在线分析仪、硝酸盐氮在线分析仪、紫外可见扫描式多参数在线分析仪、浊度在线分析仪。

基于光吸收法的多参数在线分析仪主要指标表

COD_{Mn}	技术指标（mg/L）	光程			
		1mm	2mm	5mm	10mm
TOC	测量范围	—	20	15	5
	检出限		0.2	0.1	0.05
硝酸盐氮	测量范围		100	60	35
	检出限		1	0.5	0.3

COD_{Mn}	技术指标 （mg/L）	光程			
		1mm	2mm	5mm	10mm
COD_{Mn}	测量范围	100	30	10	5
	检出限	1	0.5	0.3	0.2

2种紫外荧光法微型水质在线分析仪：叶绿素在线原位分析仪、水中油在线原位分析仪。

叶绿素在线分析仪主要指标简表

测量范围	0 ~ 300μg/L	重复性	2%
电源	12VDC	检出限	0.2μg/L
适合水样pH	4 ~ 9	功耗	4W
运行环境	2 ~ 45℃	防护等级	IP68
通信接口	RS232/RS485	尺寸	Φ70 × 300mm

水中油在线分析仪主要指标简表

测量范围	0 ~ 5/10mg/L	重复性	2%
电源	12VDC	检出限	0.1mg/L
适合水样pH	4 ~ 9	功耗	4W
运行环境	2 ~ 45℃	防护等级	IP68
通信接口	RS232/RS485	尺寸	Φ70 × 260mm

免试剂水体藻活性在线分析仪。主要技术指标：测量光：470nm，1 ~ 600umol/m²/s；光化光强度：2000umolm⁻²s⁻¹PAR；饱和脉冲强度：6000umolm⁻²s⁻¹PAR。

水质挥发性有机物（VOC）在线分析仪。主要技术指标：可测定甲苯、乙苯、二甲苯、苯乙烯、氯苯、三氯甲烷、四氯化碳、1,2-二氯乙烷、三氯乙烯、四氯乙烯共十种水中挥发性有机物；检出限0.001μg/L；线性范围不小于4个数量级，分析周期90min；示值误差为 ± 5%，重复性不大于5%，零点漂移不大于2%FS，量程漂移不大于5%。

重金属自动监测仪器。主要技术指标：采用激光诱导击穿技术（LIBS），响应时间20s；测量成分Cr、Cd、Pb、Hg、Cu、Zn。检测限Cd，0.37mg/l；Cu，0.07mg/l；Cr，0.46mg/l；Ni，0.28mg/l；Pb，0.07mg/l；Zn，4.07mg/l。

5.3　成果应用

课题研制了饮用水水质监测材料和监测设备共50种/套，性能均达到或超过进口同类产品；申请了33项专利，编制了18项企业标准，积极促进了科研成果的标准化生产和推广应用；在天津博纳艾吉尔、中国计量院、杭州绿洁、杭州聚光、河北先河等研发单位形成了相关产品的规模化生产线，极大推动了我国饮用水水质监测材料设备的国产化研发能力和产业化发展。

（执笔人：中国城市规划设计研究院　周长青）

水质监测材料

① 固相萃取吸附剂

■ 聚合物交联微球材料

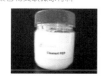

针对于水中极性有机污染物，具有高比表面积、较宽的pH值范围1~14。

■ 聚合物包覆型硅胶材料

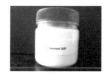

针对于中极性有机污染物，具有树脂材料的较宽pH值范围，还具有硅胶的较强刚性。

■ 表面键合C18硅胶材料

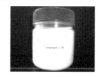

针对于水中非极性有机污染物，具有较高键合密度、致密封端、低流失、对非极性物质有高回收率。

② 饮用水水质检测标准样品

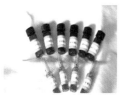

灭草松等纯品标准物质

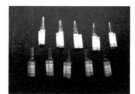

混合溶液标准物质

>>> 序号	>>> 标准物质名称	>>> 组分数
1	土霉素四环族标准物质	1种
2	二甲基苯酚标准物质标准物质	1种
3	土霉素和二甲基苯酚混合标准品	2种
4	氯乙酸标准样品物质	1种
5	二氯乙酸标准样品物质	1种
6	氯乙酸和二氯乙酸混合物	2种
7	氯乙烯纯品标准物质	1种
8	苯并芘纯标准品物质	1种
9	苯并芘纯标准品物质	1种
10	环氧氯丙烷标准样品物质	1种
11	环氧氯丙烷纯品标准物质	1种
12	环氧氯丙烷纯品标准物质	1种
13	甲醛诸十种有机氯混合品标准品	1种
14	诸毒诸农十种有机氯混合标准品	4种
15	二价铁纯品标准物质	1种
16	四价铁纯品标准物质	1种
17	六价铁纯品标准物质	1种
18	六种铝钾氧化物混合标准物质	6种
19	铝钾铅钴混合品标准物质	1种
20	七种重金属混合品标准物质	7种
21	纯净菌混液纯品标准品物质	1种

水质监测设备

① 固相萃取装置

■ 半自动固相萃取装置（SPE-09）

最多可承担12个样品同时并行处理；
流速控制范围0~100ml/min，
内设12L的残液储存缸体，
真空度可达5KPa；
特征污染物回收率达到80%以上。

② 颗粒物计数仪

■ 在线激光颗粒物分析仪　■ 台式激光颗粒物分析仪

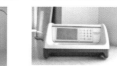

最大通道数：
8个可供用户编程的粒径范围
技术粒径范围：
1.5~400µm
信噪比：>3:1

③ 智能化多参数水质在线监测仪

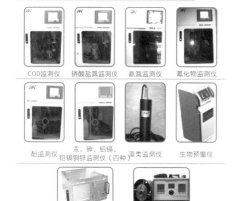

COD监测仪　硝酸盐氮监测仪　氨氮监测仪　氰化物监测仪

酚监测仪　汞、砷、铅镉、铅镉铜锌监测仪（四种）　藻类监测仪　生物预警仪

农残监测仪　五参数监测仪

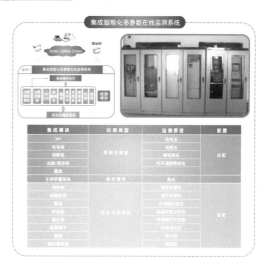

集成智能化多参数在线监测系统

集成模块	仪表类型	监测原理	配置
pH	常规五参数	电极法	必配
电导率		电导法	
溶解氧		膜电极法	
浊度/悬浮物		红外透射散射法	
温度			
生物预警系统	综合毒性	酶法	
有机物	常规市政参数	紫外差值法	选配
硝酸盐氮		紫外吸收法	
氨氮		离子选择法	
化学需氧量		酸消氧化还原电位法	
悬浮物		散射透射浊度法	
钾离子		离子法	
氟离子		离子法	
烟机分析仪		浊度法	

⑤ 免化学试剂在线水质检测系统

■ 紫外–可见全波段吸收法水质监测系统：紫外吸收在线分析仪、硝酸盐氮在线分析仪、紫外可见扫描式多参数在线分析仪、浊度在线分析仪。

>> 形成了单参数、多参数系列化产品；研制了气泡清洗与机械刷清洗相结合的光学视窗自动清洗方式，保证了设备长期稳定可靠运行。

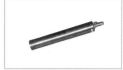
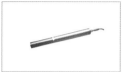
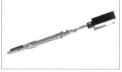
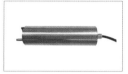

紫外吸收在线分析仪　　硝酸盐氮在线分析仪　　紫外可见扫描式多参数在线分析仪　　浊度在线分析仪

■ 紫外荧光法微型水质在线分析仪：叶绿素在线分析仪、水中油在线分析仪。

>> 浸入式
>> 90°开放式检测
>> 超声波自动清洗
　　叶绿素检出限达到0.1ug/L
　　水中油检出限达到0.05mg/L

叶绿素在线分析仪　　水中油在线分析仪

■ 免试剂水体藻活性在线分析仪

>> 测量光：470nm，1~600umol/m²/s；
>> 光化光强度：2000umolm⁻²s⁻¹PAR；
>> 饱和脉冲强度：6000umolm⁻²s⁻¹PAR

■ 水质挥发性有机物（voc）在线分析仪

>> 可测定甲苯、乙苯、二甲苯、苯乙烯、氯苯、三氯甲烷、1，2–二氯甲烷、四氯化碳、三氯乙烯、四氯乙烯共十种水中发挥性有机物；
>> 线性范围不小于4个数量级，分析周期：90min；示值误差为±5%，重复性不大于5%
>> 零点漂移不大于2%FS，量程漂移不大于5%。
　　检出限：0.001μg/L

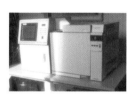

■ 重金属在线分析仪

>> 采用激光诱导击穿技术，响应时间仅100s；可测定铅、铜、铬、镉、锌、镍、汞共七种重金属。
>> 检测限：Cd：0.37mg/l；Cu：0.07mg/l；Cr：0.46mg/l Ni：0.28mg/l；Pb：0.07mg/l；Zn：4.07mg/l

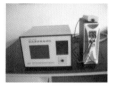

■ 挥发酚在线分析仪

>> 采用酪氨酸酶修饰硼掺杂金刚石薄膜制备生物传感器（检测电极）测定水中痕量酚
>> 线性范围：0.005~0.4mg/L
　　示值误差：±10%FS
　　重复性：3%
>> 检出限：0.005mg/L

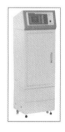

■ 氰化物在线分析仪

>> 采用氰离子选择电极测定水中痕量氰化物
>> 线性范围：0.005~5mg/L
　　示值误差：±10%FS
　　重复性：3%
>> 检出限：0.05mg/L

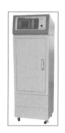

课题研发的部分材料和设备图（二）

6 引黄水库水源系统水质改善技术研究与示范

6.1　总体情况

《引黄水库水源系统水质改善技术研究与示范》是"十一五"国家水体污染控制与治理科技重大专项课题（课题编号：2008 ZX07422002）。中国城市规划设计研究院为课题牵头承担单位，参与单位包括济南清源水务有限责任公司、济南供排水监测中心、北京林业大学、山东大学。

引黄水库是沿黄城市为应对黄河断流而必须采取的一种的应急调蓄供水方式，课题基于引黄水库水源系统特征，从宏观尺度的湖库型水源地规划管理到微观尺度的水质保障，系统研究了水源地保护、缓冲区生态净化、引黄水库水质保障与水量调控、突发性污染物应急处理等关键技术，以从"源头"上改善城市供水系统的入水水质，更好地保障后续处理工艺的处理效果，为黄河下游地区城市供水水质安全保障提供技术支撑。

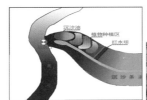
自然湿地示意图

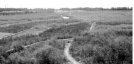
植物种植区

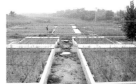
人工湿地全景

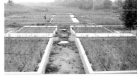
配水控制室

沉沙条渠梯级湿地建设情况

6.2 主要成果

6.2.1 引黄水库沉沙条渠梯级湿地净化技术

直接利用黄河泥沙为基质，在引黄水库取水口到水库之间的沉沙条渠构建梯级湿地，梯级湿地利用自然湿地和人工湿地水质净化效果的互补性，强化沉沙条渠前端高浊区的自然强化湿地的除磷效果，优化沉沙条渠后端低浊区人工湿地的总氮与COD的去除效果，实现去除效果耦合。

对黄河泥沙的性质及净化机理的研究表明，黄河泥沙可作为天然的除磷基质，其磷吸附容量为0.25mg/g，对磷的吸附-解吸平衡磷浓度为0.038～0.049mg/L，以此可作为设计参数，确定自然强化湿地13公顷，处理能力20万～25万m^3/d，负荷最$2.1m^3/m^2 \cdot d^{-1}$。课题筛选出具有较强抗淤积能力的香蒲、芦苇、水菖蒲、花叶芦竹、再力花等本地水生植物15种，按照自然高程优化水生植物配置，基于来水来沙条件优化取水时段防止植物淤积，保证了自然湿地在不同进水条件、不同季节下的长效运行。该湿地集泥沙沉沙与水质净化功能为一体，成为引黄水源第一道水质安全屏障。自然湿地对总氮、总磷和COD_{Mn}去除率分别达到30%、98%和41%；与沉沙条渠对照组相比，去除率分别高出18%、88%和48%。

6.2.2 引黄水库库内控藻技术

通过长期跟踪水库藻类种群的变化，识别出引黄水库浮游藻与底栖藻并存的现象，而底栖颤藻秋季集中脱落是导致引黄水库藻类总数季节性激增及嗅味问题的主要原因，水库内底栖藻及藻类代谢产物MIB的浓度分布表现出很强的空间特异性。以MIB的浓度峰值点位作为高风险点，采用遮光抑藻单元降低水下光照度来抑制藻类的生长，降低嗅味发生的风险。在水库出口构造开放式水体原位净化系统，破坏浮游藻生长环境，实现了浮游藻和底栖藻的同时控制，降低了藻类发生的风险及强度。

遮光抑藻单元根据护岸坡度、光照强度确定的控藻遮光宽度，并利用浮筒框架和遮光材料组成移动遮光平台，具有灵活移动、抗风浪冲击、结构稳定等特点。遮光平台分为4个遮光单元，采用遮阳布、大漂、四角菱等3种遮光材料，有效降低了石砌护岸上颤藻数量，遮光平台下MIB浓度较周边水体低20%。

原位净化单元设置面积$2100m^2$，包括水体复氧和人工水草两部分。水体复氧部分采用风力曝气和太阳能曝气，底部设置固定人工水草，水面设置浮动人工水草。它将水体混合和复氧技术与微生态强化技术相结合，充分发挥各自优势，协同增效，能够实现水体解层、藻类控制、污染物降解和水体生态修复，改善引黄水源取水口水质。

太阳能水生态修复系统的有效影响半径为40m，半径50～100m为影响过渡区，影响水深为

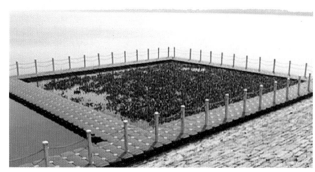
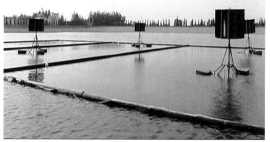

遮光控藻单元 原位净化单元

库内控藻单元示意图

0~7m。太阳能和风力水生态修复系统能够表现出较好的水质混合和复氧效果，对水库水体中藻类的生长表现出一定的抑制作用；人工水草经过自然挂膜，原位净化系统对藻类、总氮和耗氧量的去除率分别达25%、12.5%和15.6%，对氨氮的去除效果不明显。

6.2.3 输水管道水质改善技术（移动式污染物应急处理装置）

引黄水库开放式沉沙条渠增加了水源突发污染的风险，而水库和条渠均受到藻类暴发的影响，有必要在原水进入水厂之前采取有效的应急措施。课题在识别引黄水库水源系统以藻类、石油类及生活污水为主要风险源的基础上，充分利用水库到水厂的输水距离，构建了在线预警与输水管道水质改善相结合的引黄水库水源突发污染应急处理技术。

研发了移动式应急药剂投加装置，可移动到需要的点位实现次氯酸钠、高锰酸钾、二氧化氯、酸、碱、粉末活性炭等药剂的自动投加，并利用水库到水厂之间的输水管道作为反应场所，从而有效应对水源突发污染，保障水质安全。采用情景管理的方式，针对典型污染应急场景开展小试和中试，确定不同情景下的药剂最佳投加量，形成输水系统水质改善应对预案。

根据应急预案进行测试，原水叶绿素a在2.83~3.15μg/L，在二氧化氯投加量为0.5mg/L的条件下降至1.07~1.12μg/L，去除率为60.4%~66.0%，说明二氧化氯能有效控制水中藻类，可用于应急除藻。

在二氧化氯和粉末活性炭投加量分别为0.5mg/L和10mg/L的条件下，二氧化氯+粉末活性炭对叶绿素a和TOC的去除率分别为65.5%和11.4%，说明二氧化氯+粉末活性炭能有效去除水中藻类和有机物。课题同时开发了利用生物（包括其代谢产物）抑制或消除水体中的藻类的生物除藻技术，首先从引黄水库中分离获得多株溶藻菌株，发现 *Aeromonas sp.* 可有效抑制颤藻、微囊藻、鱼腥藻、节球藻等有毒有害蓝藻，利用该溶藻菌株在2L、12L、100L、2000L反应器中分别开展除藻小试和中试，控藻率均高于70%。

6.2.4 水质水量联合调控技术

课题建立了人工神经网络预测模型，确定了基于ANN的黄河下游水质模型的关键输入参数采用黄河下游典型水文站的水质数据，较为准确地预测了取水口的水质变化规律。课题选择EFDC（Environmental Fluid Dynamics Code）三维水质数学模型为核心，快速耦合水动力、泥沙和水质过程。课题在对各网格单元水深、水面高程、泥沙浓度、各水质变量浓度进行实测后，对模型进行了率定，各模拟结果与实测值基本吻合。随后通过情景设定，分别对条渠和水库的流速及水质进行情景模拟，确定水库的取水量对水库流场分布的影响，并根据流场及浓度场分布情况，分析出水利、水质的不利点。再结合藻类的生长条件（温度、流速等），对藻类的控制提出相应的应对措施。

课题开发了为沉沙条渠本地化定制的水质水动力计算软件WinEFDC，实现了基于沉沙条渠特征的winEFDC软件参数集固化和本地化配置，解决了黄河泥沙含量高的条件下的水质模拟难点问题，完成了泥沙和流量对出水水质影响的模拟计算，确定了最优调水调控区间，为条渠科学化决策提供了基于模型模拟的流程和关键技术，实现了泥沙和流量对出水水质影响的模拟计算与结果的数据库管理。

6.3 成果应用

课题共完成5个技术单元的设计、建设和施工，其中包括17万立方米沉沙池、13万平方米自然湿地、1000m^{2}人工湿地、2100m^{2}原位净化装置及40万吨/天移动式药剂投加车。其中沉沙池与自然湿地系统T-P去除率达到80%，人工湿地的T-N去除率达到15%，COD的去除率达到20%。课题开展期间，经过各项技术在济南市鹊山水库的全面应用，藻类发生的高峰期水库出水口处的MIB值比往年同期下降50%~65%。取得了明显的成效。

（执笔人：中国城市规划设计研究院　桂萍）

7 饮用水源与饮用水水质标准支撑技术研究

7.1 总体情况

《饮用水源与饮用水水质标准支撑技术研究》（2009 ZX07419-002）是国家水体污染控制与治理科技重大专项饮用水主题"十一五"实施课题，属于项目"饮用水安全保障管理技术体系研究与示范"。课题承担单位为中国城市规划设计研究院，课题参与单位有中国科学院生态环境研究中心、中国环境科学研究院、上海城市水资源开发利用国家工程中心有限公司、中国地质大学（北京）、中国疾病预防控制中心环境与健康相关产品安全所。

课题针对我国饮用水水质标准制定的研发基础薄弱、相关饮用水水源标准与《生活饮用水卫生标准》（GB 5749-2006）不匹配、标准"有标准无风险和有风险无标准"问题并存等状况，系统开展水质标准制定及标准实施支撑技术研究，为建立饮用水安全保障管理技术体系提供科学技术支撑。

7.2 主要成果

7.2.1 基于净水工艺及污染物可处理性的饮用水源水质标准制定技术

充分利用国内外现有技术成果，在全面分析WHO、欧盟、美、日、俄等饮用水及相关标准，以及4400多份著作、论文等文献资料的基础上，系统梳理总结了国内外对饮用水污染物的标准管理经验；运用2005年以来我国近1000个水源地、1500个水厂、10个城市供水管网的水质监测资料共计33.1万条数据，分析研究了水源水质现状、出厂水水质主要风险、配水过程水质变化规律；通过34个水厂净水工艺单元水质实际监测和21种典型污染物加标中试实验，获得水质实验数据7.7万条，结合文献分析和实证研究，提出了常规工艺、臭氧—活性炭工艺、超滤膜工艺对饮用水污染物的去除率。在上述三种技术路径研究基础上，结合我国饮用水、水源及相关标准存在的问题，提出各典型工艺对污染物去除效能，净水工艺技术发展趋势，饮用水标准制定应遵循的一般原则，建立污染物调查、人体健康影响评价、净水工艺可达性、投资需求及效益分析、相关标准联动为基础的饮用水水质标准制定方法。

7.2.2 基于人体健康影响的饮用水关键污染物控制标准值研究方法

针对我国饮用水水源氟超标受众广和饮用水中氟指标的特殊严格性，综合健康、社会、政策和经济因素评价相关人群健康状况及敏感人群对氟耐受性的变化，研究修订指标限值的可能性并提出相应的建议案；采用动物毒性数据、流行病学调查结果、模型实验、抽样检测等方法，结合我国饮用水处理工艺及输配特点，针对有机锡、贾第鞭毛虫、隐孢子虫、致嗅物质、甲基叔丁基醚、ClO_2、亚氯酸盐、乙草胺等有机污染物和新型消毒剂及其消毒副产物等饮用水中污染物或水质指标，提出水质指标限值建议案；针对饮用水新型消毒剂，采用动物毒性数据、模型实验等方法，研究在饮用水中形成的消毒副产物及其形态，对其提出残余量和消毒副产物的指标限值建议案；针对地表水源广泛超标的原水及出厂水COD_{Mn}、氨氮与TOC相互关系进行化学机理和暴露统计评价，并进而提出与此相关的饮用水水质指标限值。

7.2.3 从水源到龙头供水系统全流程水质检测实施策略

针对我国各区域水源污染的共性问题和特殊问题，研究不同类型饮用水水源的动态特征，分析各种污染物在供水系统中的迁移转化规律，以保障安全、突出重点和经济运行为原则，提出饮用水及水源水质检测方案：研究地下水水源、河流型水源、湖泊型水源和水库型水源的水质动态特征，结合饮用水源污染物的暴露评估和在线检测技术应用现状，确定适用于各类水源的水源水质检测项目和检

测频率；评价饮用水中污染物检出率、超标情况、区域分布、出现频率、危害程度，结合净水工艺特点和在线检测技术应用现状，确定适用于各类水源的出厂水日常管理检测、周期评估检测和定期研究检测的水质检测项目及其检测频率；分析管网水水质稳定性，结合在线检测技术应用现状，确定适用于单一类型水源和混合类型水源的管网水日常管理检测、周期评估检测和定期研究检测的水质检测项目及其检测频率。

7.3 成果作用

1. 课题提出《生活饮用水水源水质标准》和《城市供水水质标准》修订案，历经多年多场次宣传和研讨，推动了国家相关标准修订工作，2017年中国地质调查局、水利部水文局等14个单位对施行了24年的《地下水质量标准》（GB/T 14848-1993）进行了第一次修订，作为其主要技术内容的水质指标及限值到达了与《生活饮用水卫生标准》（GB 5749-2006）完全匹配。2019年国家卫健委联合开展生活饮用水卫生标准修订工作，2022年最新版《生活饮用水卫生标准》（GB 5749-2022）发布，本课题相关内容的大部分修订建议被采纳。本课题承担单位中国城市规划设计研究院及参与单位中国科学院生态环境研究中心、中国环境科学研究院、中国地质大学（北京）、中国疾病预防控制中心环境与健康相关产品安全所参加了上述两个标准修订工作。

2. 课题通过1500个水厂普查、34个水厂净水工艺单元水质实测和21种典型污染物加标中试实验，据以提出的常规工艺、臭氧—活性炭工艺、超滤膜工艺对饮用水污染物的去除率研究成果，有力支撑了城市供水设施改造工作。根据住房和城乡建设部计财司、城建司和科技司委托，课题承担单位中国城市规划设计研究院承担了供水设施建设改造规划的起草任务，并协同深圳市水务（集团）有限公司、清华大学、中国城镇供水排水协会、北京市政工程设计研究总院、中国科学院生态环境研究中心、北京首创股份有限公司共同编制供水设施

改造技术指南。2009年9月，住房和城乡建设部印发《城镇供水设施改造技术指南（试行）》（建科〔2009〕149号）；2012年5月，住房和城乡建设部、国家发展和改革委员会印发《全国城镇供水设施改造与建设"十二五"规划及2020年远景目标》（建城〔2012〕82号）。

（执笔人：中国城市规划设计研究院　宋兰合）

8 饮用水安全保障技术综合集成研究

8.1 总体情况

《饮用水安全保障技术综合集成研究》是"十一五"国家水体污染控制与治理科技重大专项课题（课题编号：2009 ZX07419-007）。中国城市规划设计研究院为课题牵头承担单位，参与单位包括中国科学院生态环境研究中心、上海城市水资源开发利用（南方）国家工程中心有限公司、济南市供排水监测中心、清华大学、浙江大学、中国农业科学院。

围绕饮用水主题的"十一五"目标，在对主题各项目和课题的实施进行指导和协调的同时，对主题7个项目44个课题的饮用水安全保障共性技术和适用技术的研究成果进行组合、集成与优化，综合集成主题领域的关键技术，凝练饮用水安全保障的关键技术和管理技术体系。在此基础上，针对"十一五"期间我国饮用水安全保障面临的新形势和新问题及饮用水主题的实施情况，动态形成我国饮用水安全保障战略框架，编制饮用水安全保障主题"十二五"实施方案。

8.2 主要成果

8.2.1 饮用水安全保障技术体系

针对我国饮用水水源普遍污染、水污染事件频繁发生、饮用水监管体系不健全、供水系统存在安全隐患等突出问题，结合长江下游/太湖流域、黄河下游、珠江下游、典型城市和典型村镇等示范地区，开展了饮用水安全保障工程技术和监管技术研究，在水源保护、水厂净化、安全输配、监测预警、应急处理、管理保障等6个方面取得阶段性成果，研发了120多项关键技术，其中有20多项技术取得突破性进展，建立了70多个示范工程和研发平台和试验基地，研制了52台（套）水质监测和饮用水净化处理设备和装置，形成了《城市供水设施建设与改造技术指南》等90多项技术标准、规范、指南和政策建议，初步构建了饮用水安全保障技术体系，包括"从源头到龙头"全流程的工程技术体系和"从中央到地方"多层级的监管技术体系，为全面提升我国饮用水安全保障能力提供了重要的技术支撑。

针对重点流域不同水源水质特性，开展水质净化关键技术研究、技术集成与应用示范，在水源原位净化、生物预处理、溴酸盐控制、地下水砷去除以及超滤膜污染控制等方面取得多项关键技术突破，形成了饮用水净化多级屏障集成技术，编制了《城镇供水设施建设与改造技术指南》等技术规程，为建立"从源头到龙头"全流程的饮用水安全保障工程技术体系提供了重要支撑。

针对饮用水安全日常管理、监督管理和应急管理中存在的薄弱环节，开展风险评价、监测预警、应急处置等关键技术研究和示范，形成了水质监测预警应急集成技术，编制了20多项行业和地方的标准、规范和指南，为建立全流程、多层级的饮用水安全保障监管技术体系提供了重要支撑。

8.2.2 城镇供水设施建设与改造技术指南

住房和城乡建设部、国家发展和改革委员会于2012年5月发布了《全国城镇供水设施改造与建设"十二五"规划及2020年远景目标》（以下简称《规划》）。为配合《规划》实施，饮用水主题专家组系统总结、凝练和吸纳了"十一五"取得的主要技术成果和示范工程实践经验，在《城镇供水设施改造技术指南（试行）》（建科〔2009〕149号）的基础上，组织编制了《城镇供水设施建设与改造技术指南》（以下简称《指南》）。

《指南》适用于全国各城镇供水设施建设与改造的规划、设计、运行和管理，涵盖城镇供水系统从"源头到龙头"的各主要环节，内容包括总则、技术对策、原水系统、净水工艺、特殊水处理、应急处理、供水管网、二次供水和水质监控等9章共129条。《指南》针对我国城镇供水设施现状和存在问题，提出的技术对策和措施，针对性强，系统、全面、可行，对《规划》的实施重要的指导意义，对行业技术水平的整体提高具有重要的支撑作用。

8.2.3 饮用水主题"十二五"实施方案

饮用水安全保障技术研究与示范主题"十二五"的阶段目标是，继续围绕构建饮用水安全保障两个技术体系，在重点领域突破一些关键技术，强化技术和工艺的系统集成，扩大应用示范，构建三个技术平台，为全面提升我国饮用水安全保障能力和促进相关产业发展提供科技支撑。具体目标是：形成"从源头到龙头"全流程的饮用水安全保障的工程技术体系，推动建立或提升5～6个城镇供水系统建设工程化技术平台；形成"从中央到地方"多层级的饮用水安全保障的监管技术体系，推动地表水环境质量标准和饮用水卫生标准的修订，建立国家和2～3个省市级饮用水水质监管业务化技术平台；初步形成城乡供水材料、设备的产业化技术体系，推动国产化设备在重点示范区的应用，促进3～5个产业化技术平台、生产基地和产业化联盟建设；推动一批饮用水安全保障示范城市建设，重

点示范区饮用水水质全面达标，典型城市示范工程出水水质稳定达标，典型村镇示范工程出水水质基本达标。力争实现示范区2000万人口龙头水达标。

"十二五"期间的重点任务是进一步突破一批关键技术，开展一批示范工程建设，推动监管技术体系建设。关键技术突破包括重点针对嗅味物质、消毒副产物、新型污染物、重金属、放射性等污染，开展强化去除和深度去除技术研究，集成应用适合农村特点的适用技术，推动管网输配技术创新，逐步完善饮用水安全保障的两个技术体系。示范工程建设包括围绕重点流域的"示范城市"和典型村镇开展技术应用示范，强化技术应用示范的规模化效果，实现示范城市供水水质全面、稳定达标，村镇供水适用技术要在全县域范围内示范。监管体系建设包括大力推进基于风险评价的水质管理以及标准制定技术研究，全面提升供水系统综合管理和城市供水应急响应支撑能力，为实现国家—省—市三级供水信息平台的业务化运行提供技术保障。

通过"十二五"课题的实施，使我国饮用水安全保障工程技术水平总体上达到国际先进水平，基本解决重点流域饮用水安全保障的关键技术问题，在20～30个城市进行技术应用示范，直接受益人口超过2000万人，并全面提升管理能力和产业化水平，为实施新型城镇化战略、建设美丽中国以及2020年全面实现小康社会目标作出重要贡献。

8.2.4 饮用水安全保障发展战略

为从根本上解决饮用水不安全问题，统筹水环境污染治理、饮用水源保护、供水设施建设、供水安全监管，统筹饮用水安全保障体系建设与科技发展，统筹近期重点任务、中期战略规划与远期发展目标，在总结饮用水安全存在的主要问题和凝练饮用水主题科技成果基础上，结合饮用水安全保障领域的国际发展趋势，研究提出了《饮用水安全保障发展战略研究报告》（以下简称《报告》）。

《报告》提出将"节流优先，治污为本，科学

开源，保障安全"作为城市水安全的总体发展战略，并在饮用水安全保障领域，以水质安全为重点，提出了三个阶段性目标："十二五"期间，饮用水水质基本达标；2020年，饮用水水质全面达标；2030年，饮用水水质进一步提升。"十二五"期间，以科技进步为支撑，以能力建设为重点，优先实施城镇供水设施改造，积极推进城乡统筹区域一体化供水设施建设，提升供水水质安全监管科技水平，增强供水应急保障能力，切实解决人民群众最关心的饮水安全问题，让人民群众喝上放心水。

8.3 成果应用

课题总结凝练形成了两个技术体系，即："从源头到龙头"全流程的饮用水安全保障工程技术体系和从"中央到地方"多层级的饮用水安全保障管理技术体系。研究成果在太湖流域、黄河下游、珠江三角洲等示范区建立了一批示范工程和针对不同水质问题（高藻、高有机、高氨氮、高嗅味等）的整体解决方案，促进了示范地饮用水源的水质改善、水厂净水工艺的提高、安全输配水的保障、供水水质的改善等，示范工程出厂水水质稳定达标，提升了示范地区城镇的饮用水安全保障能力，确保了当地百姓的饮水安全，为改善人民生活质量、保障人体健康、构建和谐社会、实现全面建设小康社会目标作出了积极贡献。研究成果为2009年北京国庆60周年、2009年济南全运会、2010年上海世博会、2010年广州亚运会、2011年深圳大运会等国内重大活动期间的供水安全提供了直接的技术支持和重要保障。

编制了《城镇供水设施建设与改造技术指南》，共9章129条，内容涵盖城镇供水系统从"源头到龙头"的各个主要环节。该指南2012年由住房城乡建设部印发，为"十二五"全国城镇供水设施建设与改造规划的实施提供了重要的技术支撑。

凝练形成了饮用水主题的两项标志性成果，分别是饮用水净化多级屏障集成技术和饮用水监测预

警应急集成技术，并以此为核心编写了10本专著，对饮用水主题的成果进行了系统的梳理和集成，并公开出版，推动了相关技术的推广应用。

提出了"十二五"饮用水安全保障国家发展战略的总体目标和重点任务，编制了"十二五"饮用水安全保障国家发展战略研究报告，支撑了《全国城镇供水设施改造与建设"十二五"规划及2020年远景目标》，以及国家救灾应急供水能力建设方案的编制和实施。

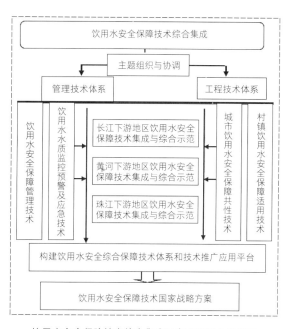

饮用水安全保障技术综合集成研究课题技术路线图

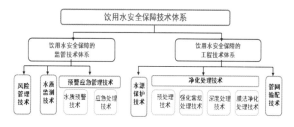

饮用水安全保障技术体系框架图

（执笔人：中国城市规划设计研究院　周长青）

9 国家级水质信息管理系统及可视化平台示范体系建设

9.1 总体情况

《国家级水质信息管理系统及可视化平台示范体系建设》是"十一五"国家水体污染控制与治理科技重大专项课题《水质信息管理系统及可视化平台关键技术研发与示范》（课题编号：2008ZX07420 003）的子课题。住房和城乡建设部信息中心为课题牵头承担单位，中国城市规划设计研究院为参与单位之一。

为保障城市饮用水水质安全，向各级政府实施监管提供直观可视化技术支持，开展了可视化大屏幕软硬件功能需求调研、应急平台构建需求分析与设计，完成了国家级城市供水水质监控预警中心大屏幕建设，为直观展示、提升城市供水安全应急能力提供支持。

9.2 主要成果

9.2.1 国家级城市供水水质监控预警中心大屏幕建设

依据技术的先进性、功能的实用性、性能的可靠性、操作的方便性和设备的可扩展性的大屏幕建设选型原则，提出国家级水质信息管理系统及可视化平台的功能要求，应急会商系统空间布局与建设方案，编制《城市供水应急平台体系建设方案》《国家水质监测中心会商会议系统技术方案》。在中国城市规划设计研究院经费和场地支持下，完成国家级城市供水水质监控预警中心大屏幕建设，支持国家级水质信息管理系统的可视化建设。

9.2.2 协助完成国家级水质信息管理系统及可视化平台设计

通过已建的《36个重点城市的城市供水水质信息管理系统》和三级网络课题产出成果《全国的城市供水管理信息系统》，以软件系统界面的方式向提出了国家级水质信息管理系统及可视化平台建设的统计分析基本需求。

1. 提出统一的平台框架和用户分级的需求：国家级用户可查询全国信息，省级用户查询本省信息，城市用户查询本城市信息。

2. 按区域统计的需求：国家级平台应具备按全国、分省、分城市的统计汇总功能。

3. 超标查询的功能：应具备提供统计范围的不同水样类型的超标查询。

4. 上报率查询的功能：应具备提供级别指定统计范围的按水厂规模和水厂数统计的上报率。

5. 报表功能：应具备水质中心为部服务的常用统计报表，包括上报数据横排表、水质超标报表、上报样品统计报表。

6. 水厂基础信息与水质信息关联查询功能：以便分析水厂净水工艺与水质超标关联分析。

提出共享数据库库结构、水质指标编码、用户与在线监测站点等编码规则，支持国家级可视化平台的数据调用，完成示范地的可视化平台的统计分析与信息展示功能测试，为系统的完善提供了支持。

9.3 成果应用

国家级城市供水水质监控预警中心大屏幕应用于国家级水质信息管理系统及可视化平台展示，实现了国家层面城市饮用水水质信息的汇总分析、宏观监控、可视化表达与分析，并为水质突发事件的应急处置、水质监测、视频会商等提供可视化基础，打通了国家、省、市三级可视化视频会商通道。

（执笔人：中国城市规划设计研究院

牛晗 韩超）

10 应急处理技术体系集成及其他

10.1 总体情况

10.1.1 研究背景

为进一步提高我国供水行业的安全保障水平，由清华大学、北京市市政工程设计研究总院和中国城市规划设计研究院共同对公共供水系统应对突发性水源污染的能力进行评估研究，完善和落实应急技术方案。在单项应急处理技术研究的基础上，建立供水行业应对不同种类污染物的应急处理技术体系，实现全方位多层次的安全供水保障，指导示范工程建设，并针对全国重点城市的实际情况，建立适合当地情况的应急处理技术体系，为各城市供水规划建设提供依据和技术支持。

10.1.2 子课题简介

《自来水厂应急净化处理技术及工艺体系研究与示范》（课题编号：2008 ZX07420-005）是"十一五"国家水体污染控制与治理科技重大专项课题，清华大学为课题牵头承担单位。"应急处理技术体系集成及其他"是其子课题之一，中国城市规划设计研究为该子课题负责单位。课题其他参加单位包括北京市市政工程设计研究总院、天津市自来水集团有限公司、北京市自来水集团有限责任公司、上海市供水调度监测中心、广州市自来水公司、深圳市水务（集团）有限公司、无锡市自来水总公司、济南市供排水监测中心、哈尔滨供排水集团有限公司、成都市自来水有限责任公司、东莞市东江水务有限公司等。

10.2 主要成果

1. 开展了大量的城市水污染及城市应急供水案例研究，与课题牵头单位清华大学以及课题参加单位北京市市政工程设计研究总院共同完成《××城市供水系统的水源污染风险分析、应急能力评估

与建设方案报告》大纲的起草和制定工作，并针对39个重点城市的实际，为39个重点城市的《城市供水系统的水源污染风险分析、应急能力评估与建设方案》的编制提供技术咨询和技术支持。

2. 具体承担郑州、太原、呼和浩特、西宁和杭州等五市的应急供水及能力建设方案报告编制。完成了郑州市、太原市、呼和浩特市、西宁市和杭州市5重点城市的《城市供水系统的水源污染风险分析、应急能力评估与建设方案报告》，包括对杭州、太原、呼和浩特、郑州、西宁等5市的城市应急供水系统开展现场调研，对5市城市应急供水系统现状、突发性水源污染风险等进行研究分析，同时对5市城市应急供水系统提出应急能力建设方案等内容。

3. 针对当时国内大部分城市供水系统仍处于突发污染事故的被动应对处理阶段，协助课题负责单位完成应急处理课题与项目的总结凝炼，开展课题与项目的集成工作，为行业主管部门对城市供水水源污染风险、应急能力状况、应急供水设施建设等主动预防提供基础技术支撑。

10.3 成果应用

协助课题单位在全国39个重点城市建立适合当地情况的应急处理技术体系，指导示范工程建设，为城市供水规划建设提供依据和技术支持。所负责的杭州、太原、呼和浩特、郑州、西宁5个城市含盖于我国的东、中、西部，课题研究成果不仅对5市的城市供水应急能力的提升提供相应的技术支持，而且对我国其他城市的供水系统的水源污染风险分析、应急能力评估与建设方案的研究具有借鉴意义。

（执笔人：中国城市规划设计研究院 孙增峰）

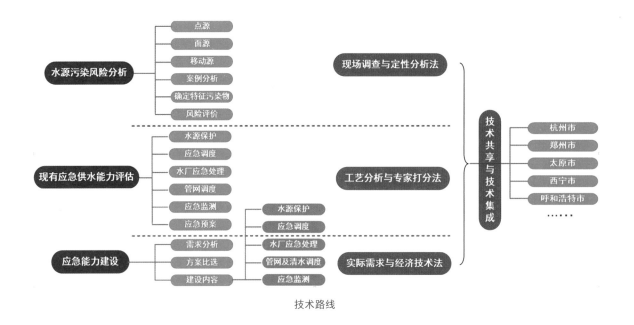

技术路线

11 水质安全评价方法及预警系统集成技术研究

11.1 总体情况

《水质安全评价方法及预警系统集成技术研究》是"十一五"国家水体污染控制与治理科技重大专项课题《水质安全评价及预警关键技术研发与应用示范》（课题编号：2008 ZX07420-004）的子课题。课题牵头承担单位为浙江大学，中国城市规划设计研究院为参与单位，负责子课题《水质安全评价方法及预警系统集成技术研究》。

水质安全评价是水质预警的基础，本子课题围绕饮用水水质的达标要求和水质预警系统的功能需求，基于污染物对暴露人群的健康影响建立饮用水水质安全评价方法，提出饮用水水质安全评价指标体系、水质安全评价模型、水质等级划分标准，为课题建立的预警系统提供水质判定的方法和依据，对实现供水实时多层次预警输出、支持政府科学决策发挥重要作用。

11.2 主要成果

针对我国城市饮用水安全存在的问题，在分析

城市饮用水水质特征的基础上，基于污染物对人体健康的影响，研究指标体系构建、评价指标分类及赋权、水质安全评价数学算式建立、水质级别划分，建立系统、科学的城市饮用水水质安全评价体系。根据饮用水各种指标的影响特征和存在水平，在分析其对人体健康危害程度的基础上，为各指标赋予相应的风险系数，解决以往评价方法中不能反映指标危害性的问题。同时，建立科学、直观的城市饮用水水质安全评价指数，首次根据饮用水中各种指标的危害性确定饮用水水质的安全级别，突破以往评价方法粗略和评价结果模糊的局限。其中，饮用水水质安全评价指标体系、单因子指数评价方法风险系数、综合指数评价法中水质指数等均为国内首次提出。

1. 构建水质评价指标体系。针对饮用水水质特征，建立由125个指标构成的饮用水水质评价指标体系，并根据水中污染物对人体健康的影响特征、存在水平、影响时间、影响范围、感官影响程度等因素对指标进行分类与赋权，将指标分为

5类，Ⅰ类指标对人体健康的危害最大，Ⅱ类其次，以此类推，各类指标的风险系数分别为1.0、0.5、0.3、0.2、0.1。

2. 建立水质指数的数学算式。提出了适用于不同条件下的符合性评价法、单因子指数法、综合指数法三种供水水质指数数学算式。符合性评价法是依据现行有效的国家标准、行业标准，对饮用水水质符合相关标准的情况进行评价。单因子指数法赋予指标体系中各项污染物指标相应的风险系数并建立单因子评价模型，当评价指标中有若干项超过评价标准时，由指标的超标倍数和风险系数计算水质安全评价指数。单因子指数法用于对水质的超标程度进行评判，在计算水质指数时仅考虑超标的评价指标，可直观反映水质的超标程度，既可用于常规监测的水质安全评价，也可用于突发水污染事故的水质安全评价。综合指数法是通过层次分析法确定指标体系中各指标的归一化权重，然后结合各指标的实际检测结果以一定的数学算式对水质进行评价。在计算水质指数时，同时考虑评价指标的权重和超标严重的指标所起的作用。在计算公式中，利用权重突出危害性大的评价指标对水质评价结果的作用，同时通过超标系数来加大超标指标的比重，因此，综合指数法既充分考虑指标本身在评价体系中的权重，又同时兼顾实际检测值对评价结果的影响，可对饮用水水质的总体情况作出综合评价并对水质进行优劣评定，也可对不同区域、不同时间的水质情况进行比较。

3. 提出水质安全级别划分依据。根据水质单因子指数计算结果，将水质分为超标特别严重、严重超标、中度超标、轻度超标、轻微超标等5级。根据综合指数计算结果，对于合格的样品分为优、良，对于超标的样品将水质分为超标特别严重、严重超标、中度超标、轻度超标、轻微超标等5级。

4. 编制水质安全评价技术指南。基于研究建立的指标体系及评价方法，编制《饮用水水质安全评价技术指南》（建议稿）（以下简称《指南》）。《指南》包括指标分类规则、水质评价指标构建、水质安全评价方法等部分。

11.3 成果应用

饮用水水质安全评价体系是实现对饮用水水质安全的监测预警、强化应对各类突发事件能力的前提，提出的水质安全评价方法嵌入了课题层面搭建的水质预警系统运行平台并进行了示范应用，课题实现了饮用水水质评价结果及预警信息的直观展示，完成了饮用水水质预警数据的采集、传输、处理、分析、预报、发布，提高了饮用水水质监测预警技术水平，为政府供水主管部门科学决策提供了有力的技术支撑，对政府加强饮用水安全监管、有效应对饮用水突发性污染事件起到至关重要的作用。

（执笔人：中国城市规划设计研究院　李琳）

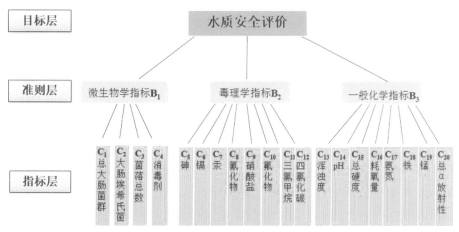

层级分析法的递阶层次结构

12 城镇供水绩效评估管理体系的研究

12.1 总体情况

《城镇供水绩效评估管理体系的研究》是"十一五"国家水体污染控制与治理科技重大专项子课题（子课题编号：2009 ZX07419-006-01）。中国城市规划设计研究院为子课题承担单位。

针对我国城镇供水企业多种运营机制并存、政府监管和行业评价缺乏有效技术手段的现状，结合供水企业的地域垄断特征和产品的公共属性，为政府主管部门、行业以及供水企业研究适合中国特色的供水企业绩效管理办法。

12.2 主要成果

立足中国供水行业的特点与实际需求，积极借鉴国际权威机构和发达国家绩效管理经验，通过方法研究和广泛调研，研究提出了《城镇供水绩效评估管理办法》，建立面向政府监管需求、行业引导需求和企业发展需求的供水企业绩效管理体系，包括城镇供水绩效评估的对象、组织架构、评估指标、实施方法、结果管理、信息发布、公众参与、激励和约束机制的研究等，为有关各方提供有效的质量、成本和服务等监管手段，促进城镇供水行业的健康发展，以监管技术手段推动饮用水安全保障能力的提升。

1．绩效评估组织管理

城镇供水绩效评估的具体工作，各级政府供水行政主管部门和供水企业可以委托行业协会或具有相应资格的第三方机构组织和评估。

城镇供水主管部门至少每两年对供水企业进行一次绩效考核，具体办法和方式可由当地政府根据实际情况确定。城镇供水企业应每年进行一次自我绩效评估，也可以委托第三方机构进行评估。第三方评估的结果可以作为政府主管部门考核的参考依据。

城镇供水行政主管部门实施绩效考核管理时，可以采取以下措施：督促供水企业按时向绩效管理信息平台报送绩效数据；进入现场考察、询问或实施抽样评估；查阅相关报表、数据、原始记录等文件和资料；要求被评估的供水企业就有关问题做出说明；提出考核的书面意见并向供水企业进行通报。

2．绩效评估指标体系

从绩效管理目的上看，绩效评估指标可分为两方面：监管性指标和激励性指标。

监管性指标带有一定的强制性，是要求企业必须达到的指标。具有监管性质的指标主要包括资源性指标和社会性指标。资源性指标包括：常规项目水质综合合格率、非常规项目水质综合合格率、出厂水水质9项合格率、供水水质综合合格率和取水口水质综合达标率等指标。社会性指标包括：电话接通率、投诉处理及时率、售后服务及时率和用户满意度等服务类指标。这些指标从侧面反映了供水企业在提供普遍服务、不间断服务、服务价格及质量等方面的情况。这部分指标可通过考核的方式来评判企业的绩效。通过对企业的实际绩效与行业标准以及最初制定的绩效目标间的比较，考察企业的绩效是否达到要求。监管性指标具有一般性，适于企业间进行横向比较。

激励性指标主要涉及企业经营效率方面，具体包括资产类、财经类和人事类指标。在市场化的环境下，这部分指标是企业有内在激励去提升的。这类指标不需要政府设定标准要求企业必须达到，但需要政府在制度上、政策上进行引导，促进企业提升绩效。这类指标由于受到外部因素的影响较大，例如企业的基础设施的条件、地方的经济水平、用户构成等都会对企业经营效益产生很大影响，因此，更适于进行纵向比较，体现运营者的努力程度。也可以进行横向比较，但横向比较的目的更多是侧重于分析，总结经营效益好的企业的成功经验，帮助效益差的企业分析问题、解决问题。促进企业间的相互学习、借鉴，从而提升整个行业的服务质量，促进行业健康发展。

企业的管理能力和服务水平，提高经营绩效。城镇供水企业绩效考核结果纳入城市政府对供水企业的考核，可作为供水企业向城市物价主管部门提出水价调整建议的依据。

城市政府供水行政主管部门依据评估结果对供水企业实施奖励或惩罚，并调整本市供水政策、发展规划和投资计划等。

12.3 成果应用

城镇供水企业是绩效评估的对象，供水企业可积极使用绩效评估报告，发现评估报告指出的问题，采取针对性的措施进行自我完善，能有效提高

（执笔人：中国城市规划设计研究院　周长青）

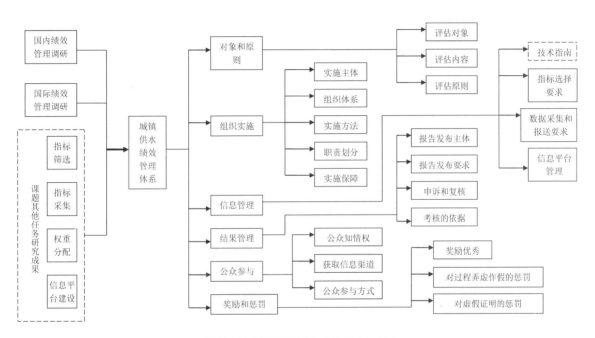

城镇供水绩效评估管理体系研究技术路线图

13 生活饮用水中常规指标污染检测

13.1 总体情况

《生活饮用水中常规指标污染检测》是"十一五"国家水体污染控制与治理科技重大专项课题《饮用水水质风险评价方法及其应用研究》（课题编号：2009 ZX07419-001）的子课题。子课题来源为中国科学院生态环境研究中心，主持单位为中国城市规划设计研究院，参加单位为国家城市供水水质监测

网各成员单位。

子课题在新的《生活饮用水卫生标准》（GB 5749-2006）实施近5年的经验基础上，结合42项常规指标的物理化学性质、国内外标准制订的依据和原则，重点研究了我国各行政区域、各流域、不同水源类型的分布特征和污染状况。

13.2 主要成果

13.2.1 相关基础数据收集和整理

为了解各地区各流域饮用水污染状况，配合课题的研究需要，子课题开展了如下工作：

1. 组织和协调了35个重点城市饮用水水质调查，对重点城市的重点水厂出厂水进行了采样。

2. 对《生活饮用水卫生标准》（GB 5749-2006）规定的42项常规指标进行了监测，形成了35个重点城市近200个水厂的42项常规指标的丰水期、枯水期及平水期的检测结果报告，形成了5个重点城市近200个水厂采样的前一个月、后一个月的42项常规指标检测报告。

3. 结合饮用水水质标准中42项常规指标各项污染物的物理化学性质等研究背景，子课题分析对比了国外主要发达国家和地区（欧盟、美国、日本、澳大利亚、加拿大等国）以及世界卫生组织（第四版）最新标准相应指标限值，收集了国内外各污染物的研究概况。

4. 经检测分析了国内各种污染物在各行政区域、各流域以及不同水源类型的分布状况及规律。

5. 针对特定污染物的水厂工艺控制措施进行了分析探讨，为今后相关的标准制订和修订、水厂改造及进一步研究奠定基础。

13.2.2 相关建议

通过典型地区饮用水水质调查分析得出了饮用水水质标准中42项常规指标各项污染物的物理化学性质等研究背景，并通过国外主要发达国家（欧盟、美国、日本、澳大利亚、加拿大等国）以及世界卫生组织的第四版最新标准相应指标限值的对比，通过分析国内外各污染物的研究概况，以及国内各种污染物的各地区、各流域以及各种水源类型的污染物分布状况，对这些主要污染物的工艺控制措施进行分析探讨，为今后相关的标准制订和修订、水厂改造、进一步的深入研究等奠定了基础。

1. 对标准修订的建议

通过污染物分布状况，结合考虑国家标准以及地方流行病等多种因素，形成了基础水质分布信息数据库，为地方标准的制定和国家标准的修订中不同地区和工艺状况下的水质标准以及不同水源类型需要重点关注的水质指标等提供数据支撑。研究发现在《地表水环境质量标准》（GB 3838-2002）中汞浓度（0.0001mg/L）较《生活饮用水卫生标准》（GB 5749-2006）（0.001mg/L）严10倍，因此出现很多地方水源水超标较多而出厂水却少有超标的现象，因此建议汞的饮用水水源标准值与生活饮用水卫生标准值进行协调。

2. 对水厂改造的建议

通过各流域、各地区以及不同水源类型的出厂水指标超标率、检出率、超检率、平均值的分析得出了各地区、流域以及不同水源类型的水厂应当予以关注的各项首要污染物，对于超检率较高且对人体健康危害较大的应该予以重点关注，对于出厂水长期超标的地区可以增设去除该污染物的水处理单元。由于部分地区水污染状况较为严重，现有的水处理工艺已经无法保证新标准的全面实施，对于出厂水超标严重地区可针对部分指标进行整体提升水处理设施对该污染物的去除能力，对于某些地区重金属污染物可采取强化混凝以及活性炭吸附处理的工艺提高对该污染物的去除能力；对于有机物耗氧量指标超标比较严重的地区和氰化物超标地区，主要通过预氧化以及臭氧活性炭工艺进行处理，去除以较低出厂水有机物含量和以此带来的致癌致突变的副产物含量；对于浊度不合格的水厂应当控制好水厂运行工艺条件，强化混凝、沉淀、过滤三个环节，以期浊度能控制在合理范围；对于氰化物超标的水厂应当增设氰化物去除工艺。

3. 对今后研究的建议

目前采样城市主要集中在重点城市，为让研究更具代表性和全面性，建议后续研究扩大采样范围，将目前的重点城市扩大到地级市范围。

13.3 成果应用

子课题在收集到的饮用水源、出厂水、管网水的42项常规指标数据基础上进行分析，得到我国各行政区域、各流域、不同水源类型的分布特征和污染状况，分析结果和相关标准修订建议、水厂改造建议、下一步研究建议被课题采纳，为课题《饮用用水水质风险评价方法及其应用研究》奠定了基础。

（执笔人：中国城市规划设计研究院　由阳）

14 南水北调受水区城市水源优化配置及安全调控技术研究

14.1 总体情况

《南水北调受水区城市水源优化配置及安全调控技术研究》是"十二五"国家水体污染控制与治理科技重大专项课题（课题编号：2012 ZX07404-001）。中国城市规划设计研究院为课题牵头承担单位，参与单位包括中国水利水电科学研究院、河北省城乡规划编制研究中心、河北省城乡规划设计研究院和保定市供水总公司。

课题从受水区城市饮用水安全存在的问题和面临的形势出发，在水源、配套工程、供水系统调控、供水安全决策支持等方面集中研究力量开展技术研发，尽可能降低南水北调来水对受水区城市供水系统的不利影响，充分发挥南水北调来水的综合效益。

14.2 主要成果

课题构建了南水北调受水区城市供水安全保障技术体系，该技术体系由基于系统动力学模型的受水区城市需水预测技术、基于供水设施适应性的水源配置技术、基于受水区城市供水系统分类的配套工程布局优化技术、基于风险因子识别的受水区供水系统安全调控技术，以及基于水量与水质动态管理的受水区城市供水系统信息化管理技术等技术构成。

其中，基于系统动力学模的受水区城市需水预测模型包含社会经济、水资源、环境3个子系统，总计30个变量。基于供水设施适应性的水源配置技术在水源水质差异分析、管网管垢及微生物特征分析、典型管道适应性试验模拟的基础上，考虑了本地地表水、地下水和南水北调水源以及其他外来水源，基于供水规则、分水规则、调蓄工程蓄放原则，形成多目标条件下的水源优化配置方案。基于受水区城市供水系统分类的配套工程布局优化技术将受水区城镇分为五类城镇，利用供水系统仿真模拟方法，研究各类配套工程布局对供水系统产生影响的技术解决方案。基于风险因子识别的受水区供水系统安全调控技术利用风险矩阵和层次分析法对受水区供水系统进行风险评估，进而识别出主要风险因子，并提出针对性的调控策略。基于水量与水质动态管理的受水区城市供水系统信息化管理技术以受水城市供水系统的信息的动态采集为基础，通过对信息的统计和分析，以为受水区供水安全管理提供信息化支撑。

作为课题技术成果的集中体现，《南水北调受水区城市供水安全保障技术指南》（建议稿）（以下简称《指南》）将为受水区城市供水安全保障提供系统的技术支撑。《指南》包括总则、需水预测、水源优化配置、配套工程布局优化、供水系统风险调控、供水管理经济政策、水质监管信息系统等7章共124条。

14.3 成果应用

14.3.1 编制《河北省南水北调受水区城市供水安全保障技术指南》

根据《南水北调受水区城市供水安全保障技术指南》（建议稿），结合河北省受水城市实际情况，课题组编制完成了《河北省南水北调受水区城市供水安全保障技术指南》，并由河北省省建厅在2015年1月正式下发。2015年6月，河北省住房和城乡建设厅下发了《关于开展城市供水有关工作的通知》（冀建城〔2015〕26号），安排《河北省南水北调受水区城市供水安全保障技术指南》的解释和答疑工作。

14.3.2 完成了河北城市供水水质监管信息系统的构建与上线

为提高河北受水区城市供水水质管理的信息化水平，以适应通水后对城市供水水质进行精细化管理的要求，经过对受水区城市和供水主管部门对此需求的调研，课题开发了河北城市供水水质监管信息系统。系统开发完成并测试后，河北省住房和城乡建设厅下发《河北省住房和城乡建设厅关于举办城市供水水质监管信息系统培训班的通知》（冀建传真〔2014〕33号），课题组协助河北省住房和城乡建设厅

对各受水区城市水厂、自来水公司、供水管理部门的300余人的培训。2015年6月，河北省水质监管信息系统已经正式上线运行，为河北省省级和市级城市供水主管部门进行供水水质管理提供了有效的抓手。

14.3.3 为典型受水城市的供水系统全流程调控提供技术支撑

课题选取了若干典型城市，课题的研究成果将直接服务于这些城市的供水安全保障工作。在供水管网适应性评估方面，课题采掘了9个典型城市的供水管道，以丹江口自来水为水源进行管网适应性试验研究，试验结果将反馈给各地的自来水公司优化水源配置方案、调整水厂工艺及参数设置、及时冲洗风险管道及更新老旧管道。在水源配置方面，课题选取河北8个受水地级市作为典型城市；在配套工程布局方面，选取保定、邢台等6个城市作为典型城市；在供水系统调控方面，选取衡水、济宁等4个城市作为典型城市。研究成果通过合适的途径反馈给典型城市的相关部门，从而为典型城市的供水安全保障工作直接提供支持。

（执笔人：中国城市规划设计研究院

张志果　张全）

15 饮用水全流程水质监测技术及标准化研究

15.1 总体情况

《饮用水全流程水质监测技术及标准化研究》是"十二五"国家水体污染控制与治理科技重大专项课题（课题编号：2014 ZX07402001）。中国城市规划设计研究院为课题牵头承担单位，参与单位包括同济大学、中国科学院生态环境研究中心、杭州绿洁水务科技有限公司、无锡市自来水有限公司。

水质监测是饮用水安全保障的基础工作，也是

一项重大的民生工程。2006年，新的《生活饮用水卫生标准》（GB 5749-2006）颁布实施。新国标的水质指标由35项增至106项，大幅增加了有机物、消毒副产物、毒理学和微生物指标等内容，对检测方法提出了更高的要求。随着经济社会的高速发展，水源污染的形势日趋严峻，加上水质监测技术的快速进步，饮用水中痕量新兴污染物的风险不断

被发现，引起人民群众的广泛关注，"人民日益增长的美好生活需要和不平衡不充分的发展之间的矛盾"日益凸显。饮用水水质监管呈现范围广泛化、浓度超低化，监管常态化等趋势，因此，对水质监测也提出了更全面、更高效和更准确的技术要求。

课题针对新形势下饮用水水质监管的新要求，以高通量、低成本和低药耗为目标，对国内外水质标准及水质监测方法开展全面调查，并基于我国城镇供水行业的需求开展大量试验研究，实现了标准方法对《生活饮用水卫生标准》（GB 5749-2006）和常见新兴污染物的全面覆盖，提升了从源头到龙头水质监管的效率；课题紧跟水质监测新技术的发展，开发了典型污染情景下的污染物快速定量检测及定性筛查的方法，构建了适用于饮用水水质监管的筛查谱库，并成功应用于供水企业的污染应急处置过程；课题基于饮用水水质监管的特点，分别开发了适用于水源、水厂工艺段及管网的风险评估方法，编制了从源头到龙头的全流程的水质监测技术及应急监测方法的指南；课题在"十一五"研究成果的基础上，继续扩展颗粒数量、发光细菌生物综合毒性、鱼类行为法生物综合毒性等新兴水质指标，率先发布了《城镇供水行业在线监测技术标准》（CJJ/T 271-2017），填补我国供水行业在线监测技术标准的空白。课题进一步针对在线监测建设成本高和运行维护试剂消耗量大的难题，基于微流控技术开发了低成本和低药耗的在线监测设备。

通过水质监测新技术与新方法的研发，课题从源头到龙头水质监管全流程、从实验室检测、在线监测及应急监测等全方位，以及从日常管理到行业进步等多层次构建了监测方法体系，为提升行业水质安全监管的有效性及科学性提供了支撑。

15.2 主要成果

15.2.1 与饮用水全流程水质监管相适应的标准方法开发

水质标准的提升对饮用水水质安全提出了更高的要求，供水行业的监管面临新的挑战。饮用水水质监管必须覆盖从水源地到自来水厂，直至输水管网的全过程，全流程水质监测，是提升饮用水水质监管水平的基本保障。课题依据《生活饮用水卫生标准》（GB/T 5750-2006），兼顾《WHO饮用水水质准则（第四版）》以及《地表水环境质量标准》（GB 3838-2002）的要求，在大量试验研究的基础上，研究开发了高通量、高灵敏度、低成本及低药耗的检验方法并实现了标准化，对现行《城镇供水水质标准检验方法标准》（CJ/T 141-2008）进行了补充和完善，新增了24项指标的17个检验方法，并修订了20项指标的2个检验方法，实现标准方法体系对《生活饮用水卫生标准》（GB 5749-2006）的全覆盖，并在城镇供水行业内发布和推广，有效提升了城镇供水行业的水质监管能力。其中研究开发的多指标同时检测的方法，可分别实现4种塑化剂、34种半挥发性有机物及农药、28种多氯联苯及丙烯醛等5种挥发性有机物的同时检测，大幅缩短了检测时间，有效提高了城镇供水行业水质监管的效率。

针对农药的检测方法，课题开发了可同时检测47种农药的高通量方法，实现了《生活饮用水标准检验方法》（GB/T 5750-2006）、《WHO饮用水水质准则（第四版）》以及《地表水环境质量标准》（GB 3838-2002）中的所有农药指标的全覆盖，为供水行业提供了从源头到龙头的高效水质监管手段。

15.2.2 公众关注的新兴污染物的标准检验方法的开发

目前，新兴污染物还缺乏相关的环境管理政策法规或排放控制标准，检出浓度一般也仅在ppb和ppt级别，但由于其化学性质稳定且易生物积累，因此成为《生活饮用水卫生标准》（GB 5749-2006）修订过程中关注的重点。近年来，随着水质监测技术的发展，新兴污染物在水源水和饮用水中被检出的报道频现，引起公众的高度关注。课题针对城镇供水行业目前关注较多的新兴污染物，研究开发了针对药物与个人护理用品、大宗农药、全氟化合物等6类新兴污染物的标准检验方法。

针对25种药物及31种激素的2个标准检验方法填补了国内饮用水中药物和个人护理用品标准检验方法的空白。与美国EPA发布的方法1694相比，其覆盖的抗生素类药物多10种；与EPA发布的方法1698相比，其覆盖的固醇类和激素类内分泌干扰物多4种。同时，两种方法所检测的目标物的选取是基于国内药物与个人护理用品使用现状的调查结果，更加具有针对性。

针对17种全氟化合物的标准检验方法，可对包括PFOA和PFOS等在内的17种全氟羧酸和全氟磺酸进行检测，与美国EPA发布的方法537相比，该方法覆盖的全氟化合物的种类多3种，检出限也更低，对于痕量的全氟化合物的检测具有更高的准确性。

课题在《生活饮用水标准检验方法》（GB/T 5750-2006）附录A土臭素和二甲基异莰醇的现有检测方法的基础上进行扩展，开发了可同时检测硫醚硫醇类、醛类和吡嗪类等多种新型致嗅物质的标准检验方法，该方法可针对底泥中常见的或藻类、水生植物厌氧分解产生的硫醚硫醇类物质以及工业原料中常用的醛类和吡嗪类等共10种致嗅物质同时进行检测。

消毒是饮用水安全的重要保障手段，但消毒副产物也是影响饮用水安全的不可忽视的风险。自1974年识别出消毒副产物氯仿以来，不断有新的消毒副产物被识别和检出。这些消毒副产物的产生与水源特点密切相关，课题针对不同水源条件下的氯化消毒副产物如亚硝胺、卤乙酰胺等32种物质，开发了3个高通量检验方法，可高效检测不同水源条件下的大部分消毒副产物，有效解决了长期困扰行业水质监测的难点问题。

15.2.3　可扩展的污染物定性与定量筛查方法体系

经济快速发展以及工业产能提升导致化学品的使用快速增加，化学品进入环境后可通过介质间迁移、食物链传递等威胁饮用水安全。由于化学品种

类繁多，结构复杂，逐一排查难度极大。课题针对城镇供水行业的典型污染情景，开发了基于液相色谱飞行时间质谱、全二维气相色谱高分辨质谱的筛查方法，构建了符合城镇供水行业特点的污染物筛查数据查库，实现了污染物的快速准确定性与定量，为提高行业对应急污染事件的应对能力提供了技术支撑。

筛查方法可覆盖125种持久性有机物、142种化工原料、113种致嗅物质、51种药物及个人护理用品及26种消毒副产物，并能够实现未知污染物的快速定性，作为供水行业污染物的筛查技术平台，已成功应用于供水企业的污染应急处置过程，有效提升行业水质监管的应对能力。

15.2.4　从源头到龙头的水质风险评估方法

针对水源的风险评估，引进ISO的UMU生物遗传毒性测试方法，改进了细菌的培养方法，大大减少试验流程耗时。该方法通过模型拟合确定细菌最佳暴露时间节点，利用细菌对数增长期提高了灵敏度，并利用微孔板的方法节省了人力和物力。

针对水厂工艺的效果评估，研发了适合中国城镇供水行业特点的消毒副产物生成势评价方法，建立了适合中国国情的消毒副产物评价指标，并引入各消毒副产物的毒性评价数据，实现了消毒副产物生成势结果的归一化，提升了水厂的工艺监管的直观性和便利性，解决了不同消毒方式和水质特点条件下的检测结果的可比性。

针对管网中饮用水水质稳定性问题，课题对美国《水和废水标准检验法》（第21版）9217荧光假单胞菌和螺旋菌接种法测定AOC的方法进行了优化，先后开展接种荧光假单胞菌P17菌和螺旋菌NOX菌测试水中可同化有机碳的方法研究。该方法测定结果稳定性较强，水样间横向可比性得到提升。

15.2.5　在线监测技术规范的扩展及低成本低药耗核心技术的开发

课题在"十一五"水专项课题"水质监测关键

技术及标准化研究与示范"研究成果的基础上，进一步纳入颗粒数量、发光细菌生物综合毒性、鱼类行为法生物综合毒性等新兴水质指标，在提出"监测指标与监测仪数量的选取、安装与验收、运行维护与管理、校验及数据管理"等方面技术规范的同时，重点解决了在线仪表监测与实验室标准方法的比对及数据有效性校验等方面的技术难点，实现了城镇供水水质在线监测关键技术的突破，并发布了《城镇供水行业在线监测技术标准》（CJJ/T 271-2017），填补我国供水行业在线监测技术规范的空白。

15.3 成果集成与应用

针对城市供水从水源到供水末端各环节的监管需求，通过《城镇供水行业在线监测技术标准》（CJJ/T 271-2017）的发布，保障了水源、水厂和管网在线监测的科学性，通过开发水源风险评价的UMU生物遗传毒性测试方法，针对水厂工艺段的消毒副产物生成势的测试方法以及用于管网优化运

行稳定性评估的可同化有机碳（AOC）测试方法，规范了从源头到龙头全流程的风险评估。进一步开展行业调查，规范了水样采样点布设、采集方法及保存条件等，建立了从源头到龙头的水质检测质量控制规范，明确了水样采集的布点原则，规范了水样采集和保存方法，针对分析测试方法的选取及开发验证、数据处理和质量控制等提出了具体要求。

通过四年多的研究与探索，课题构建了实验室检测方法、在线监测方法及应急监测方法的全方位监测方法标准与指南体系，为提升城市供水水质监管技术水平，实现"从源头到龙头"全流程的水质监管提供了技术支撑。课题产出的检测方法已在监测网内单位开展应用，并在行业内组织了多次培训，多项成果已应用于水源污染事件的应急处理，并圆满完成任务。我们相信，通过这些设备、技术的推广和应用，将更好地保障饮用水全流程的水质安全，真正地让老百姓喝上放心水。

（执笔人：中国城市规划设计研究院　桂萍）

16 山东受水区水量需求及水源优化配置研究

16.1 总体情况

《山东受水区水量需求及水源优化配置研究》是"十二五"国家水体污染控制与治理科技重大专项课题《南水北调山东受水区饮用水安全保障技术研究与综合示范》的子课题（子课题编号：2012ZX07404-003-005）。中国城市规划设计研究院为子课题承担单位。

南水北调工程通水后，南水北调山东受水区13个地级市将面临引黄水、南水北调水、地下水、山区水库水的多水源供水现状，存在水源类型多、水质时空分布复杂多变等问题。为满足城市供水需求，需要按照优水优用的原则，根据不同水源的水

质水量特点、用户对水量水质的需求，以及水源和用户的空间布局特征，开展了基于空间均衡和水量水质分析的水源优化配置技术研究，并将该技术应用于南水北调山东受水区，形成了13个受水城市南水北调水源优化配置方案。

16.2 主要成果

16.2.1 南水北调山东受水区用水特征与趋势分析

课题对南水北调山东受水区各城市水资源特征、供水水源结构和利用特征进行分析，识别水资

源与城市供水存在的问题，并对受水城市的需水量进行预测。从用水结构来看，占比最大的农业用水量呈现逐年下降趋势，生活需水量逐年上升，城市总体用水量稳中有降，但城市供水的水量需求将持续增加。

16.2.2 基于水量水质分析的近期南水北调水源定位研究

课题对山东受水区各受水城市的本地地表水、地下水、引黄水和南水北调水的水质进行了分析，研究结果表明：山东受水区现有水源水质基本可以满足城市供水水质要求，近远期均可作为城市供水水源。对于南水北调水源，南四湖是影响山东受水区水质的关键节点。课题对南四湖不同点位的高锰酸盐指数、氨氮、总磷、总氮、硫酸盐和氯化物等水质指标进行分析发现，除氨氮外，其余指标均未达到Ⅲ类水体水质要求，从而导致山东受水区内各调蓄水库均出现水质不同程度超标的现象，此外，南四湖硫酸盐和和氯化物浓度远高于山东受水区现有的引黄水、本地地表水和地下水，而且在水厂常规工艺中难以去除。因此，近期南水北调水不宜直接作为城市集中供水水源。

16.2.3 基于水量水质分析的远期南水北调水源定位研究

为研究远期南水北调东线达到设计水量29.51亿立方米后南水北调东线水质情况，本研究利用MIKE 21建立南四湖流域水质模型，基于入湖河流水质水量以及南水北调工程引水量的变化预测2030年南四湖水质。

从模拟结果可以看出，由于引江水在南端进入南四湖，且各水质指标均优于南四湖现状水质以及河流入湖水质，因此各水质指标的浓度分布均呈现

出南部入湖口浓度低、北部出湖口浓度高的趋势，随着引水量的增加，整体水质得到改善。

从最终稳态下梁济运河出口水质来看，除总磷超标1.6倍外，其他四项水质指标均达到了Ⅲ类水体的水质要求，在通过生态治理措施使总磷浓度进一步降低的条件下，远期引江水可以作为城镇集中供水水源。

16.2.4 受水城市多水源优化配置方案研究

以县、区和县级市为研究单元，将各单元内的水源与用户建立拓扑关系，对受水区城市水源配置方案进行计算。研究结果表明，南水北调通水后，能够保障山东受水区的用水需求。近期南水北调水用途以工业用水为主，并将其置换出的水量用于新增城市供水和生态用水；远期南水北调水主要用于城市供水和工业用水。

16.3 成果应用

课题利用基于空间均衡和水量水质分析的水源优化配置技术，编制了南水北调山东受水区济南、青岛、烟台、潍坊、淄博、东营、滨州、德州、聊城、济宁、菏泽、威海、枣庄共13个受水城市的南水北调水源优化配置方案。方案以县、县级市和区为单元，对2020年和2030年本地地表水、地下水、引黄水、引江水以及再生水等非常规水源进行了优化配置，确定了各单元生活、一产、二产、三产和生态用水的配置水量及对应水源，重点明确了南水北调水在近远期的配置方案，为受水城市编制供水相关规划、制定水资源利用政策方案提供技术支撑。

（执笔人：中国城市规划设计研究院

魏锦程　桂萍）

17 饮用水安全保障技术集成与技术体系构建研究

17.1 总体情况

"十二五"期间,水专项设立了"流域水体污染控制与治理技术集成及效益评估"课题(2014ZX0751001),课题由中国环境科学研究院牵头承担,中规院具体承担研究任务"饮用水安全保障技术集成与技术体系构建研究"。研究任务系统梳理了"十二五"饮用水安全保障技术体系的综合应用示范与实施成效。

17.2 主要成果

系统总结凝练了"十二五"水专项饮用水主题攻克的一些制约我国重点区域饮用水安全达标的关键技术难题。针对太湖流域水源存在高藻、微量有机物、高氨氮和嗅物等问题,攻克了藻类及消毒副产物协调控制、冬季低温氨氮处理、臭味识别与控制、微量有机污染物控制等技术难题,有力支撑了这些区域饮用水水质稳定达标;针对南水北调受水区多水源供水局面,形成了管网水质稳定识别与控制技术,有效化解了南水北调受水区供水管网"黄水"风险。上述技术成果在太湖流域、南水北调受水区等重点流域实现了综合示范应用,建成示范工程30余处,惠及人口超过8000多万。

在饮用水全过程监管的科学化、规范化、业务化等方面,总结凝练出若干技术进展。一是适合我国特点的饮用水水质标准检测方法正在形成,供水行业水质检测和监测标准化和规范化正在强化。二是城市供水水质督察、供水企业规范化管理等饮用水安全监管技术已纳入全国饮用水安全监管业务化运行,贯彻落实了国家提出的"从水源到水龙头全

过程监管饮用水安全"的要求,有力促进了我国饮用水安全监管能力的跨越式发展。

同时,总结凝练了供水关键设备材料产业化取得的重大进展。生物毒性监测仪、便携式气相色谱/质谱联用仪、便携式电感耦合等离子体质谱仪、移动式监测车等水质监测、预警装备填补了多项空白。国产化超滤膜组件在我国膜法净水厂中占据主导地位,市场占有率超过70%。大型臭氧发生器等关键设备打破了国外产品的垄断,价格比市场同类进口产品降低30%以上,市场占有率提高35%以上,逐步替代国外品牌并已打入国际市场。

(执笔人:中国城市规划设计研究院 林明利)

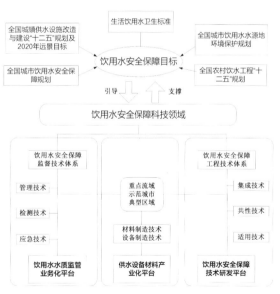

饮用水安全保障主题"十二五"研发技术路线

18 江苏省城乡统筹供水安全监管技术体系运行示范

18.1 总体情况

"江苏省城乡统筹供水系统监管平台总体设计"来源于国家水体污染控制与治理科技重大专项，属于饮用水主题"十二五"实施课题"江苏省域城乡统筹供水技术集成与综合示范"（2014ZX07405002），是该课题下设"江苏省域城乡统筹供水安全监管技术体系运行示范"任务的分项任务。课题承担单位为原江苏省城市规划设计研究院，任务责任单位为江苏省城镇供水安全保障中心，中国城市规划设计研究院为该分项任务技术支撑单位，具体负责平台总体设计和平台功能模块模型设计，并配合水质监测预警体系研究。东南大学、原江苏省城市规划设计研究院、河海大学、哈尔滨工业大学、北京首创股份有限公司，分别承担了与该分项任务密切相关的研究工作。

该分项任务设计了基于系统平台原型设计、系统顶层维护和用户群授权管理的一个系统下多级平台分布和多类别用户共享的城市供水水质安全监控业务平台构架创新模式，建立了基于部门职责、业务角色和流程管理的城市供水水质管理业务模块化解构与重组技术，以及基于实时监测和大数据价值提取的多维度预警技术，并提出了平台应用的安全策略框架建议，为江苏省城乡统筹供水监管平台建设提供了技术支撑性咨询意见。

18.2 主要成果

18.2.1 平台架构设计

在"十一五"科技成果"城市供水水质监测预警系统技术平台"基础上，进一步开展技术研发与集成，建设江苏省城乡统筹供水安全监管业务平

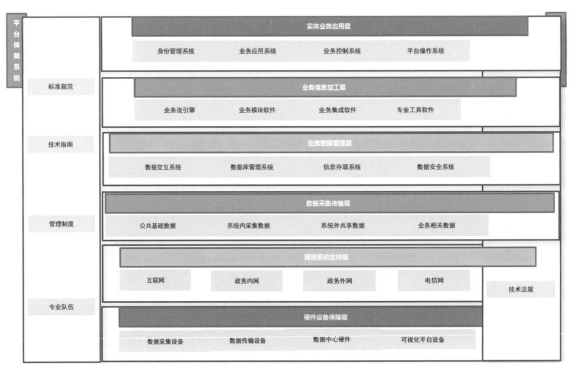

平台逻辑结构示意图

台，在省级监管业务平台上集成太湖流域水质监控预警平台、宜兴市城乡供水安全监控业务平台，形成可复制的省市（县）两级城镇供水安全监管业务平台技术体系，并实现与监管业务国家平台的对接，同时可为南水北调东线工程提供调水区实时水质信息。

18.2.2　平台功能模块模型设计

依照《全国城市饮用水安全保障规划（2008-2020年）》要求，"建设国家和省级行政区级饮用水安全信息管理系统，建立相应的数据库、监测信息传输、处理和发布体系，实施动态监控和管理。"2020年以前"形成完整的国家城市供水水质监测网，建立起比较完善的城市供水水质监控网络和预警系统。"（1）分类实施监管：对公益类国

有企业，要把提供公共产品、公共服务的质量和效率作为重要监管内容，加大信息公开力度，接受社会监督。（2）分类定责考核：对公益类国有企业，重点考核成本控制、产品质量、服务水平、营运效率和保障能力，根据企业不同特点有区别地考核经营业绩和国有资产保值增值情况，考核中要引入社会评价。有关方面在研究制定国有企业业绩考核、领导人员管理、工资收入分配制度改革等具体方案时，要根据国有企业功能界定与分类，提出有针对性、差异化的政策措施。

18.2.3　监测预警系统设计

基于饮用水水处理技术、输配水技术，依据水质监测历史数据，研究分析污染物在水体及供水系统中的迁移转化规律，确定供水系统全流程特征污

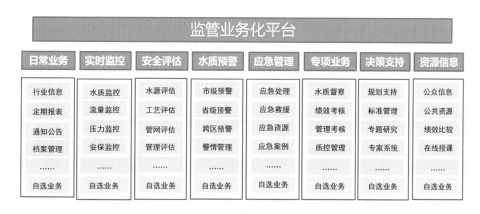

平台业务功能模块示意图

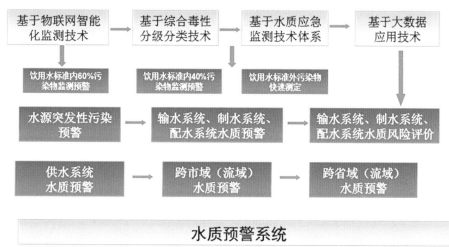

基于实时监测和大数据价值提取的多维度预警系统示意图

染物，确定水源、出厂水、管网水和二次供水的水质预警阈值，优选各环节特征污染物的监测方案和监测技术，采用大数据应用技术判断管网水和二次供水的污染情况、评价饮用水水质的动态变化和发展趋势、揭示事件间的相互联系。

18.2.4 平台安全策略框架

要点：系统定级、身份认证、访问控制、安全审查、数据加密、边界管理、数据备份、数据专线、备用电源等9个主要措施，包括技术措施和管理措施。

18.3 成果作用

成果在课题实施进程中，全程与委托单位及相关技术单位密切协作，支撑了软件设计、系统集成与平台建设。课题2019年顺利通过验收。平台项目建设单位认为，平台"集成日常管理、水质管理、应急管理、专项业务、企业应用、系统管理等功能模块，实现数据在线传输、实时预警、管网优化调度和水源—水厂—管网全流程监控，提高了城乡供水安全监管水平。""促进了全省供水事业的高质量发展。"

（执笔人：中国城市规划设计研究院　宋兰合）

19 适应突发污染风险管理的原水水质风险识别与监管研究

19.1 总体情况

《适应突发污染风险管理的原水水质风险识别与监管研究》是十二五"水体污染控制与治理科技重大专项"中的"突发事件供水短期暴露风险与应急管控技术研究"课题的任务二（任务编号：2015 ZX07402-002-002）（课题编号：2015 ZX07402002-002），课题牵头单位为中国疾病预防控制中心环境与健康相关产品安全所，任务承担单位为中国城市规划设计研究院。

现有的供水行业水质监测管理办法主要是根据常态条件下的原水水质变化设立的，分为日检、月检、半年检。由于水源污染事件频发，难以及时捕获信息。部分污染事故在发现时可能已经造成健康危害。基于上述问题，课题研究建立了适应突发污染风险管理的原水水质风险识别与监管配套制度，为有效进行原水水质风险监管提供支持，形成了适应突发污染风险管理的原水水质风险识别与监管的技术指导。

19.2 研究成果

19.2.1 创新城镇供水水源水质突发污染风险识别和监测管理实施机制

建立了基于健康影响、存在水平与去除效果的水源突发污染风险识别与评估方法，编制了《城镇供水水源水质突发污染风险识别与监测管理实施办法》（以下简称《实施办法》），为城镇供水单位提供了对水源风险监测管理的技术依据，已提交行业主管部门。《实施办法》根据毒理学指标、一般化学指标、感官性状指标的各自特点，将饮用水短期暴露短期饮水水质安全浓度值（十日值）、近3年内发生突发风险事件次数、对应水厂净水工艺去除能力的三方面协同效应作为污染指标风险等级的评价依据，为城镇供水单位提供了水源日常水质监测和管理的技术依据。

同时将以往"企业自检为主"提升为"信息共享和水质监测"相结合的方式以及时获取必要信

息，并根据供水突发事件影响时间和饮用水短期暴露短期饮水水质安全浓度值（十日值），增加"周检"频率，以及时发现风险。

19.2.2 成果应用

课题分别选取部分以地表水为水源的城市进行了《实施办法》的试点研究，包括：副省级城市、有机物污染风险为主——南京；地级市、工业污染风险为主——镇江；地级市、有机物污染风险为主——兰州；地级市、重金属污染风险为主——株洲。通过试点，依照《实施办法》对各地开展的风险评估能够充分表征不同城市水源风险特点，试点城市水源风险监管方案确定的监测指标、监测方式、监测频率、信息共享机制等符合实际，满足供水单位需要，为试点城市制订的监管方案已通过评审并被各地供水主管部门采纳。以课题试点城市株洲市为例。株洲市主城区以湘江为水源，主要污染风险指标为重金属。根据风险污染物风险评估结果，对部分重金属指标监测方式进行了优化。

（执笔人：中国城市规划设计研究院　梁涛）

20 饮用水嗅味评价方法的应用、嗅味特征调查

20.1　总体情况

《饮用水嗅味评价方法的应用、嗅味特征调查》是"十三五"国家水体污染控制与治理科技重大专项课题《饮用水特征嗅味物质识别与控制技术研究与示范》（课题编号：2015 ZX07406001）的子课题。中国城市规划设计研究院为子课题承担单位。

水的嗅味是关乎居民饮用水可接受度和景观用水美学价值的重要因素，近年来由于环境压力的增加和环境问题的复杂化引发的水的嗅味问题日显突出，子课题的目标旨在通过实验研究和检测为供水行业提供简便可行的嗅味分析方法，并提出保证其评价结果的科学性和普适性的技术要求。研究内容包括嗅味物质的特征评价、国外已经较成熟的嗅味层次分析法和嗅阈值法的方法验证及推广应用。同时，在国内不同流域开展城市嗅味投诉情况调查，并分析不同地区对特定嗅味物质的敏感性数据。

20.2　主要成果

20.2.1　嗅味感官方法验证及推广

在国外已经较成熟的嗅味层次分析法和嗅阈值法的基础上，针对城镇供水行业特点进行标准化，组织10个城市进行嗅味检测方法的验证，开展方法验证的城市从重点流域中嗅味问题突出的城市中选择，包括天津、珠海、乌鲁木齐、兰州、福州、合肥、昆明、西安、重庆、郑州。

嗅阈值实验结果表明来自不同城市的人员对嗅味的响应浓度存在差异。以MIB为例，乌鲁木齐地区MIB嗅阈值高于其他9家验证单位。珠海站则对黄瓜醛的嗅味敏感程度低，其测定结果为98ng/L，其他9个监测站得到的阈值平均值为19.47ng/L，结果相差接近5倍。

对层次分析法开展方法验证的结果表明，除兰州得到的MIB第三次测试的拟合曲线相关系数小于0.8之外，两种物质三次测试的物质强度—浓度效

应曲线相关系数均大于0.85，验证实验浓度和强度的关系满足Weber-Fechner曲线，10家单位均平行测定3次的标准偏差均小于10%，拟合方程的斜率也较接近，表明该层次分析方法评价MIB和黄瓜醛浓度的方法精密度良好。

20.2.2　嗅味特征评价方法研究

通过嗅阈值测试、物质浓度—强度效应曲线、嗅味类型描述等方式对嗅味物质的特征进行评价，共覆盖34种化合物。测试人员在从事检测行业的人群中及学生中选择，采用三角测试法进行嗅味特征评价。

评价结果表明，嗅味物质可分为三类，A类以己醛为代表，这类物质的嗅味特征明显，测试人员中对嗅味的描述经讨论后得到统一的描述；B类物质以β-环柠檬醛为代表，参加测试的成员描述不同但结果接近，表明测试者对这类物质的嗅味感受接近，可以接受根据常识得到的味道接近的描述；C类物质以苯甲醛为代表，讨论后得到两种以上的类型描述，表明测试者对这类物质的嗅味感受差异大。选择34种嗅味物质绘制物质强度-浓度效应曲线，得到的相关系数均大于0.8，表明这些物质均可通过层次分析法进行半定量分析。

20.2.3　嗅味投诉情况调研

开展饮用水中嗅味问题的投诉情况调查，涉及其中乌鲁木齐、昆明、天津、珠海、西安、郑州、合肥等7个城市，其嗅味投诉类型因投诉客户个人经历、用词习惯的差异，导致投诉类型词汇纷繁复杂，共涉及26种特征描述。选择5种嗅味物质，开展嗅味物质的浓度—强度效应实验，结合敏感性调查实验，得到不同地区对特定嗅味物质的敏感性数据。

对7个城市进行嗅味物质的浓度—强度效应实验，确定城市敏感度排序。针对"2-甲基异莰醇"的结果为：昆明市>大津市>郑州市>西安市>乌鲁木齐>珠海市、合肥市；针对"土臭素"的结果为：天津市>郑州市>西安市>乌鲁木齐>珠海市>合肥市、昆明市；针对"二甲基三硫醚"的结果为：昆明市>郑州市>合肥市>天津市>西安市>乌鲁木齐>珠海市；针对"2,4-癸二烯醛"的结果为：昆明市>郑州市>西安市>合肥市>珠海市>天津市、乌鲁木齐；针对"双（2-氯异丙基）醚"的结果为：合肥市>郑州市>西安市>珠海市、天津市、乌鲁木齐、昆明市。

20.3　成果应用

课题于2017年11组织了饮用水嗅味的研讨会和培训会，在中国城市规划设计研究院中心实验室对来自27个供排水单位的47名分析检测人员进行了培训，随后，中心实验室继续通过方法验证工作指导培训了60多名检测人员，完成嗅味培训基地建设。

（执笔人：中国城市规划设计研究院　桂萍）

21 城市供水全过程监管平台整合及业务化运行示范

21.1　总体情况

《城市供水全过程监管平台整合及业务化运行示范》是"十三五"国家水体污染控制与治理科技重大专项课题（课题编号：2017 ZX07502002）。

中国城市规划设计研究院为课题牵头承担单位，参与单位包括山东省城市供排水水质监测中心、河北省城乡规划设计研究院、江苏省城镇供水安全保障中心、济南水务集团有限公司、北京首创股份有限公司、深圳市水务（集团）有限公司和北京神舟航天软件技术有限公司。

课题紧密对接城市供水监管需求，开展了监管业务平台化实用技术和供水系统全过程水质监测预警系统等关键技术的研究，构建了城市供水系统监管平台，实现了"由单一水质管理到供水全过程综合监管"的功能扩展和"由技术平台到业务平台"的技术提升，进一步强化了供水监管手段，提高了供水安全保障的精准性和有效性，为全面提升我国城市供水全过程的综合监管能力、保障供水安全发挥重要作用。

21.2　主要成果

21.2.1　整合构建城市供水全过程监管平台

按照功能完善、结构稳定、信息共享、运行高效、总体安全的要求开展平台顶层设计，编制《城市供水全过程监管平台总体设计方案》，提出城市供水监管信息发展的总体技术路径和目标，构建城市供水监管信息"一张网"，绘制城市供水信息"一张图"，形成城市供水安全监管"一朵云"，建立平台长效运行"一机制"。平台实现了基础信息、日常监管、实时监控、监测预警、专项业务、决策支持、应急管理和资源管理等八大类监管业务功能，已实现山东、江苏、河北的业务化运行。

21.2.2　突破供水监管平台构建关键技术

以安全保障、规范统一和高效集成为重点，针对供水监管平台在数据库建设、功能架构、数据应用、监测预警等方面的技术短板，开展供水监管平台构建标准化技术、城市供水数据质量保证技术、基于物联网和大数据应用的水源突发污染预警技术、供水大数据应用技术研究，突破供水监管平台构建的关键技术。以保障供水安全为核心，以实现"从水源到水龙头全过程监管饮用水安全"为导向，从技术层面辅助主管部门实施供水监管，实现

从水源到龙头的全覆盖实时动态监控并辅助支撑供水安全状况的科学研判。

21.2.3　形成平台建设及运行管理标准规范和技术指南

针对平台建设标准化程度低导致的建设运维成本高、信息共享与整合难度大等问题，从城市供水全过程监管业务化平台的总体框架、基础信息资源、应用支撑、网络基础设施、信息安全、运行管理等方面研究标准化构建技术，构建了涵盖数据库设计、整体架构、平台开发、大数据应用、运行维护等全环节、全要素的城市供水监管平台标准化支撑技术框架，建立了供水监管平台构建标准体系，发布了8项标准规范，形成了27项知识产权，为加强供水监管能力建设提供了技术支撑：

1. 规范基础数据格式。针对国内现有供水监管平台建设标准不统一、数据采集标准不规范、基础信息质量有待提升等问题，通过研究基于统一时空框架下的多源、异构城市供水信息的加载、组织管理和集成分析、同构系统建设技术，以及海量监管大数据挖掘、共享交换、对象存储和检索技术，编制了《城镇供水系统基础信息数据库建设规范》（T/YH 7003-2020），解决了基础信息资源不统一等问题。

2. 规范数据采集与传输方式。针对网络架构、设备技术参数和性能要求、软件功能等问题，开展数据采集设备、传输网络及辅助设备等软硬件设备设施运行保障技术研究，编制了《城镇供水水质数据采集网络工程设计要求》（T/YH 7005-2020），确保数据采集网络安全、稳定、可靠运行。

3. 保障数据质量。针对基础信息数据获取、入库、数据库建设与维护等各环节中重点关注的问题，开展了基础信息类型与分类编码要求、数据采集、数据清洗、转换和装载、数据存储与备份、数据分析与展示、质量保障与安全等方面的研究，编制了《城市供水信息系统基础信息加工处理技术指南》（T/CECS 20002-2020），有助于解决因信息分

散、信息编码不统一和数据异构等原因导致的系统间数据整合、数据孤岛消除等难题。

4．规范平台与之间的数据对接。开展了平台数据交换内容、数据类型、传输频率、交换技术方式、安全保障等研究，编制《城市供水管理信息系统数据交换标准》（编制中），提出供水行业信息整合机制和平台整合的通用技术要求，制定了五大类的接口规范，设计了接口数据加密要求。

5．保障平台安全。针对现有城镇供水信息系统安全建设方案不明确、防范不到位等突出问题，开展了基于等级保护的城镇供水信息系统分级方法研究，根据"社会影响、系统损失、依赖程度"等因素确定系统的保护等级，编制了《城镇供水信息系统安全规范》（T/YH 7003-2020），解决了城镇供水信息系统在落实信息安全等级保护工作中的瓶颈问题。

6．规范平台与运行维护要求。为保障城市供水系统监管平台能够"用得上、用得好、用得久"，针对平台建设和运行的各个环节，开展了平台总体设计、用户体系设计、应用系统功能设计、数据库设计与维护、系统安全设计、平台系统集成、验收及运行维护设计研究，编制了《城市供水系统监管平台结构设计及运行维护技术指南》（T/CECS 20003-2020），有助于指导各地建设高效、综合、安全的监管平台。

7．规范供水大数据应用。针对当前城市供水监管中存在的水质实测指标覆盖度不全面、数据价值挖掘不足等问题，研究了大数据来源、收集要求、平台架构、分析方法和大数据在水源水厂、管网运行、用户服务等方面的应用方法，并提供了应用于不同场景的大数据分析预测模型，编制了《城市供水监管中大数据应用技术指南》（T/CECS 20004-2020），有助于提升城市供水监管信息的价值挖掘效率。

8．规范供水效能评估要求。针对目前各地城市供水主管部门开展的监管业务中缺乏对供水系统整体运行效能的综合评估问题，研究了表征城市供水系统整体效率、安全及公平程度的效能评估技术方法，从运行效率、供给效果、综合效益3个维度构建了由16个指标构成的评估指标体系，提出了定量与定性相结合的指标计算模型和评分方法，明确了评估结果的等级划分标准，制定了评估工作程序，编制了《城市供水系统效能评估技术指南》（T/CECS 20001-2020），有助于保证城市供水系统效能评估工作的规范性和科学性。

9．规范供水全过程预警。针对目前供水系统预警指标少、预警方式单一的问题，结合现有水质监测预警的方式方法、技术及水质数据特点，研究形成了适于城市供水系统水质特点的83个水质指标的监测评估和预警方法库，编制了《城镇给水水质监测预警技术指南》（T/CECS 20010-2021），规范了供水全流程水质预警技术。

供水监管平台构建成套标准体系的建立，将进一步发挥标准的引领作用，促进城市供水监管平台的可复制、可拓展、可推广，对我国各地正在开展的城市供水信息化建设起到重要的指导和规范作用。

21.3　成果应用

课题构建的城市供水系统监管平台在国家层面以及山东、河北、江苏等省市实现了业务化运行，大幅提升了城市供水安全保障的全过程监管能力。平台部署后，课题协助河北、山东、江苏省住房和城乡建设厅出台保障各省供水平台运行管理的长效机制，并在各市开展20余场次培训，来自城市供水主管部门、供水企业、水厂的1000余人次接受培训。根据培训过程中用户反馈的情况，定期对平台进行更新优化，显著提高了平台的使用效率，促进了平台从试用、到能用、到好用的转变，实现了社会效益和经济效益的双丰收。

（执笔人：中国城市规划设计研究院　张志果）

22 饮用水安全保障技术体系综合集成与实施战略

22.1 总体情况

《饮用水安全保障技术体系综合集成与实施战略》是"十三五"国家水体污染控制与治理科技重大专项课题（课题编号：2017 ZX07502003）。课题是中规院水务院牵头，中国科学院生态环境研究中心、清华大学、同济大学、浙江大学、哈尔滨工业大学、深圳水务（集团）有限公司和山东省城市供排水水质监测中心共同参与的国家"十三五"水专项课题。

课题针对我国饮用水安全保障的系列问题，系统集成凝练和评估水专项饮用水科技成果，创新构建了"从源头到龙头"全流程饮用水安全保障技术

体系。研判新时代我国饮用水安全保障发展趋势与需求，提出了国家中长期饮用水安全保障科技发展战略。优化整合水专项形成的核心技术、能力与平台基地，形成了国家饮用水安全保障创新中心建设方案。形成了系列科普宣传读本、视频和模型，在2019年全国科技周、2021年国家"十三五"成就展中集中展出，受到央视等主流媒体和社会公众广泛关注。研究对推进我国供水行业技术整体提升，保障用户龙头饮用水稳定达标，促进饮用水安全保障现代化具有重要意义。

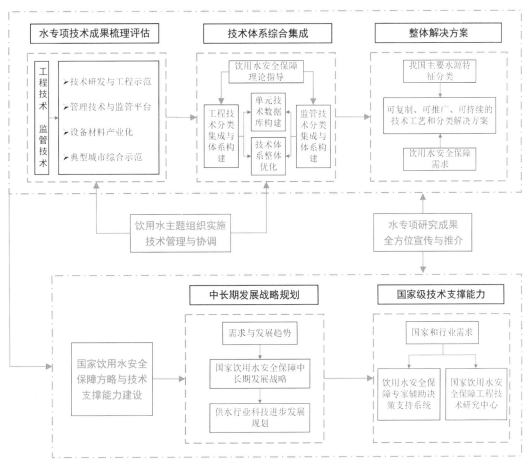

课题技术路线图

22.2 主要成果

22.2.1 创建技术体系，发布技术导则

创建"从源头到龙头"全流程饮用水安全保障技术体系，为破解我国饮用水安全保障系统性问题提供技术指引。针对饮用水安全保障的系统性问题，通过系统集成，建立和完善了三套相互支撑、相互协同的技术系统：一是建立"多级屏障"工程技术系统，涵盖水源保护、水厂净化、管网输配、二次供水等关键环节，形成12项成套技术和37关键技术，为供水设施规划设计建设与水质净化提供重要技术支撑；二是创新"多级协同"管理技术系统，在水质监测、风险评估、预警应急、安全管理等重要领域，形成5项成套技术和17项关键技术，为供水企业运行管理、政府部门监督管理和突发事件的应急处置与救援提供科技支撑；三是发展材料设备开发技术系统，在关键净水材料设备、检测仪器及其集成化装备方面取得重要成果，形成2项成套技术和6项关键技术，部分设备成功实现国产化替代，显著提升了制造类企业的技术水平和市场竞争能力，部分产品填补了国内空白。开发饮用水安全保障技术体系数据库，内容涵盖成套技术、关键技术、支撑技术、示范工程、标准规范、材料设备产品等水专项技术成果名片。

针对我国饮用水安全保障的主要问题，在系统总结和评估饮用水技术成果的基础上，吸纳水专项最新的科技成果和实践经验，编制了与技术体系配套使用的《饮用水安全保障技术导则》，可指导全国城镇供水系统规划设计、运行管理和安全监管等工作，也为应对未来相当长时期我国饮用水安全面临的问题和挑战提供科学技术指引。

22.2.2 针对水质特征与问题，形成分类整体解决方案

在系统梳理和调研评估水专项饮用水水源水质特征相关成果的基础上，针对性进行补充采样测试，凝练形成了长江下游、南水北调受水区等重点流域和典型地区水源特征与问题分类，同时就其中

识别的重点污染物分析了全国范围内分布特征，为以水质问题为导向的饮用水安全保障策略提供了基础支撑。在系统梳理、总结凝练和跟踪评估水专项饮用水安全保障技术成果与典型示范应用案例的基础上，结合城市饮用水安全保障先进经验与成熟做法调研，基于我国重点流域和典型地区饮用水水源特征，针对不同类型饮用水安全问题，综合考虑不同地区饮用水安全保障需求，按照技术可行、经济合理、因地制宜的原则，通过开展系统研究和综合集成，编制形成饮用水安全保障分类的整体解决方案研究报告，方案总数共18个，对象涵盖太湖高藻水源、平原河网水源、南水北调受水区水源、典型地下水水源等我国主要水源特征类型，以及管网安全输配主要问题。报告中解决方案针对性强，相应的技术对策和措施系统、全面、可行，为我国重点流域和典型地区的饮用水安全保障提供参考和借鉴。

22.2.3 研编饮用水中长期科技发展战略，提出技术发展指引

通过系统梳理国内外饮用水安全保障科技进展，分析我国饮用水安全保障问题与发展需求，研判未来发展趋势，并充分咨询和吸纳多位国内外知名专家意见和建议，编制形成了《国家饮用水安全保障中长期科技发展战略研究报告》（以下简称《战略报告》），并提交给住房和城乡建设部标准定额司。《战略报告》明确了涵盖设施、技术、管理等方面的饮用水安全保障科技需求，制定了我国饮用水安全保障中长期科技发展目标，提出了总体思路和实施路径，形成了引领未来我国饮用水安全保障技术发展的六项重点战略任务。在此基础上，编著出版了《饮用水安全保障中长期科技发展战略》书籍。

另外，结合我国城镇供水行业发展状况和趋势，按照中国水协讨论确定的供水行业发展目标，编制了《中国城镇供水行业2035年技术进步发展规划建议》（以下简称《规划建议》），制订了涵盖供水设施、技术、管理和服务等方面的行业技术进步目标和指标，提出了供水行业发展重点任务、技术

发展任务，以及规划实施保障措施。《规划建议》提交给中国城镇供水排水协会，为编制《城镇水务2035年行业发展规划纲要》供水安全保障相关内容提供了有力支撑和参考。

22.2.4 优化整合核心能力与资源，提出科技创新中心建设方案

通过依托现有的优势资源，整合水专项形成的技术平台，积淀水专项重要成果和核心能力，经过深入的调研和研究论证，形成了国家饮用水安全保障技术创新中心组建方案，并编制完成《国家饮用水安全保障技术创新中心项目建议书（申报稿）》及相关申报材料。创新中心瞄准国家可持续发展重大需求和工程技术国际发展前沿，以国家饮用水安全保障重大战略和需求为导向，集聚全国具有国际竞争力的科研力量和水专项科技创新资源，针对饮用水安全保障技术领域的共性和关键问题，重点突破"卡脖子"技术难题，创新性地开展饮用水安全保障领域的技术工艺研发、成果转化推广、政策标准研究、设备材料测试评估，努力建设成为一流的饮用水安全保障技术创新研发平台、国际合作与技术交流中心和高层次创新人才培养基地，为我国饮用水安全保障提升提供可持续技术支撑。

22.2.5 编制饮用水科普宣传读本，全方位推介水专项科技成果

先后编制3个版本的饮用水安全保障技术体系成果宣传读本，以图文并茂的方式，系统介绍饮用水安全保障技术体系、成套技术、关键技术和技术体系综合应用成效，并在2019年和2021年全国科技宣传周上广泛发放。此外，课题组联合《净水技术》杂志社，对水专项饮用水最新的科技进展进行科普设计，编著了科普专著《饮水知源——饮用水的"黑科技"》，书中融合了饮用水安全基本知识和最新的科技成果，在兼顾普适性和专业性的同时，力求全方位地普及饮用水安全知识，图文并茂地展示水专项饮用水科技成果。

课题设计制作了一套"从水源地到水龙头"全流程饮用水安全保障系统装备模型，相当于微缩版的城市供水系统，具有"多级屏障"安全防护功能，展示了水专项突破的饮用水净化处理、水质监测预警和管网风险控制等关键技术，以及自主研发的大型臭氧发生器、超滤膜净水组件、二次供水设备、管网漏损检测仪、生物毒性检测仪、颗粒计数仪、气相色谱——质谱仪等饮用水关键设备，展现了我国饮用水安全保障关键技术集成创新和国产化设备产业化推动的重大进展，该装备出水可以直接饮用。配合该装备模型展示，设计制作了一部"全流程饮用水安全保障系统装备"动画视频，形象展示水专项取得的重要技术成果。装备模型和动画视频在2019年和2020年的全国科技宣传周上展出，获得主流媒体和社会公众的广泛关注。

（执笔人：中国城市规划设计研究院　林明利）

23 南水北调中线受水区城镇水厂工艺分析和多部门水质信息系统集成研究

23.1 总体情况

《南水北调中线受水区城镇水厂工艺分析和多部门水质信息系统集成研究》是"十三五"国家水体污染控制与治理科技重大专项子课题（子课题编号：2017 ZX07108-001-07）。中国城市规划设计

研究院为子课题承担单位。

课题在深入调研的基础上，研究了南水北调中线工程跨区域多部门供水、用水等相关方水质管理协作机制和水质信息共享与互馈机制，并开发了数据传输接口，实现了国家供水信息管理平台和中线水质监测－预警－调控决策支持综合管理平台的对接，协助开展中线跨区域多部门水质信息共享平台在示范区内业务化运行。

23.2　主要成果

23.2.1　中线受水区城镇水厂工艺分析

南水北调中线通水后，水质虽优，但其在长距离输送过程中，容易滋生藻类、蛤类等，进而有引发有机物二次污染的风险，此类风险难控、不稳定且随温度变化较大，对受水区饮用水处理工艺的设计、运行、管理提出了新的挑战。分析了水质变化对常规处理工艺的影响，包括藻类等物质会干扰混凝沉淀过程、缩短滤池运行周期、增加消毒副产物、破坏工艺构筑物，而且几乎所有的浮游藻类都会产生异臭物质，而常规水处理工艺对异臭味物质的处理能力有限。分析了水质变化对常规+深度处理工艺的影响，对投加臭氧问题，由于其强氧化性也会使藻破裂，存在释放藻毒素的风险，而且难以进一步氧化生成的中间产物；对生物活性炭的问题，藻类有机物的增加使活性炭吸附去除有机污染物效果不断下降；藻细胞及其代谢产物在膜表面累积降低超滤膜的渗透性能，造成膜堵塞和膜污染，缩短膜的使用寿命，增加运行成本。

针对干渠水水温过低时的处理，可以通过对混凝沉淀法进行改进。在低温低浊水中将通过聚丙烯酰胺（HPAM）作为吸附架桥活性化的粉砂，形成活性良好的砂絮体，促进低温水的沉淀；也可以选择合适的混凝剂进行改进；通过加入强氧化剂，破坏其在胶体颗粒表面形成的保护层，使胶体颗粒的脱稳性强，增加胶体极性，使其形成的絮凝体大且密实，促进絮凝反应，在水温过低时也能起到很好

的助凝作用。

23.2.2　南水北调中线水质信息共享与互馈机制

建议由南水北调中线供水、用水和退水三方的水质信息管理、公开职责单位，主要涉及南水北调中线干线建设管理部门、城市供水主管部门、生态环境主管部门三方形成南水北调中线水质信息共享联席会议。起草了《南水北调中线水质信息共享与互馈办法》，包括5部分，共计20条。

23.2.3　中线跨区域多部门水质管理协作机制

水质正常状态下多部门协作管理的目标应聚焦合作治污，推动南水北调中线工程持续稳定供水，深化合作降低制水成本，提升沿线地方政府使用南水北调水源的综合效益，保障南水北调中线工程水质安全。正常供水条件下的水质协作内容包括但不限于水质信息共享、水质监测与保障技术研讨和培训。

藻类异常状态下，南水北调中线干线建设运行管理局按照规定向下游供水单位发布预警信息，并尽快启动应急处置措施，抑制干渠内藻类生长繁殖；供水、用水双方在"联席会议办公室"的指导下协商高藻水应对办法；"联席会议办公室"应组织技术力量对藻类异常问题产生的原因进行调查评估，明确各方责任，合理评估供水方和用水方藻类异常产生的处置成本，确定赔偿和补偿方案。

起草了《南水北调中线跨区域多部门水质管理协作办法》，包括6部分，共计25条。

23.2.4　南水北调中线水质信息共享平台

开发城市供水智慧化管理平台与中线水质监测－预警－调控决策支持综合管理平台的接口，实现了国家供水信息管理平台和中线水质监测－预警－调控决策支持综合管理平台对接，系统集成了多部门水质信息，为中线水质监测－预警－调控决策支持综合管理平台的业务化运行提供技术支持，并协助开展水质监测－预警－调控决策支持综合管理平台的示范。

23.3 成果应用

课题组对郑州市柿园水厂等50多座水厂开展了深入调研，进一步了解了目前水厂工艺特点及水厂运行面临的水质问题，提出了水厂水质信息共享需求，根据调研信息并在深入总结研究成果的基础上，向城市供水主管部门提交了《实施跨区域多部门信息共享　共保南水北调中线水质安全》专报，反映相关企业和地方管理部门希望加快推进水质信息共享的需求和实施方法，得到了相关领导的高度重视，该专报得到领导批示，并转供相关职能部门决策参考。

（执笔人：中国城市规划设计研究院　周长青）

24 城市供水水质分析移动实验室标准方法研究

24.1　总体情况

《城市供水水质分析移动实验室标准方法研究》是"十三五"水体污染控制与治理科技重大专项课题中的《城市供水全过程监管技术系统评估及标准化》课题的任务3（任务编号2018 ZX07502-001-003），课题牵头单位为中国科学院生态环境研究中心，任务承担单位为中国城市规划设计研究院。

研究顺应当前移动实验室对城镇供水开展应急检测、水质督察等的需求，提出移动实验室检测环境与设施保障、水样采集与前处理、检测质量控制、检测结果可靠性确认等关键技术的规范性要求，对进一步提升各地供水移动监测水平具有指导意义。

24.2　研究成果

24.2.1　形成《城镇供水水质检测移动实验室》标准

基于供水行业在开展重大活动保障等的全指标分析、日常检测的日检常规指标分析、应急监测时对污染物的排查与应急检测等水质检测的多层级需求，根据不同的检测能力将城镇供水水质检测移动实验室分为Ⅰ级、Ⅱ级和Ⅲ级；并提出了满足城镇供水行业需求的移动实验室的规范性要求，包括载具参数、载具选型、实验舱布局、设备配置、各支持子系统的技术要求等。

《城镇供水水质检测移动实验室》以科技成果和实践经验为依据，内容科学合理、可操作性强，与现行相关标准相协调，对进一步提升各地供水监管水平具有指导意义。

24.2.2　形成《城镇供水水质检测移动实验室应用技术指南》

《城镇供水水质检测移动实验室应用技术指南》重点提出移动实验室检测环境可靠性、仪器设备稳定性、检测方法适用性、检测质量控制有效性等方面的技术要求，规范和加强了城镇供水水质检测移动实验室的管理水平，能够引导城镇供水水质检测移动实验室科学建设、规范使用，与现行相关标准相协调，为全面提升移动实验室应用提供了技术依据。

根据我国城镇供水行业移动实验室的保有和使用情况，分别选择了广州、深圳、武汉、郑州、南京、济南、乌鲁木齐7个城市开展了该指南主要技术要求的应用验证工作。从应用验证结果来看，标准中的关键技术能够满足建设和应用要求，可以作为城镇供水行业应用移动实验室的技术依据。

24.3　成果应用

上述标准对城镇供水水样采样与检测一体化的移动实验室平台，制定出统一、规范的建设标准与应用指南，能够满足城镇供水行业"从水源到龙头"的全流程水质检测要求，涵盖了采样、分析、质控等检测工作全环节，能够有效支撑城镇供水应急救援、水质督察及日常监测等工作的全方位开展，直接助力了"国家供水应急救援能力建设项目"八大基地建设成效的充分发挥。

（执笔人：中国城市规划设计研究院　梁涛）

25 城镇供水行业的水质监测技术集成与应用

25.1 总体情况

《城镇供水行业的水质监测技术集成与应用》是"十三五"国家水体污染控制与治理科技重大专项课题《城市供水全过程监管技术系统评估及标准化课题》的子课题（课题编号：2018ZX07502001-002）。中国城市规划设计研究院为子课题承担单位。

本研究基于城镇供水从源头到龙头全流程水质监管的需求，基于饮用水水质监管相关的水质标准，编制了包含方法的质控要求和行业可达检测水平的监测方法体系表，同时，通过整合住建、卫生和环保相关水质标准和监管要求，编制了《城镇供水系统水质监测方案编制技术规程》，科学地指导供水单位优化水质监测方案，提高检测效率。在饮用水污染物筛查鉴定方法的研究中，开发基于精确质量数的气相/液相-串联质谱及高分辨质谱的非定向筛查方法，编制了《城镇供水水质污染物筛查方法》，使饮用水中污染物的筛查更加具有实用性和可操作性。

25.2 主要成果

25.2.1 《城镇供水水质监测方案编制技术规程》研究

课题在全面研究国内外饮用水水质监测方案编制的管理经验基础上，对我国供水行业的特点开展研究，编制了适合我国国情的《城镇供水水质监测方案编制技术规程》，形成了征求意见稿，在5个城市开展了验证，在2个城市开展了应用，形成了验证和应用报告。

该规程针对我国各地经济发展水平差异大，目前一刀切式检测指标及频率的规定可能给一些供水企业带来较大的经济负担的现状，以及针对水污染形势严峻，新兴污染物不断出现的现实情况，对供水企业水质监测工作进行了引导。规程基于世界卫生组织的《饮用水水质准则》等权威技术文件以及对我国供水行业的实地调研，可对监管指标进行持续更新和补充，充分考虑了供水企业的自主检查、自主管理的需求。监测方案依据水源种类、水源区域的环境状况、水厂的工艺类型以及管网特点编制，可为供水企业提供针对不同条件的有效、合理的水质监测技术方案的流程与方法，可满足企业生产、风险防控及政府监管的要求，保障城镇供水全流程水质安全提，也可为政府监管供水水质安全提供了有效手段，具有重要的社会效益。

25.2.2 饮用水全流程监测方法体系表研究

课题梳理完成了饮用水全流程监测方法体系表，将与饮用水水质监管相关的水质标准进行整合，在行业调研的基础上，形成了包含方法的质控要求和行业可达到的检测水平的方法体系库，从而成为可在不断变化的水污染形势下支撑行业监管需求、与水质标准的持续修订与更新同步的监测方法体系表，可为供水企业选择检测方法提供支撑。在此基础上开发了城镇供水系统监测方法体系表管理模块，可帮助供水行业结合水质标准及时更新水质监测方法信息，实现对水质监测方法体系的管理和实验室检测、在线检测、快速检测的方法体系收集和统一管理。

25.2.3 饮用水污染物筛查鉴定方法研究

开展的完善饮用水污染物筛查鉴定方法的研究，优化、整合、集成已有的高通量监测方法，并开发基于精确质量数的气相/液相-串联质谱及高分辨质谱的非定向筛查方法，形成了课题饮用水污染物筛查关键技术中的仪器筛查方法，可构建筛查目标物化学物质信息数据库和检出数据库，为水质标准制定提供技术支撑。课题形成的《城镇供水水质污染物筛查方法》结合了我国城镇供水的特点，对筛查的开展流程、质量控制及数据应用提出了技术要求，使饮用水中污染物的筛查更加具有实用性和可操作性。

（执笔人：中国城市规划设计研究院　桂萍）